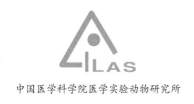

中国医学科学院医学实验动物研究所

物学会

U0266764

实验动物科学丛书 21

丛书总主编/秦川

IV 比较医学系列

比较影像学

秦 川 高 凯 主编

科 学 出 版 社

北 京

内 容 简 介

本书主要介绍比较影像学的概念、基本原理、方法、研究进展和应用前景，详细介绍实验动物模型与临床影像表现的相似性和差异性，并探讨其产生的机制，为影像技术临床前研究成果向临床转化提供参考依据。第一章总论，介绍了各种比较影像技术的基础知识，第二章至第七章分别介绍了比较影像学在全身各系统多种疾病模型中的应用情况。本书详细介绍了目前比较影像学在评价诊断中的应用，内容系统翔实、图文并茂、可读性强。

本书为读者使用影像技术研究疾病动物模型提供信息指南，可供比较医学、实验动物学、临床影像学专业师生使用，也可为实验动物从业人员、其他相关生命科学的研究人员提供参考。

图书在版编目（CIP）数据

比较影像学 / 秦川，高凯主编. -- 北京 ：科学出版社，2025. 2.
（实验动物科学丛书）. -- ISBN 978-7-03-080532-4

Ⅰ. R-332；R445

中国国家版本馆 CIP 数据核字第 2024JG8311 号

责任编辑：罗 静 岳漫宇 尚 册 / 责任校对：郑金红
责任印制：肖 兴 / 封面设计：图阅盛世

科 学 出 版 社 出版
北京东黄城根北街 16 号
邮政编码：100717
http://www.sciencep.com
北京建宏印刷有限公司印刷
科学出版社发行 各地新华书店经销
*
2025 年 2 月第 一 版 开本：880×1230 1/16
2025 年 2 月第一次印刷 印张：14
字数：470 000
定价：180.00 元
（如有印装质量问题，我社负责调换）

《比较影像学》编辑委员会

丛书总主编：秦　川

主　　编：秦　川　高　凯

副 主 编：刘　浩　史旭东

编写人员（按姓氏笔画为序）：

史旭东	中国医学科学院医学实验动物研究所
朱　皓	华东理工大学公共卫生学院
刘　浩	北京大学口腔医院
刘　颖	中国医学科学院医学实验动物研究所
姜　颖	中国医学科学院北京协和医院
秦　川	中国医学科学院医学实验动物研究所
高　凯	中国医学科学院医学实验动物研究所
董　伟	中国医学科学院医学实验动物研究所

丛 书 序

实验动物科学是一门新兴交叉学科，它集成生物学、兽医学、生物工程、医学、药学、生物医学工程等学科的理论和方法，以实验动物和动物实验技术为研究对象，为相关学科发展提供系统的生物学材料和相关技术。实验动物科学不仅直接关系到人类疾病研究、新药创制、动物疫病防控、环境与食品安全监测和国家生物安全与生物反恐，而且在航天、航海和脑科学研究中也具有特殊的作用与地位。

虽然国内外都出版了一些实验动物领域的专著，但一直缺少一套能够体现学科特色的丛书，来介绍实验动物科学各个分支学科和领域的科学理论、技术体系和研究进展。

为总结实验动物科学发展经验，形成学科体系，我从 2012 年起就计划编写一套实验动物丛书，以展示实验动物相关研究成果、促进实验动物学科人才培养、助力行业发展。

经过对丛书的规划设计后，我和相关领域内专家一起承担了编写任务。本丛书由我担任总主编，负责总体设计、规划、安排编写任务，并组织相关领域专家，详细整理了实验动物科学领域的新进展、新理论、新技术、新方法。本丛书是读者了解实验动物科学发展现状、理论知识和技术体系的不二选择。根据学科分类、不同职业的从业要求，丛书内容包括 9 个系列：Ⅰ实验动物管理系列、Ⅱ实验动物资源系列、Ⅲ实验动物基础系列、Ⅳ比较医学系列、Ⅴ实验动物医学系列、Ⅵ实验动物福利系列、Ⅶ实验动物技术系列、Ⅷ实验动物科普系列和Ⅸ实验动物工具书系列。

本丛书在保证科学性的前提下，力求通俗易懂，融知识性与趣味性于一体，全面生动地将实验动物科学知识呈现给读者，是实验动物科学、医学、药学、生物学、兽医学等相关领域从事管理、科研、教学、生产的从业人员和研究生学习实验动物科学知识的理想读物。

丛书总主编　秦　川　教授
中国医学科学院　学部委员
中国实验动物学会　理事长
全国实验动物标准化技术委员会　主任委员
2023 年 10 月

前　言

得益于近年来物理、化学、工程学、生物医学研究的巨大进步，实验动物的活体经典影像技术成像与分子影像技术成像取得了突破性进展，并得到了广泛应用。动物影像技术可以在分子水平动态无创地实现对动物体内病变组织的观察，为比较医学的研究带来了全新性变革。我国生命科学和医药产业进入前所未有的快速、健康发展时期，对实验动物进行影像学研究的需求也日益增加。

比较影像学是研究实验动物模型与临床影像学表现相同和差异产生的机制，为影像技术临床前研究成果向临床转化提供参考依据的一门学科。它是近年来基于飞速发展的分子影像学和实验动物学而发展起来的一门新学科，是现代医学影像学和分子生物学发展的必然结果。运用分子影像技术可以对疾病动物模型内部生理或病理过程在分子水平上进行无损伤、远距离、实时的成像。鉴于实验动物与人类的物种差异，以单一实验动物、单一影像技术监测的动物模型，仅能反映疾病的某个特征，难以反映疾病的整个进程，而比较影像学技术使监测单一动物动态反映疾病整个进程成为可能。本书针对这一特点，对不同疾病、不同情况下如何选择合适的动物模型和影像学检查方法提出了合理的建议。

在内容的选择上，我们结合自己开展的工作，吸收采纳国际上最新的研究动态，并考虑到本领域多学科交叉的特点，以介绍比较影像学基本原理、相关基础知识，以及其在临床前研究中的应用，论述实验动物与临床影像表现的相似性和差异性为重点。第一章总论，介绍了各种比较影像技术，第二章至第七章分别介绍了比较影像学在各种疾病模型中的应用。本书为研究人员选择适合的动物模型和影像学检查方法提供信息指南，阐明实验动物模型与临床影像表现的相似性和差异性，并探讨其产生的机制，为影像技术临床前研究成果向临床转化提供参考依据、重要理论和技术支撑。

来自北京大学、中国医学科学院北京协和医院、华东理工大学等单位的多位专家参与了本书的撰写，在此对他们的辛勤付出和不懈努力表示由衷的感谢。本书内容经反复琢磨和再三修正后正式出版，敬请广大同行批评指正、提出宝贵意见，期待与各位同仁携手同行，为我国比较影像学事业共同努力、添砖加瓦。

秦　川

2022 年 1 月于北京

目　　录

第一章　比较影像学总论

第一节　比较影像学概述

比较影像学（comparative imaging）是研究实验动物模型与临床影像学表现相同和差异产生的机制，为影像技术临床前研究成果向临床转化提供参考依据的一门学科。它是近年来基于飞速发展的分子影像学和实验动物学而发展起来的一门新学科。运用分子影像技术可以对疾病动物模型内部生理或病理过程在分子水平上进行无损伤、远距离、实时的成像，极大地推动了实验动物学科的发展。阐明临床前动物模型影像表现与人体影像表现的差异及其产生机制对提高临床前研究的转化具有重要的意义。比较影像学已经成为一门成熟的影像学科[1]。

与比较医学研究中长期应用的传统的病理学诊断不同，影像学研究是在活体状态的实验动物身上开展的，动态观察实验动物体内器官形态和功能的变化，同时能进一步探测构成疾病基础的分子异常，即从生理、生化水平认识疾病，阐明病变组织生物过程的变化。利用实时可见的图像，可以描述疾病形态学改变的二维变化，利用分子成像还可将疾病的发生、发展过程量化，并可同时监测多个生物事件，对这些事件进行三维定位，确定这些生物过程的发生，并对其进行时间和空间上的研究，提供病变"四维"信息。

比较影像学在比较医学研究中具有独特的优势，主要在于它可将疾病进程和复杂的生物学过程（如基因表达、生物信号传递等）变成直观的图像，从而使我们能够更好地在解剖水平了解疾病的组织变化和在分子水平了解疾病的机制及特征。比较影像学能够发现疾病（如肿瘤）早期的分子变异及病理改变过程，这是传统手段无法进行检测的，在实验动物上可以实现针对这些早期分子事件进行新药和诊断治疗方法的研发，以推广至临床应用；可在活体上早期、连续性地观察药物治疗效果及基因表达的空间和时间分布，从而了解活体动物体内的相关生物学过程、特异性基因功能和相互作用。并且，由于比较影像学可以对同一研究个体进行长时间、反复跟踪成像，既可以提高数据的可比性，避免个体差异对试验结果的可能影响，又无需杀死模式动物，既节省费用，又符合实验动物伦理原则。

比较影像学以临床经典医学影像学与分子影像学为基础，与比较医学、临床医学紧密结合，可以通过解剖结构成像技术获得动物模型活体组织、器官的断层图像以进行诊断和评价；也可以通过分子影像技术的功能成像技术研究活体组织、器官的多种生物功能。

比较影像学中应用的影像技术包括活体光学成像（optical imaging）、正电子发射断层成像（positron emission tomography，PET）、单光子发射计算机断层扫描（singlephoton emission computed tomography，SPECT）、磁共振成像（magnetic resonance imaging，MRI）、超声成像（ultrasonic imaging）、计算机断层扫描（computed tomography，CT）等。

其中，超声成像和 CT 成像技术主要以结构成像为主；磁共振成像具有很高的结构成像功能，也可以进行生理和代谢的功能成像；核素成像（PET、SPECT）和光学成像（optical imaging）则主要以生理、代谢和分子等水平的功能成像为主（图 1-1）。

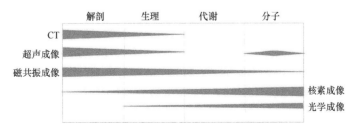

图 1-1　分子影像技术结构和功能成像的比较

各种影像技术的主要特点见表 1-1。我们将在下面的章节分别对这几种影像技术在实验动物中的原理与主要应用进行介绍。

表 1-1　分子影像技术的主要特点

技术	主要应用领域	优点	缺点
CT	经典结构成像	极高空间分辨率	有辐射
MRI	经典结构成像、小分子示踪	高空间分辨率，结合结构和功能成像	需要大量的探针分布
PET	报告基因表达、小分子示踪	高灵敏度，可进行动态定量分子成像	需要回旋加速器或发生器，相对低的空间分辨率，有辐射
超声成像	心血管、神经学	实时成像、低成本	有限的空间分辨率
光学成像	报告基因表达和细胞、病毒、细菌等示踪	极高灵敏度、快速、方便	低空间分辨率，不适用于深层组织

第二节　比较影像学的产生和发展

CT、PET、MRI 等多种影像技术，从 20 世纪的发明阶段就开始应用到了实验动物身上，但当时其应用局限于技术方法的探索与临床前的安全性评价。在随后的很长一段时间中，影像技术的应用集中于各种家畜、家禽、野生动物及部分水生动物，应用目的包括动物疾病诊断、妊娠诊断及畜牧生产等。只有少量的研究是在实验动物上进行科研应用。

这一状况直到 20 世纪 90 年代分子影像学的出现和与之伴随的高分辨率小动物影像设备的大量研发才有了变化。满足比较影像学发展需要两个关键条件：分子影像探针与检测技术。分子影像探针能与体内特异性分子靶点结合，使之显现并被探测到，是实现分子影像的首要条件。第二个关键条件是高分辨率和高灵敏度的临床前影像检测技术。目前常用的比较影像探测技术有 PET、SPECT、CT、MRI 技术和光学成像等，这些技术近年都开发出了高分辨、高灵敏的商用临床前影像设备。随着软硬件两个关键条件得到满足，在 21 世纪初，比较影像学应运而生并迅速发展[2]。

分子影像技术对影像医学的发展有很大的推动作用，使影像医学从对传统的解剖、生理功能的研究，深入到分子水平的成像，探索疾病的分子水平的变化。应用分子影像技术的比较影像学研究对临床医学从诊断到治疗的发展都起到了极大的推动作用，各种示踪剂和药物都是对动物模型进行影像研究并得到验证后再推广至临床。比较影像学的研究模式对人类健康有着深远的影响，是现今转化医学实现的关键载体。

比较影像学借助现代影像技术真正实现了在实验动物上用无创伤可视化技术，在细胞及分子水平动态定量观测功能蛋白（受体、酶）和功能基因表达及产生作用的实时成像。其优势是动态、客观地定量描述了启动疾病发生的分子作用、促进疾病发展的基因表达、反映疾病预后的蛋白变化、评估治疗效果的动态反应、设计研发新药的靶点定位与机制研究，并与疾病临床诊断和治疗进行紧密连接，将相应研究成果推广至临床应用。由此可见，比较影像学将直接影响与变革现代和未来的医学模式，直接联系临床前研究与临床应用。

比较影像学在疾病的机制研究和临床治疗药物与方法研究中得到了广泛的应用。影像数据可以获得多维信息，动物分子影像可以通过影像学在疾病动物模型身上模拟临床治疗策略的评估，与临床数据进行对比，从而更好地了解疾病进展和药物疗效。一个比较典型的比较影像学的研究是使用荷瘤犬进行 ^{64}Cu-二乙酰基双(N^4-甲氨基硫脲)（^{64}Cu-ATSM）和 ^{18}F-甲氧甲基硝基咪唑乙醇（^{18}F-misonidazole）肿瘤乏氧成像剂的开发与应用。尽管肿瘤乏氧现象对实体瘤的治疗和预后非常重要，但可以帮助医生确定乏氧范围并进行治疗的相应的乏氧示踪剂并没有统一标准。研究者通过 ^{64}Cu-ATSM 和 ^{18}F-misonidazole 对犬软组织肉瘤进行 PET 显像，这一研究体现了利用比较医学的手段对 ^{64}Cu-ATSM 和 ^{18}F-misonidazole

在犬肿瘤模型的分子影像研究中应用的可行性，这项研究工作可推广到相应肿瘤患者的诊断与治疗方法的改进。此外，对荷瘤动物影像乏氧成像可以应用于对放疗剂量的优化研究中。研究者将强调放射疗法与手术、热疗联合用于荷瘤犬。这种方法的临床试验不受传统 I / II /III临床设计的限制，荷瘤动物可能会从新型药物或治疗方法中受益，同时为临床放疗的发展做出贡献。在研究中，使用 ^{18}F-氟代脱氧葡萄糖（^{18}F-FDG）和 ^{64}Cu-ATSM 进行双 PET 示踪，探索使用乏氧显像成像数据对放疗效果差的大块乏氧肿瘤区域针对性地调整放疗剂量的可行性，这一方法也被称为"剂量雕刻"。同样，比较影像学可以应用现有的 PET 药剂进行新的诊断方法的开发。例如，有研究是在一次扫描程序中使用不同半衰期（如 ^{18}F-FDG 和 ^{64}Cu-ATSM）的放射性药物对多示踪 PET 方案进行原理验证。这种方法对于在单个成像事件中收集描述肿瘤生理学多个方面的数据非常有价值，因此可以最大程度地提高临床成像工作流程的效率。

近年来，还有研究者提出了"共临床"（co-clinical）的概念。"共临床"试验的想法是作为评估新疗法的方法提出的，即通过在人类临床试验和小鼠临床前试验中同时测试一种药物，可以将两组数据结合在一起，来提取更多有用的信息。影像学通常作为临床试验中评估患者对药物治疗的响应的标准，而动物分子影像可以在临床试验中对疾病动物模型模拟临床治疗策略并进行评估，同时可以与临床数据进行对比，从而更好地了解疾病进展和药物疗效。

"共临床"试验的方法非常适用于肿瘤药物的评估，将临床试验中使用的治疗方案在相关肿瘤动物模型上进行模拟，既可以节约时间和经济成本，也可以实现一些在患者身上无法实现的检测。用基因工程方法建立肺癌小鼠模型，其被用于模拟化疗药物多烯紫杉醇治疗由 Kras 基因突变驱动的肺癌的随机化二期临床试验，比较单独使用该药物的效果与将其和一种 MEK 抑制药物司美替尼组合使用的效果。动物影像学在评估药物疗效中发挥了重要作用，通过使用小动物 PET/CT 显像证实，在该小鼠模型中，对于带 Kras 或 Kras/p53 突变的肿瘤，组合用药的疗效要明显优于单独使用多烯紫杉醇，经过多烯紫杉醇+司美替尼联合治疗后的小鼠肺部对 ^{18}F-FDG 的摄取较治疗前明显降低（图 1-2）。而 Kras/Lkb1 突变的小鼠相对来说没有反应。这一发现对目前正在进行中的临床试验具有重要意义，说明采取治疗方案前应对患者进行有关 Lkb1 突变的测试。

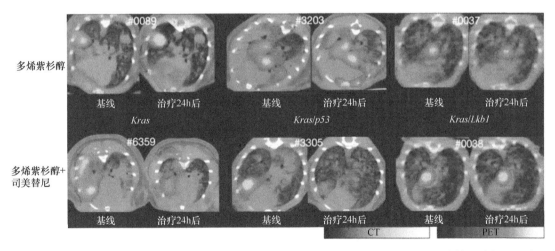

图 1-2　Kras、Kras/p53、Kras/Lkb1 组基因工程肿瘤小鼠模型经多烯紫杉醇和多烯紫杉醇+司美替尼联合治疗前后肺部肿瘤 ^{18}F-FDG PET/CT 显像

第三节　磁共振影像技术

磁共振成像是利用磁共振成像技术并借助磁共振对比剂（造影剂）的生化特征来直接或间接地显示生物体内靶点的情况。MRI 具有高的空间分辨率和多序列成像的优点，能同时获取生理和解剖信息。啮齿动物或啮齿动物的特殊器官的 MRI 通常是在小动物专用高场 MRI 上进行的，动物 MRI 有更高的

磁场和梯度场，其信噪比和空间分辨率显著提高。

一、实验动物磁共振成像发展简史

早在 1968 年，Jackson 和 Langham 报道了从一只麻醉后的大鼠身上获得的磁共振信号，这也是第一个从活体动物上获得的磁共振信号。1973 年，纽约州立大学石溪分校的物理学家 Lautebur 发表了第一张磁共振图像。1974 年，他发表了首张活体动物的横断面磁共振图像，并将论文发表在了 *Nature* 上，还公布了相关算法。1976 年，Damadian、Larry Minkoff 和 Michael Goldsmith 获得了一只小鼠胸腔肿瘤的磁共振图像。1983 年，美国 GE 公司成功地将磁共振成像系统进行了商业化推广，磁共振图像开始在临床上使用，推动了磁共振图像在小动物研究中的应用，促进了相关科学的发展。其中，血氧水平依赖的功能磁共振成像（BOLD）信号的神经基础就是在 1990 年最早由 Ogawa 等利用超高场磁共振（7.0T 和 8.4T）对大鼠进行研究时发现的。此后，BOLD 成为了一种无创性的、探索神经活动机制的方法，帮助人们更好地进行神经科学的研究，以及理解脑功能活动的生理和分子机制。1994 年，杜克大学 Johnson 和他的同事开始利用 micro-MRI（7～11.7T）对小鼠的发育生物学进行研究，在研究中胚胎组织磁共振图像的空间分辨率达到了 20～50μm。1998 年，耶鲁大学 Robert Shulman 实验室首次利用高场强功能磁共振成像（fMRI）（7.0T）揭示了大鼠嗅球（OB）对气味的反应情况。由于 OB 在人脑只占据非常小的空间（只有 fMRI 的几个像素），同时用于人的 fMRI 磁场的场强一般较弱，因此利用 fMRI 对 OB 功能活动的研究在很长一段时间未能实现。Robert Shulman 实验室的这次试验开启了对 OB 功能活动的 fMRI 研究，并在此后 10 年取得了若干重要进展。2002 年，全球最大的预临床 MRI 技术独立开发商和制造商 MR Solutions 公司开发了全球首款商业化无氦式 3T 台式动物 MRI 设备，并于 2016 年开发了功能更强的无氦式 9T 系列动物 MRI 设备。目前，布鲁克公司已经推出了 21.1T 的动物 MRI 设备。

二、磁共振成像原理

磁共振是一门研究原子核在静磁场中与电磁波相互作用的科学，利用生物体中的氢原子在外加的强磁场内受到射频脉冲的激发，产生磁共振现象，经过空间编码技术，用探测器检测并接收以电磁形式放出的磁共振信号，输入计算机，经过数据处理转换，最后将生物体内各组织的形态形成图像。

基本粒子（如质子、电子和中子）具有自旋（spin）的内在属性（图 1-3）。运动的电场产生磁场，因此，带电粒子同时具有磁矩。这种带正电荷的磁性原子核自旋产生的磁场称为核磁。中子虽然不带电，但是由于其内部电荷的分布不均匀，中子的磁矩不为零。质子和中子个数均为偶数的原子核磁矩为零，而质子或中子个数为奇数的原子核具有磁矩和自旋属性，称为磁性原子核。表 1-2 给出了部分常用的原子核及其自旋量子数。

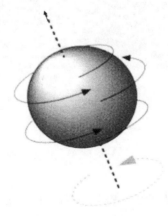

图 1-3　原子核自旋

表 1-2 常用原子核及其自旋量子数

原子核	自旋量子数	频率（MHz）	相对磁化率（与氢质子磁化率的比率）
^{1}H	1/2	42.58	1.00
^{13}C	1/2	10.71	1.6×10^{-2}
^{19}F	1/2	40.08	0.83
^{23}Na	3/2	11.27	9.3×10^{-2}
^{31}P	1/2	17.25	6.6×10^{-2}

　　射频脉冲停止后净磁化矢量的恢复过程包括两个部分：一是纵向磁化矢量的逐渐增加（纵向弛豫），二是横向磁化矢量的衰减（横向弛豫）。由于技术原因，目前很难直接测得纵向弛豫与横向弛豫的具体时间，因此我们将纵向磁化矢量由 0 增加到 63% 的时间称为纵向弛豫时间（T1），把横向磁化矢量由最大衰减到 37% 的时间称为横向弛豫时间（T2）。由于不同组织的质子周围的分子自由运动频率不同，其纵向弛豫速度存在差别，即 T1 值不同，这是 MRI 能够区分不同组织的基础。又由于不同组织的结构不同，质子群周围其他带电粒子自由运动造成的此次微环境随机波动的程度存在差别，其横向磁化矢量衰减速度存在差别，因此不同组织之间的 T2 值存在差别，这是磁共振的 T2 加权成像（T2-weighted imaging，T2WI）能够区分正常组织与病变组织的基础。

　　组织的 T1 弛豫和 T2 弛豫既存在一定的内在联系，又是相对独立的两个不同过程，其发生机制、表现形式和速度都有明显差异。T1 弛豫需要把质子群内部的能量传递给质子外的其他分子，所需要的时间较长；而横向弛豫的能量传递发生于质子群内部，即质子与质子之间，所需要的时间较短。因此，所有组织的 T1 值都比其 T2 值要长。主磁场强度将会影响组织的 T1 弛豫和 T2 弛豫。一般情况下，随着磁场强度的增加，组织的 T1 值也随之增加（表 1-3），而 T2 值改变不明显（表 1-4）。

表 1-3 不同组织的 T1 值 （单位：ms）

组织	0.2T	1.0T	1.5T
脂肪	181	240	260
肌肉	370	730	863
脑白质	388	680	783
脑灰质	492	809	917
脑脊液	1400	2500	3000

表 1-4 不同组织的 T2 值 （单位：ms）

组织	T2 值
脂肪	84
肌肉	47
脑白质	92
脑灰质	101
脑脊液	1400

　　在三维 MRI 的空间定位中，信号的激发和采集不是针对层面而是针对整个成像容积进行的。因此，为了获得薄层图像，需要在层面选择上进行空间定位编码。这里所有的空间编码采用相位编码，一个容积需要分成几层，就必须进行几个步级的相位编码。层面方向相位编码的原理与层面内的相位编码相同。然后在 Gy 和 Gz 两个方向进行相位编码，在 Gx 方向上作频率编码。一段被检体三维图像含有 $nx \times ny \times nz$ 体素，相当于二维 $nx \times ny$ 矩阵叠加上数值为 Gz 的 nz 值，这些并列的二维矩阵形成一个三维矩阵。例如，傅里叶变换连续施加于该矩阵的三个方向，被检体整个节段可形成三维图像[3]。

三、磁共振仪器硬件组成及使用

磁共振成像系统通常由提供均匀磁场的主磁体、提供高空间线性梯度磁场的梯度系统、产生射频磁场与接收射频信号的射频系统、计算机系统及其他辅助设备等5部分构成（图1-4）。

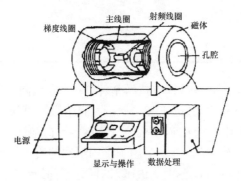

图1-4 磁共振成像系统结构

四、磁共振成像技术

在磁共振成像过程中，组织的多方面特性（如质子密度、T1值、T2值等）均可能对磁共振信号的强弱有影响，若不加以区分就有可能降低不同组织之间的对比度，并且无法辨别信号高低所反映的组织特性。我们可以通过选择成像脉冲序列和调整成像参数，使图像主要反映组织某一方面的特性，抑制组织的其他特性，即为加权像（weighted image，WI）。

（一）质子密度加权成像

质子密度加权成像（proton density weighted imaging，PDWI）主要反映单位体积不同组织间的质子密度的差别。当组织进入主磁场后，质子密度高的组织产生的宏观纵向磁化矢量较大；90°脉冲激发后产生的宏观纵向磁化矢量较大，此时检测磁共振（MR）信号强，即质子密度越高，MR信号强度越高。一般组织的MR信号主要来自水分子和（或）脂肪中的氢质子，因此在一般非脂肪组织中，质子密度加权成像主要反映的是组织中水分子的多少。在成像参数选择上，使用长重复时间（TR）和短回波时间（TE）的脉冲序列扫描，就可获得反映体内质子密度分布的图像。这里的长TR可以使组织的纵向磁化矢量在下一个激励到来之前充分弛豫，削减T1对信号的影响；短TE的作用主要是削减T2对图像的影响。可见，这时图像的对比度只与质子密度有关。

（二）T1加权成像

T1加权成像（T1-weighted imaging，T1WI）主要反映组织纵向弛豫的差别。当某种组织纵向弛豫快（T1值小），在经过两个90°脉冲后，组织的宏观纵向磁化矢量发射偏转，产生的宏观横向磁化矢量较大，此时检测到的MR信号强度较高，这主要是纵向弛豫不同造成的。因此在T1WI上，组织的T1值越小，其MR信号强度越高。

在序列中采用短TR和短TE就可得到所谓的T1加权成像。取短TR进行扫描时，由于脂肪等短T1组织的进动频率最接近于拉莫尔频率，因此脂肪质子的弛豫较快，T1值小，在T1WI上信号强度最高；而脑脊液、胆汁等长T1组织在TR时间内弛豫程度相对较低，T1值大，在T1WI上信号强度很低。这种组织间信号强度的差异必然使图像的T1对比度增强。

（三）T2加权成像

T2加权成像（T2-weighted imaging，T2WI）主要反映不同组织间横向弛豫的差别。必须用聚焦脉冲采集自旋回波才能获得真正的 T2 弛豫信息。若某组织的横向弛豫较慢（即组织的 T2 值大），在 90° 脉冲激发并关闭后，该组织发生横向弛豫较慢，到一定时刻，组织残留的宏观横向磁化矢量较大，此时检测 MR 信号，该组织的 MR 信号强度较高，即 T2WI。

在 T2WI 上，组织的 T2 值越大，其 MR 信号强度越高。在生物体各种组织中，水样结构如脑脊液、胆汁等 T2 值最大，因此在 T2WI 上信号强度最高（表 1-5）。T2WI 可以通过长 TR 和长 TE 的扫描序列来取得。在长 TR 情况下，扫描周期内纵向磁化矢量已经按 T1 时间充分弛豫；采用长 TE 后，信号中的 T1 效应被进一步排除，长 TE 的另一个作用是突出液体等横向弛豫较慢的组织信号。由于一般病变部位都会出现大量水的聚集，用 T2 加权成像可以非常清楚地显示这些水的分布。因此，T2WI 在确定病变性质方面有重要作用。

表 1-5　部分组织与病灶的 MR 信号

组织与病灶	T1WI	T2WI	组织与病灶	T1WI	T2WI
脂肪	很亮	较亮	正常椎间盘	较亮	亮
水样囊肿	很暗	很亮	变性椎间盘	较黑	黑
脑白质	亮	较黑	肺	黑	黑
脑灰质	亮	较黑	肝	较亮	黑
脑脊液	很黑	很亮	肝癌	黑	较亮
黄骨髓	很亮	较黑	胰	较亮	黑
红骨髓	较亮	较暗	脾	黑	亮
骨皮质	很黑	很黑	急性血肿	较黑	黑
软骨纤维	很黑	很黑	亚急性血肿	边缘亮	亮
软骨透明	中间	中间	慢性血肿	边缘黑	边缘黑
肌腱、韧带	很黑	很黑	肌肉	黑	黑

值得注意的是，无论何种加权都会包含一定的质子密度和 T1、T2 对比度。因为纵向磁化矢量总是受质子密度的影响；同时，在可供测量的信号出现之前，一定程度的 T1、T2 弛豫已经发生。然而，序列参数选择的目的是使图像中的某种对比度得以突出，同时使其他对比度的影响大大降低。

（四）弛豫时间测量

在磁共振应用中，使用者往往通过观察对照正常组织来观察病变信号的高低，以此来获取诊断信息，但在很大程度上依赖于医生的主观经验。由于组织相对信号的高低受多种因素影响，如成像参数、脉冲序列等，而直接测量图像上组织的信号强度值并不能获得组织弛豫特性的定量指标，因此，组织特性的定量研究可以为疾病的诊断和鉴别提供进一步的信息。T1、T2 参数与磁环境（主要是 B0）有关，在相同场强 B0 下，除目标参数外，在其他所有成像参数均一致的条件下得到的 T1-mapping（作图）、T2-mapping 可以直接比较。

1. T1 和 T1-mapping

确定 T1 的主要方法是反向恢复（IR）和饱和恢复（SR）方法。由采集到的数据计算出纯参数 mapping 的算法多种多样，依赖于所用的采集序列。一般说自旋回波（SE）和快速自旋回波（FSE）只适合于作质子密度（ρ）-加权像、T2-加权像；IR 适合于作 T1-加权像。

2. T2 和 T2-mapping

确定 T2 的主要采集方法是 SE、自旋多回波（multi-SE）、FSE。T2-mapping 成像一般采用多层面多回波自旋回波序列，测量不同回波时间的 MR 信号强度（signal intensity，SI）。T2-mapping 成像是通过测量磁共振 T2 弛豫时间来定量分析感兴趣区（ROI）内组织成分的变化，在分子成像研究中，结合分子探针的应用，为在分子水平检测 DNA、蛋白质等亚细胞成分的微量变化提供了有效的测量方法。

利用 T1 和 T2 的严格特性，可允许对较大组织进行辨别、分割和分类，从而提高疾病的检测和监控水平。定量 T2-mapping 还可用来诊断前列腺疾病和宫颈癌。有些应用要求准确确定 T1，如定量对比剂动态研究、凝胶 T1 和体积测量等，以期实现三维放射剂量的准确测定。

（五）弥散加权成像

弥散加权成像（diffusion weighted imaging，DWI）是一种根据水分子微观运动状况进行成像的方法，磁共振能够控制组织中水分子的磁化状态，但不影响弥散过程，因此 MRI 是目前检查活体组织中水分子弥散运动的理想方法。

弥散加权成像在中枢神经系统中的应用有着独一无二的优越性。它在超急性期脑梗死诊断中具有较高的敏感性和特异性，目前已成为脑缺血、脑梗死超早期诊断的常规序列。利用平面回波成像对多种脑肿瘤进行弥散加权成像研究，可获得 DWI 在脑肿瘤与肿瘤样病变的鉴别诊断、级别判断和微观细胞构成等方面有价值的信息。这些信息可指导临床手术、活检与预后的判断。同时 DWI 在放射性脑损伤、多发性硬化症、脑脓肿、弥漫性轴索损伤的早期诊断中具有重要价值。DWI 不仅在中枢神经系统的应用中有重要意义，而且在肝脏、肾脏、前列腺、乳腺等疾病的诊断与鉴别诊断方面也有着广阔的应用前景。

随着高场强及超高场强磁共振设备逐渐投入临床使用，背景抑制的全身弥散加权成像技术可提供良好的背景抑制，病变与背景对比度更高；较高的梯度场强度及梯度切换率可以提高成像速度，提高图像信号噪声比（信噪比，SNR）；良好的梯度场线性使图像几何变形小，保证均匀 b 值，使得表观弥散系数（apparent diffusion coefficient，ADC）的定量测量结果更为可靠；全身大范围成像可以发现远隔病变，有利于肿瘤分期及预后判断。

（六）弥散张量成像

弥散张量成像（diffusion tensor imaging，DTI）是在 DWI 技术的基础上发展起来的一种磁共振成像新技术。其可以在三维空间内定时定量地分析组织内水分子的弥散特性，是当前唯一能有效观察和追踪脑白质纤维束的非侵袭性检查方法。弥散张量成像利用水分子在组织中的弥散特性来成像。水分子在均匀介质中向各个方向的弥散程度相同，称为各向同性弥散（isotropic diffusion）；而在人体生理条件下，水分子的弥散受组织内细胞膜和大分子的影响，在白质中，垂直于神经纤维方向的弥散因受到髓鞘和细胞膜的限制，其弥散速率较平行于神经纤维方向的弥散慢，造成各个方向的弥散速率不同，称为各向异性弥散（anisotropic diffusion）。因此，活体组织中结构不同会影响水分子自由弥散的方向和速率，这种差异是 DTI 成像的基础。

弥散张量成像不仅可以准确评价不同时期脑梗死的脑灰质、白质内水分子弥散各向异性改变的特点，而且其经过重建的特征矢量图可以显示出慢性期脑梗死病灶远端神经纤维束走向的改变及其完整性。利用弥散张量成像技术还可评价脑内肿瘤组织的细胞密度，并可对由脑肿瘤引起的脑白质神经纤维传导束走向的改变作出评价。

由于弥散张量成像提供了一种定量和有益地描述各向异性、不均匀向媒介内弥散特征的方法，因此其是一种临床上有效评价脑白质结构完整性及连接性的重要技术，现已广泛应用于脑白质病、脑血管病变及脑肿瘤等疾病的研究。

（七）灌注加权成像

灌注加权成像（perfusion weighted imaging，PWI）是通过观察脑微血管分布和血流灌注情况，反映脑组织生理和病理情况下的血流动力学改变的一种方法。脑灌注是指在稳态下，血液中的营养成分和氧释放进入每单位体积的脑组织内的过程。灌注定义为单位时间内通过指定组织的血容积。灌注在一定程度上能反映器官和组织的血流动力学状态及其功能情况。由于组织器官的生理性和病理性改变与其血流灌注变化密切相关，因此监测组织器官的血流灌注变化，能够揭示组织器官的病理过程，从而早早地对疾病进行诊断或对其功能状态进行判断。MR 灌注加权成像方法包括三种类型：①弥散性示踪剂技术——将外源性标志物注入人体内，测量非质子核的 MR 信号，如 ^{19}F 化合物中的 ^{19}F；②标记流动的血液——将流动的血液作为内源性磁性示踪剂，该方法已经初步应用于临床；③动态磁敏感对比灌注加权成像（dynamic susceptibility contrast PWI，DSC-PWI）——标志物只存在于血流内，而不弥散到组织中，最常用的顺磁性造影剂为钆喷酸葡胺（gadolinium DTPA，Gd-DTPA），此方法信噪比高，在临床上应用较广泛。

目前，PWI 已应用于脑、心脏、肝脏、骨等器官，并显示出良好的应用前景。DSC-PWI 可以反映脑血流异常灌注情况，早期显示脑缺血部位和损伤范围、确定可逆及不可逆损害区域、评估侧支循环情况等，为缺血性脑血管病的诊断和治疗提供个体化的治疗方案与以病理生理为基础的影像学信息。PWI 对超急性期脑缺血损伤能快速、准确、无创地评价脑缺血的血流动力学变化，并可以提供毛细血管再灌注信息，从而研究缺血区灌注与组织病理生理学的相关性。PWI 也应用于确定脑肿瘤的边界、评估星形细胞瘤的良恶性程度等中枢神经系统疾病。在心血管系统中，利用 PWI 技术可鉴别可逆与不可逆的心肌再灌注损伤及闭塞或再通的心肌梗死。在肝肿瘤方面，由于转移癌、血管瘤的强化方式不同，PWI 可以对肝肿瘤的类型进行定性诊断。此外，PWI 还可以通过测量灌注参数的改变来评价肿瘤组织的新生血管的数量以及微血管表面通透性的高低，同时预测肿瘤对治疗的敏感性。随着特异性对比剂的发展和计算机处理能力与算法的提高，PWI 的应用前景会更加深入和广阔。

（八）磁敏感加权成像

磁敏感加权成像（susceptibility weighted imaging，SWI）是一种利用组织磁敏感性成像的三维采集技术，它采用长 TE、高分辨率、完全流动补偿、薄层重建的梯度回波伴滤过相位信息来增加磁矩图的对比和组织间磁敏感性的差异，使对磁敏感效应的敏感性最大化。选择正确的序列参数，能够清晰地显示脑肿瘤内部结构、静脉血管构成、出血、钙化、周围水肿等，SWI 对含铁血黄素沉着、矿物质沉积等的顺磁性物质非常敏感。

SWI 是一种利用不同组织间磁敏感性差异和血氧水平依赖效应成像的新技术，肿瘤内的微小新生血管是肿瘤血供存在的基础，肿瘤生长活性与肿瘤内微血管密度相关，随着肿瘤级别的升高，病理性血管越多，越易出血。肿瘤小静脉、静脉性肿瘤微血管、微出血、含铁血黄素沉着在 SWI 上表现为瘤内点状、细线样，伴或不伴聚集的低信号，不仅反映肿瘤富血管状态，而且可间接判断肿瘤的活性高低，从而有助于脑星形细胞瘤的分级。

SWI 技术对血管畸形的诊断有突出作用，由于低速血流能增强磁化率改变效应，SWI 能够清楚显示病灶边界、范围，而且可见形态异常血管。脑出血进入慢性期后氧合血红蛋白转化为高铁血红蛋白及含铁血黄素，这三者均是顺磁性的，能使 SWI 信号降低，因此 SWI 对脑出血的诊断较现有常用序列更敏感。同时，SWI 显示的脑肿瘤的瘤内出血及静脉结构优于常规的 MRI 扫描以及增强扫描。此外，SWI 在病毒性脑炎、脑梗死、弥漫性轴索损伤以及肝脏的许多疾病如含铁血黄素沉着、恶性肿瘤等方面均有较好的诊断作用。随着 MRI 软硬件的不断提高，SWI 技术将具有较广阔的应用前景，如用于评价肿瘤恶性程度与脑萎缩导致的皮质和海马变化情况，以及诊断多发性硬化和阿尔茨海默病等。

（九）磁共振波谱分析

磁共振波谱（magnetic resonance spectroscopy，MRS）分析是一种利用磁共振现象和化学位移（chemical shift，CS）作用，进行系列特定原子核及其他化合物定量分析的方法，是目前唯一的能对生物体的组织代谢、生化环境以及化合物进行定量分析的无创性方法，已成为研究蛋白质、核酸、多糖等生物大分子及组织、器官活体状态的有力工具。神经系统磁共振波谱分析改变了我们看待脑内疾病的视角，使神经影像学从单纯形态学研究进入到分子水平上的探索，为从本质上揭示疾病的发生机制提供了一种新的探索手段。

在正常组织中，代谢物在物质中以特定的浓度存在，当组织发生病变时，代谢物浓度会发生改变。磁共振成像主要是对水和脂肪中的氢质子共振峰进行测量，在 1.5T 场强下水和脂肪的共振频率相差 220Hz（化学位移），但是在这两个峰之间还有多种浓度较低的代谢物所形成的共振峰，如萘乙酸、肌酸、胆碱等，这些代谢物的浓度与水和脂肪相比非常低。MRS 需要通过匀场抑制水和脂肪的共振峰，才能使这些微弱的共振峰群得以显示。MRS 是相对不敏感的技术，只有在组织的代谢产物在高浓聚的情况下才能检测到。

活体组织新陈代谢磁共振波谱分析常用的原子核如下。

MRS 技术中可用于检测的原子核有 ^1H、^{13}C、^{19}F、^{23}Na、^{31}P 等（表 1-6），并从初期对离体标本的分析发展到对活体组织及人体的临床研究，是目前唯一的无损伤性检测活体组织器官能量代谢、生化改变及化合物定量分析的新技术，已应用于中枢神经系统、肝脏、心脏、骨骼、肌肉等的多种疾病的诊断和代谢改变的研究中[4]。

表 1-6　组织中常见原子核的性质

原子核	自旋	频率（MHz）	化学位移范围（ppm）
^1H	1/2	42.57	10
^{13}C	1/2	10.71	200
^{19}F	1/2	40.07	2000
^{23}Na	3/2	11.26	70
^{31}P	1/2	17.25	30

注：$1ppm=10^{-6}$

五、磁共振造影剂与靶向探针成像

（一）MRI 造影剂

MRI 具有较高的软组织分辨率以及多序列、多参数、多方位成像的优势，但很多病变与正常组织的 T1、T2 弛豫时间差别不大，尤其是当病变较小时，平扫常不易显示。另外，有些病变虽有明显的信号异常，但定性与鉴别诊断仍较困难。所以，为了改变病变局部的信号强度，提高 MRI 诊断的敏感性和特异性，人们提出有必要应用 MRI 对比剂（MRI 造影剂，MRI contrast agent）。

按照物质的磁化特性分类，MRI 对比剂可分为顺磁性、超顺磁性、铁磁性和抗磁性四类。目前大部分商用和开发研制的 MRI 对比剂为顺磁性与超顺磁性物质。按对信号强度的影响，其可分为阳性对比剂和阴性对比剂两类。按对比剂的药物代谢动力学特点，其可分为非特异性对比剂和特异性对比剂，前者为细胞外间隙对比剂（主要经肾脏排泄），后者选择性分布于某些器官和组织（肝胆细胞特异性对比剂、网状内皮细胞特异性对比剂、血池对比剂、单克隆抗体特异性对比剂以及口服胃肠道对比剂）。按对比剂是否带电荷，其可分为离子型和非离子型两类。按照对比剂所含金属元素的种类，其可分为含 Gd（Ⅲ）（钆）对比剂、含铁对比剂、含锰对比剂及含镝对比剂等。根据作用机制，其分为纵向弛豫（T1）增强对比剂和横向弛豫（T2）增强对比剂两大类，但有些 MRI 对比剂既可影响 T1 弛豫性，又可影响 T2 弛豫性。根据构成对比剂的材料，其分为磁性对比剂和弥散型对比剂。常用的 MRI 对比剂包括如下几种。

1. 非特异性细胞外间隙对比剂

非特异性细胞外间隙对比剂主要是钆剂（如 Gd-DTPA），是一种用途广泛的磁共振对比剂，主要应用于中枢神经系统检查，了解血脑屏障受损情况；可结合动态扫描了解病灶的血供特点及细胞外液情况；结合快速扫描了解组织或器官的血流灌注状态以及增强磁共振血管成像（CE-MRA）。

此外，非特异性细胞外间隙对比剂还包括小分子镝类化合物，如二乙烯三胺五乙酸镝（Dy-DTPA）和 Dy-DTPA-BMA，目前主要用于心脏检查。Dy-DTPA 可以反映心肌细胞膜的完整性，因此具有鉴别心肌活力的潜在价值。在冠状动脉阻塞的最初阶段，注入 Dy-DTPA 能使正常灌注的心肌信号减低，从而区分正常心肌和缺血心肌。另外，Dy-DTPA 还可作为心肌灌注对比剂。

2. 网状内皮系统对比剂

网状内皮系统对比剂一般以氧化铁（Fe_2O_3 或 Fe_3O_4）晶体颗粒为核心被外包层包裹而成，包被物包括右旋糖酐、葡聚糖、离子鞘。超顺磁性氧化铁是一种网状内皮系统对比剂，主要特点是它们因在血中的半衰期不同，能分布于不同脏器的网状内皮系统。通常较大的粒子（30～500nm）很快被肝、脾的网状内皮系统吸收，较小的颗粒（10nm 以下）停留在血中的时间较长，最后主要聚集在淋巴结组织中。根据颗粒直径大小不同，其常分为超顺磁性氧化铁（super paramagnetic iron oxide，SPIO）、超微顺磁性氧化铁（ultrasmall super paramagnetic iron oxide，USPIO）、单晶体氧化铁纳米粒子（MION）。

SPIO 对比剂的应用提高了肝肿瘤的检出率，有利于肝硬化、肝炎等弥漫性疾病的诊断。SPIO 也可用于脑血流灌注和心肌缺血的评价 CE-MRA。

USPIO 血浆半衰期较长，可提供肿瘤的血管特性，比 SPIO 更有利于血管瘤的检出和定性。另外，研究证实，使用 USPIO 可鉴别淋巴结反应性增生和转移性淋巴结肿大。

MION 是用于 MR 分子成像最重要的对比剂之一，可以用来标记多种靶分子和靶细胞，用于 MRI 基因成像、MRI 免疫成像等多个方面。

3. 肝胆特异性对比剂

肝胆特异性对比剂可以反映肝细胞的代谢功能和胆道的排泄状况，诊断肝脏弥漫性病变及胆道梗阻病变。目前其主要有两类，分别是肝细胞特异性锰螯合物锰福地匹三钠（Mn-DPDP）和肝细胞特异性钆螯合物 MR 对比剂钆塞酸二钠（Gd-EOB-DTPA）。

4. 血池对比剂

血池对比剂是指血浆半衰期较长，能较长时间保留在血管内的一类大分子对比剂。该对比剂不易透过毛细血管基底膜，适用于灌注加权成像和对比 CE-MRA。血池对比剂主要有两类，分别是超小型超顺磁性氧化铁（ultrasmall-SPIO）颗粒和钆与大分子的复合物。

5. 消化道对比剂

消化道对比剂是硅酮化氧化铁颗粒，颗粒大小为 300nm，用于胃肠道，使消化道变黑，在进行腹部 MRI 检查时，主要作用如下：①胃肠道在图像上"消失"，从而使胆管和胰管清楚地显示出来，有利于鉴别如胰腺炎和胰腺癌等；②结直肠管腔信号消失，可更好地识别妇科肿瘤和前列腺癌，也能更好地显示直肠癌；③将来有可能用于肠道炎症、食管癌和胃癌的分期以及尿路的显示。

6. 抗体对比剂

目前，磁共振抗体对比剂的研究主要是针对单克隆抗体，抗肿瘤单克隆抗体对比剂的基本原理是用 MRI 对比剂标记抗肿瘤抗体，即以抗肿瘤抗体为载体，将 MRI 对比剂运送到肿瘤局部。单克隆抗体磁共振对比剂（Gd-DTPA-chTNT）是 MRI 靶向对比剂的一种。肿瘤组织尤其是肝肿瘤，在其增长过程中往往存在许多死亡或变性细胞，依据这一特性，Gd-DTPA-chTNT 可被特异地引入肿瘤组织，从而达到定性诊断的目的。肿瘤细胞在分裂后很快出现变性，导致细胞膜表面渗透性改变、细胞膜完整性丧失等，这些改变在肿瘤早期即已发生。Gd-DTPA-chTNT 能穿过这些肿瘤细胞膜与细胞核内抗原结合，而且与肿瘤组织的结合牢固而持久。该对比剂能提高肿瘤的定性诊断能力，国内外的一些实验研究报道显示，Gd-DTPA-chTNT 在肝癌、大肠癌、乳腺癌模型中均有特异性强化。

（二）常用 MRI 分子探针

分子探针（molecular probe）指的是对某一特定生物分子（如蛋白质、DNA、RNA）具有特异性、靶向性并能够进行体内和（或）体外示踪的标记化合物分子，这些标记化合物分子能够在体内和（或）体外反映其靶生物分子的量和（或）功能。常用的 MRI 分子特异性探针多由两部分构成：信号组件（signaling component）与亲和组件（affinity component）。成像效果好的分子探针需符合许多要求：①分子探针对其靶生物分子具有高度特异性和亲和力，显示表征或被观测的分子过程，而不显示其他的分子过程，并且分子探针本身应该没有很强的本底信号，否则会导致低的信噪比（SNR）或低的对比度噪声比（CNR）；②分子探针能反映活体内靶生物分子的含量；③分子探针对细胞表面和细胞内的相同的靶生物分子的结合不存在倾向性差异；④分子探针具有一定的通透性，可穿过生物体内许多固有的屏障，如血脑屏障（blood brain barrier，BBB）和细胞膜，而到达目标器官；⑤分子探针具有生物兼容性；⑥分子探针在活体内相对稳定。

1. 钆类分子探针

（1）蛋白质载体

蛋白质可以通过修饰后结合 DTPA，一个蛋白质分子大约能结合几十个钆离子，总分子质量约几万道尔顿。其中，最直接的方法就是将单抗或者单抗的片段结合在钆的螯合物上，使得分子探针获得细胞或组织的特异性。由于抗体分子较大，容易产生过敏反应，并且对肿瘤组织的渗透能力不足，因此常常使用单抗的片段。利用该方法，除了单抗，许多在病变组织与正常组织间含量差异明显的蛋白质都可以作为钆螯合物分子探针的载体。内皮细胞 E 选择素（E-selectin）、白蛋白、抗生物素蛋白等都已经被成功应用于分子探针的合成。

（2）树状物载体

蛋白质载体的分子探针虽然特异性较高，但是对于探测体内很多微量存在的物质和改变，其弛豫度还是不够，而且由于过分紧密的结合而不利于生物体排出。树状物载体可以较好地避免这些问题。应用于 MRI 分子成像的树状物比一般蛋白质略大，能结合更多的钆离子，也可以结合各种亲和组件。其通过靶向亲和组件与靶结构结合，达到成像的目的。

（3）脂质体载体

脂质体（liposome）是由两性脂类分子自发聚合形成的纳米颗粒。利用脂质体包裹大量的钆螯合物，可以具有更强的弛豫度。靶向配体与之结合后，利用配体的靶向结合作用可以使对比剂在肿瘤等病变部位聚集。生物素（biotin）-亲和素（avidin）系统是脂质体结合靶向配体的主要方法。首先将表层有生物素的脂质体与亲和素孵育结合，然后制备生物素化的靶向配体，再将两者结合。其他结合方法包括用共价键将两者结合，使得脂质体获得靶向特异性。

2. 磁性纳米颗粒探针

磁性纳米颗粒（magnetic nanoparticle，MNP）主要是以氧化铁核心或者其他铁和铁的氧化物为主要磁性物质的纳米颗粒。MNP 探针的使用主要受到三个因素的影响：超顺磁性核心的合成、具有生物相容性外壳的包装和特异性靶向基团修饰。与钆类分子探针相比，氧化铁磁性纳米颗粒具有更高的弛豫度，一是由于其超顺磁性特征，二是由于一个氧化铁纳米颗粒中含有大量的氧化铁晶体，对局部磁场的影响更强。虽然 MNP 的研究进展很快，并有越来越多的新技术进入这个领域，但是临床使用的分子探针还是以 SPIO 为主。SPIO 探针可以分为主动靶向（active targeting）探针和被动靶向（passive targeting）探针。

（1）被动靶向探针

由于非分子靶向探针会特异性地被巨噬细胞吞噬，积累在肝、脾和淋巴结，或者滞留在肿瘤组织而显出器官特异性的 T2 弛豫效应。对于被动靶向探针来说，最重要的特征是水合直径和表面电荷，这些特征控制着 SPIO 在体内循环、进入组织器官及被细胞吞噬的过程。较大直径的由葡聚糖包被的 SPIO（如 AMI-25）容易被肝脏的库普弗细胞吞噬，而在肝肿瘤中，由于库普弗细胞缺乏，SPIO 在局部没有沉积，这样 MRI 的信号就与周围正常肝组织的不同，而显出病变。另外，通过巨噬细胞的摄取，SPIO 探针还可以用来探测许多与巨噬细胞增生相关的疾病，如免疫排斥反应、动脉粥样硬化、卒中、缺血再灌注损伤和炎症等。

（2）主动靶向探针

直接在 SPIO 上或者在其包被上结合某些靶向分子，就可以将其制成靶向分子探针，用于病变的成像。抗体、抗体片段、寡糖、蛋白质、多肽和其他靶向配体都可以作为靶向分子进行连接。为了使探针在靶点局部达到更高的特异性，研究者研发了许多方法。其中最广为使用的方法就是细胞内滞留（intracellular trapping）。受体介导的 SPIO 内吞，导致对比剂在细胞内积累，增强了信号。例如，在乳腺癌中细胞高表达表皮生长因子受体 HER2，而利用抗 HER2 的抗体结合在氧化铁纳米颗粒上，就可以对乳腺癌进行早期 MR 成像，大大提高了敏感度。另外，还可以用一种两步放大的机制，首先，将靶分子的抗体用生物素标记，静脉注射后使抗体与靶分子充分结合；然后，注射带有链霉抗生物素蛋白（streptavidin）标记的 SPIO。当抗生物素蛋白与生物素结合，就介导了 SPIO 与靶分子的结合。主动靶向探针的应用非常广泛，在肿瘤和心血管等疾病方面都有很多例子。具体的应用由专门的章节讲述。

3. 化学交换饱和转移

化学交换饱和转移（chemical exchange saturation transfer，CEST）也被称为磁化转移或饱和转移，是通过预饱和的 CEST 对比剂的可交换羟基或氨基的氢与周围水分子进行磁化交换，达到降低弛豫时间的目的。根据 CEST 效应，我们可以利用内源性特异性表达的分子或者是外源性靶向分子作为分子探针进行成像。

（1）内源性物质

CEST 具有负性对比作用，当它作用于人体的水质子时，会使整个图像信号降低。利用这个效应进行血管成像效果较好。飞行时间磁共振血管成像（time-of-flight magnetic resonance angiography，TOF-MRA）技术首先用脉冲将目标区域的水质子全进行饱和，过一段时间后，血液流经的区域有了新的水质子，因而整个区域只有血管内新流入的血液具有 MR 信号，从而做到血管成像。另外，还可以利用细胞表面蛋白进行细胞示踪的研究。

（2）外源性物质

水质子受到环境变化的影响，其共振频率的改变被称为交换共振位移。引入交换共振位移较大的外源物质，使快速的化学交换和更强的 CEST 作用成为可能。顺磁性 CEST（paramagnetic CEST，PARACEST）利用顺磁性分子或者复合物上的可交换质子进行化学交换饱和转移，就可以产生更强的 CEST 效应。

4. 超极化

虽然理论上含有奇数质子的原子都可以产生 MR 效应，但是由于 MRI 敏感度不高，在人体内只有 ^1H 具有足够的浓度和较大的旋磁比（gyromagnetic ratio），对 ^3He、^{129}Xe、^{13}C 等原子进行超极化处理，使其沿着磁场方向排列的磁矩大大增加，从而增强净磁场。因此，仅需要较低浓度的超极化原子就足以成像。

（1）超极化 ^{129}Xe

最早 ^{129}Xe 被用于吸入给药，还用于肺部的 MRI。其除了可以探测肺通气情况，还可以检测肺气肿及氧分压等。除吸入之外，^{129}Xe 还被用作分子探针，静脉注射以显示体内某些特异的分子和病变。对结合在主体内的 ^{129}Xe 进行饱和，使得游离 ^{129}Xe 在内外交换过程中的弛豫时间减少，机制同 CEST，在使用前有超极化的处理过程，因此被称为 HYPERCEST。

（2）超极化 ^{13}C

早期人们主要用外源性含 ^{13}C 的物质进行血管成像、组织灌流成像等。然而，最近人们更加关注以内源性 ^{13}C 有机物作为代谢底物或者中间物对组织代谢水平的检测。除 ^{13}C 之外，还有很多的原子可以被超极化后用于 MRI，如 ^{15}N、^{6}Li、^{89}Y 等，这大大拓展了 MRI 的靶点范围。

5. 磁共振报告基因成像

在体内引入特定的基因（报告基因），在基因表达产物的作用下，通过改变磁共振对比度进行磁共振成像。目前采用的实验方法包括：①通过某些酶消化去除阻碍水交换的某些功能基团，这类报告基因有β-半乳糖苷酶报告基因等；②使某种细胞表面膜受体过表达并与特殊磁共振对比剂结合，如通过特殊细胞膜受体与 SPIO 颗粒结合成像；③在细胞内导入与铁代谢相关的基因使其蛋白高表达，这类基因是目前研究较多的报告基因，包括酪氨酸酶（tyrosinase）、转铁蛋白受体（transferrin receptor）和铁蛋白（ferritin）的基因等。磁共振报告基因在细胞示踪、评价基因治疗和干细胞治疗疗效、观察蛋白质与蛋白质相互作用，以及观察特殊代谢活性等方面具有非常重要的作用，尤其在利用疾病动物模型进行疾病机制的研究中使用得比较广泛，已经成为一个非常活跃、发展迅速的科学研究领域。

六、比较磁共振影像技术

人类基因组计划的实施推动了生物技术的快速发展，小鼠作为生命科学和医学研究中最常用的实验动物，其基因组计划是继人类基因组计划完成后，第一个完成的哺乳类动物基因组计划。随后，数种和人类关系密切的动物的基因组测序已经完成或将要完成，包括大鼠、犬、猪、鸡、猫、牛、猩猩、猴等。人类、大鼠、小鼠的基因数几乎相同，各约有 3 万个基因，其中 99%以上相互对应，但人类的基因组较长，大约有 30 亿个碱基对，而小鼠有 25 亿个碱基对，大鼠有 27.5 亿个碱基对。大鼠是除小鼠之外最常用的实验动物，近 200 年来，科学家利用其进行心血管病、心律失常、神经退行性病变、糖尿病、自身免疫病、肿瘤、外科手术、外伤和器官移植等医学问题的研究。同时，其也是研究药效和毒性的重要实验动物。随着基因工程研究的深入，出现了许多转基因动物及基因敲除动物，其中以大鼠、小鼠最多，需要注意的是，数十克到数百克的大鼠、小鼠和数十千克的人对成像技术的要求显然是不同的。此外，分子影像学除了有基因成像的要求，还有一些表型成像的需要。这些都对影像技术提出了更高的要求。动物高场磁共振系统最早是针对啮齿类实验动物研制的，其空间分辨率是临床型 MRI 仪的空间分辨率的数十倍，在疾病动物模型的实验研究中发挥了重要的作用（图 1-5）。磁共振成像系统在临床前研究中的应用包括但不限于以下领域：大脑和器官成像、心脏检查、肿瘤评估、造影剂监测、磁

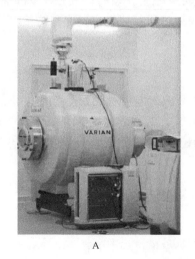
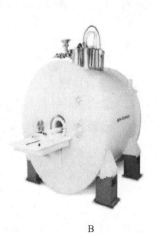

图 1-5 Micro MRI 系统

A. Varian 7.0T Micro MRI 系统；B. Bruke 高场 Micro MRI 磁体

共振波谱图等。小动物磁共振成像已成为研究小动物在体生物学过程最好的成像方法之一。相对于 CT，小动物 MRI 具有无电离辐射性损害，高度的软组织分辨能力，以及无需使用对比剂即可显示血管结构等独特优点。对于核素成像和可见光成像，小动物 MRI 的优势是具有微米级的高分辨率及低毒性；在某些应用中，MRI 能同时获得生理、分子和解剖学的信息。小动物 MRI 是一个功能强大、多用途的成像系统，可直接通过 3D 序列扫描获得小动物的立体影像，对动物模型进行精确的描述。小动物 MRI 可以进行离体成像，还可以在体（活体内）获得图像，从而促进了对比研究的发展。同时，小动物 MRI 在细胞和分子水平的各种活体成像，包括基因表达传递成像、细胞示踪、肿瘤分子影像学、生物医药材料研究等方面发挥独特的作用。

（一）动物磁共振系统的硬件特点

1. 磁体

实验动物专用磁共振的高场磁体磁场强度范围一般为 4.7～9.4T，腔体孔径范围为 160～900mm，适合从啮齿类到非人灵长类等不同动物的检测需求。超高场磁共振成像磁体的磁场强度范围为 11.7～21.1T，腔体孔径范围为 160～300mm，主要适合对啮齿类实验动物的检测需求。

2. 梯度线圈

为了适应磁场强度，磁共振科学家发展了高性能梯度场。其特性包括：优异的散热性能；高占空比性；极短的上升时间，提升谱峰强度；超高的磁屏蔽；高的梯度场切换速率；超高的梯度线性；强大的室温匀场技术和高电流峰值的梯度线圈，提供更大梯度场。

3. 射频线圈

小动物磁共振射频线圈分为五类。

1）多节密集线圈：能适应小动物全身扫描和微成像，这些射频线圈产生均匀度极高的影像，有效减少了潜在的系统误差。

2）体线圈：适合全部小动物监测应用，线圈与动物大小匹配，能最大程度地减小线圈和样品表面的距离。

3）表面线圈：可进行局部高分辨监测的线圈，主要用于肿瘤模型监测，能显著增加信噪比。

4）相控阵列线圈：可进行动物模型神经系统成像研究和心脏成像研究的线圈，按动物体型采用多种几何空间排列。

5）双调谐线圈：能同时采集两个不同的频率信号。

（二）动物磁共振系统的技术特点

与临床应用型 MRI 设备比较，微磁共振成像系统有磁场强度高（可达到 18.8T）、扫描孔径小、梯度场强高（可以达 200～10 000mT/m）、发射线圈敏感、脉冲序列更有效、三维成像设计更优越等优势。这样大大提高了空间分辨率及信噪比，各向同性分辨率在活体可以达到 50μm，在离体组织可达到 10μm 甚至更小。但其缺点是由于编码容积数据范围较大，需增加叠加次数以提高信噪比，因此检查时间较长。

超高场磁共振成像能够完成目前几乎所有先进的磁共振成像序列和波谱实验，其中包括平面回波成像（EPI）、动脉自旋标记成像（ASL）、单一像素或化学位移成像等实验。多通道接收系统应与相控阵线圈联用，进行并行成像。同许多新的成像技术一样，微磁共振成像的技术性要求很高，需要操作者具备一定的专业技能。在实际实验过程中，由于磁场较高、梯度较强，相对应的磁敏感伪影和运动伪影的消除就变得很困难，有时甚至无法克服。

（三）动物磁共振系统的操作流程

1. 扫描前准备

在进行小动物 MRI 扫描前，首先要明确检查目的和要求，明确需要扫描的器官位置、图像的方向、需要监测的病理变化等，做到心中有数。小动物进入扫描室前，应除去体内或体表的金属物品、磁性物品（如金属耳号等）。

2. 麻醉

小动物 MRI 实验一般使用小动物麻醉机进行异氟烷（isoflurane）气体麻醉，诱导过程采用 2% 的异氟烷和 O_2 / N_2O 混合气体，扫描过程采用 1.5%～2% 的异氟烷和 O_2 / N_2O 混合气体进行麻醉。

3. 生理参数监护系统

在整个扫描过程中，小动物的生命活动、生理状态需要持续监测，一般包括呼吸监测、心电监测、温度监测等。需要根据呼吸频率、心跳速率来调整麻醉气体流量，使动物保持在一个相对稳定的麻醉状态，防止动物死亡或醒来。同时，在采集心脏或腹部器官影像时，为了减少呼吸运动、心脏跳动等伪影，需要利用心电和呼吸信号作为门控进行采集触发。小动物麻醉后体温会降低。

4. 动物的摆位

根据动物大小选择合适的动物载床，先将动物载床置于扫描架，并固定好，传至扫描位置。根据扫描部位不同将动物固定在动物载床之上，通常采用立体框架结构固定或缠绕固定，以防止因各种原因抽搐甚至醒来导致动物移动从而产生运动伪影。动物摆放为俯卧姿，使头正中矢状面与身体长轴平行，身体中轴线与床板中轴重合。调节扫描架位置，将扫描部位放置于磁场中心位置。

5. 序列选择和参数设定

根据实验的需求与扫描对象的特征确定扫描条件，根据扫描部位选择合适的线圈（头线圈、心脏线圈或体线圈等），根据实验需求确定扫描序列，并决定重复时间（TR）、回波时间（TE），以及扫描层数、层厚、层间距、视野（field of vie，FOV）大小、扫描矩阵等参数。扫描前要对扫描对象先行定位像，将扫描部位调整到磁场以及 FOV 中心，以求达到最佳信噪比，并保证磁场均匀性，还需进行脉冲校正、匀场（shimming）等操作，从而达到最优化图像质量。确定所有条件后开始扫描。

第四节　PET 影像技术

正电子发射断层成像（positron emission tomography，PET）是利用正电子核素标记的示踪剂进行活体显像，观测同一动物体内示踪分子的空间分布、数量及时间变化，能够无创伤地、动态地、定量地从分子水平观察生命活动变化特点的一种定量显像技术。PET 作为一种生物医学研究技术和临床诊断的尖端技术，被称为"活体生化显像"技术，代表了当代最先进的无创伤性高品质影像诊断新技术，在很长的一段时间内，PET 被认为是分子影像学的代名词，是分子影像学应用最广泛、最具代表性的技术。它利用 ^{11}C、^{13}N、^{15}O、^{18}F 等发射正电子的短寿命同位素标记的各种药物或化合物，可以从体外无创、定量、动态地观察生物体内的生理和生化变化，观察标记药物在生物体内的活动[5]。

在分子影像学研究中，大量的研究需要在动物模型上开展，如确定疾病的致病因素、观察疾病的发生与发展过程等，新的示踪剂和药物疗效也需要首先在动物实验中进行，动物 PET 的重要性日益得到体现。传统的正电子核素标记实验动物实验需要在注射药物后分批、分时段地处死动物，然后利用放射自显影等方法观察药物在组织和器官中的分布，分析组织和器官的功能、状态变化过程等。由于传统方法大部分是在处死动物后进行离体测量或有创的在体测量，因此，测量数据在时效性和正确反映机体的生理、生化状态方面具有很大的局限性。小动物 PET 可以克服传统方法的局限性，研究者可利用这一技术发展多种活体检测方法，分别用来观察和测量内源或移植基因的表达，各种底物的转运、代谢与合成，以及反映细胞间信息传递过程的配体与受体的相互作用等。利用这种工具，可以在整个事件进程对单个小动物体内的放射性动态变化反复测量，并提供高质量的图像和定量分析结果，从而达到在动物身上进行一系列人类疾病综合研究的目的。小动物 PET 显像技术特别有利于展示高变异的或者有独特价值的动物生理生化信息。

一、实验动物 PET 发展简史

早期的动物 PET 是为非人灵长类动物显像而设计的，其中以美国 CTI PET System Inc.开发的 ECAT-713 系统和日本 Hamamatsu 开发的 SHR-2000 系统最具代表性，探测器与临床 PET 一样，均由锗酸铋晶体（BGO）和光电倍增管（PMT）耦合而成，探测环直径较大。ECAT-713 系统的探测环直径为 64cm，重建空间分辨率为 3.8mm×3.8mm×4.2mm（体积分辨率约为 0.061ml），绝对灵敏度为 0.36%。SHR-2000 系统的探测环直径为 34.8cm，重建空间分辨率为 3.0mm×3.0mm×4.4mm（体积分辨率约为 0.040ml）。随着人类疾病模型鼠的大量建立，价格低、易于得到的啮齿类动物成为实验动物的主体，动物 PET 的研究目标也转向了小动物。在小动物专用 PET 系统面世之前，临床 PET 是小动物分子影像研究的主要工具。1991 年，Ingvar 等用临床用 PET 扫描仪进行了大鼠脑显像，首次将 PET 用于动物实验研究。同年，Rajeswaran 等发表了用 ^{11}C-二丙诺啡（^{11}C-diprenorphine）进行大鼠脑显像的动态资料。但是，临床 PET 的探测效率和空间分辨率低，不能满足小动物显像的要求。自 20 世纪 90 年代开始，一系列体积小、成本低且分辨率较高（约 2mm）的小动物专用 PET 系统研发出来。此后，研究人员在进一步提高小动物 PET 性能，研发分辨率达到或接近 1mm 的小动物 PET 探测器方面付出了极大的努力，这些工作包括使用闪烁体探测器、气体探测器和半导体探测器（硅、锗和碲锌镉）。

第一台小动物专用 PET 是由英国 MRC Cyclotron Unit 和美国 CTI PET System Inc.联合开发的 RAT-PET 系统。它是 ECAT-713 系统的改进型，探测器仍采用 BGO 晶体，但探测环直径缩小至 12cm。系统数据采集采用 3D 模式，空间分辨率为 2.4mm×2.4mm×4.6mm（约 0.026ml），绝对灵敏度提高至 4.3%。由于 BGO 光输出有限，该系统的分辨率较临床 PET 没有明显的提高，但建立了小动物专用 PET 的概念，并进行了一系列与神经受体有关的大鼠脑显像试验。

美国加利福尼亚大学戴维斯分校 Cherry 教授小组在 2003 年研制的 microPET II 系统，其中心空间分辨率达到了 1mm，灵敏度也达到了 2.1%，Oxford Positron Systems 公司使用气体探测器研制的 HIDAC 小动物 PET 系统也达到了 1mm 的空间分辨率。最近，国际上几个研究小组成功地研发出了分辨率约为 0.7mm、但灵敏度依然较低的原型小动物 PET 系统。由于高分辨率小动物 PET 研发取得的初步成功及其在现代生物医学领域的巨大潜力，多家公司开始商业化小动物 PET 系统。美国 Concorde Microsystem 公司在 2001 年将 Cherry 教授小组研制的 microPET 系统进行了商业化，该公司的小动物 PET 研发最早且市场占有率最大，最后该公司被西门子收购，前后共研发了 5 个小动物 PET 系统。其他进行 PET 成像系统商业化的公司包括英国 Oxford Positron Systems 和荷兰飞利浦、美国通用电气和 Gamma Medica-Ideas 以及匈牙利 Mediso Medical Imaging System。在国内，中国科学院高能物理研究所、清华大学、北京大学和华中科技大学等多家研究机构多年来致力于小动物 PET 的研发，成功研发了多个小动物 PET 系统。众多公司的参与极大地推动了小动物 PET 的广泛应用，现在全世界有超过 500 个小动物 PET 系统，PET 已经成为临床前生物医学研究的一个重要工具。PET 对整个生物医学领域的贡献和影响毋庸置疑，但现有小动物 PET 研究的定量精度仍受其空间分辨率和灵敏度的限制。现有小动物 PET 系统的分辨率为 1～2mm，中心效率小于 10%，提高小动物 PET 系统的空间分辨率和效率依然是未来研究的主要方向。

二、PET 原理

PET 是通过采集正电子核素标记的示踪剂的信号来成像。正电子是同位素发射出的带正电荷的电子，其在自然界中是不存在的，质量与带负电的普通电子相同（表 1-7），它是一种反物质，在体内的运动时间极短，与负电子结合而发生湮灭辐射（图 1-6），进而转换为一对能量为 511keV 且互为反向的光子，这些光子被晶体采集，从而反映同位素的积聚情况。

表 1-7　适合于 PET 显像的常用放射性核素及其生产方法

核素	$T_{1/2}$ （min）	主要射线能量 （keV）	生产方式
^{11}C	20.39	511（≤199.52）	^{14}N（p、α）；^{10}B（d、n）
^{13}N	9.965	511（≤199.84）	^{16}O（p、α）；^{10}B（α、n）
^{15}O	2.037	511（≤199.8）	^{14}N（d、n）；^{16}O（^{3}He、α）
^{18}F	109.77	511（≤193.46）	^{18}O（p、n）；^{20}Ne（d、α）
^{64}Cu	9.67	511（≤194.86）	^{60}Ni（α、n）；^{62}Zn（EC）
^{68}Ga	67.629	511（≤178.2）	^{68}Zn（p、n）；^{68}Ge（EC）

p. 质子；n. 中子；d. 氘；^{3}He. 氦 3；α. α 衰变；EC. 电子俘获衰变

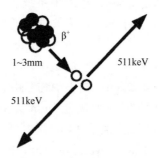

图 1-6　正电子湮灭示意图

正电子放射性同位素通常为富质子的同位素，它们衰变时会发射正电子。原子核中的质子释放正电子和中微子并衰变为中子；正电子的质量与电子相等，电量与电子相同，只是符号相反。通常正电子（β^+）衰变都发生于人工放射性同位素中。向动物体内注射正电子同位素标记的参与动物生理生化活动的物质，采用环状晶体探测器采集到动物体内发射出的一对光子，将光电倍增管输出的微弱电信号（脉冲）进行放大后，准确识别每对互成符合投影线的探测器的符合地址，并把采集到的信号转化成数字化信息。

三、PET 仪器的硬件组成及使用

PET 仪器的硬件组成一般分为探测器、采集信号预处理器、脉冲幅度甄别器、符合探测器（图 1-7）、计算机系统与图像处理。

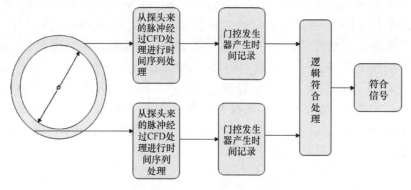

图 1-7　符合探测器的工作原理

（一）PET影像技术流程

PET影像技术是一种示踪剂依赖影像技术，首先要制备正电子同位素，然后利用正电子核素标记的示踪剂进行活体显像，其实验步骤如下。

1. 正电子同位素制备

使用医用回旋加速器生产正电子示踪剂的基础理念就是利用p/n（质子/中子）反应，带电粒子经过反复加速，其运行的速度越来越快，轨道半径也相应增大，在粒子达到最大能量处，粒子束将被束流提取装置提取引出，通过剥离器后成为H⁺粒子束，轰击靶内的重氧水或其他原子核，将其中一个中子击出，质子留下，形成半衰期很短的新原子核。经过放化合成系统，通过化学反应，将新原子核标记到生理性代谢物质上（如葡萄糖、氨基酸、胆碱等），生成PET检查所需的示踪剂（表1-8）。大多数厂家都采用负离子回旋加速器，这样就可以避免正离子加速与金属电极碰撞产生的附加辐射。

表1-8　常用正电子同位素示踪剂

放射性示踪剂	代谢机理	临床应用	半衰期（min）
¹⁸F-氟代脱氧葡萄糖	葡萄糖代谢	肿瘤	109.7
		心肌活性	
		脑功能	
¹⁸F-氟代多巴胺	多巴胺代谢	脑功能	
¹⁸F-甲硫氨酸	氨基酸代谢	肿瘤（脑、肺、乳房）	
	有氧代谢	心肌损害，脑	20.4
¹¹C	细胞膜合成	肿瘤	
¹¹C	乙酰胆碱酯酶	心肌	9.96
¹³N	血流	肿瘤，心肌	2.07
¹⁵O	氧代谢	心肌	
¹⁵O	血流	肿瘤，心肌损害	

将制备的PET示踪剂注射入患者或实验动物体内，等待摄取不等时间后进行PET扫描，采集数据。

2. PET数据采集

PET的数据采集过程包括空白扫描、透射扫描和发射扫描。

（1）空白扫描

空白扫描（blank scan）是用装在机内的线源在无患者状态下进行的扫描，扫描时线源自动贴着探测环从屏蔽器中伸出并绕中心旋转，使各探测器均匀地接受辐射。空白扫描的目的是监测探测器性能随时间发生的漂移以及与透射扫描一起计算衰减校正系数。使用期间每天均须进行空白扫描。

（2）透射扫描

透射扫描（transmission scan）同样也是用装在机内的线源，但是在有患者的状态下进行的扫描，它所探测的是体外放射源（线源）发出并透射身体的光子，与发射扫描不同，后者探测的是体内的示踪剂发出的光子。透射扫描与空白扫描的唯一区别就是后者视野中没有扫描对象。透射扫描的目的就是与空白扫描一起计算组织的衰减校正系数。PET/CT一般不采用线源透射扫描，而采用CT成像数据计算组织的衰减校正系数。

（3）发射扫描

发射扫描（emission scan）的患者体位和透射扫描的患者体位要保持一致，发射扫描探测的是受检者体内的示踪剂发出的光子。发射扫描的目的就是通过探测体内的湮灭光子对，获得示踪剂所在位置的信息，从而达到PET的目的。发射扫描的数据采集方式有：①2D、3D方式；②静态、动态方式；③门控采集方式；④全身采集方式。

3. PET衰减校正

在PET图像处理过程中，为了达到体外定量分析的目的就需要对影响图像质量的许多因素进行校正。PET 图像的衰减校正比单光子断层图像的衰减校正重要。这主要是因为两个光子同时受到组织衰减的影响，假如光子 1 的衰减是 P1，光子 2 的衰减是 P2，两个光子的衰减是 P1×P2。常用的衰减校正方法有计算方法衰减校正和测量方法衰减校正两种。计算方法衰减校正：假设人体组织的衰减是均匀的，不存在差异，选择阈值确定人体轮廓后就能进行衰减校正计算。测量方法衰减校正：这种方法采用 CT 技术得到人体组织衰减系统图，再进行衰减校正计算。为提高图像质量，多采用分段衰减校正方法（segment attenuation correction）计算衰减系数。

4. PET 图像重建

利用计算机断层图像重建技术将 PET 采集到的原始数据进行符合线路处理，显示为其所代表的符合事件的空间分布，即 PET 图像。PET 的图像采集是容积采集，得到的应是三维图像。三维图像的重建有两条途径：一是由二维图像重建算法逐层重建得到各个断层图像，并以连接程序叠合在一起，形成三维图像；二是由三维图像重建算法直接得到三维图像。对二维数据（2D 采集）只能使用前一种方法，对三维数据（3D 采集）则两种方法都可使用，但需进行不同的预处理。使用第一种方法重建需将三维数据转变为二维数据，方法有单层重组、多层重组、傅里叶重组。使用第二种方法需要对三维数据进行预处理，补充数据。目前，PET 所使用的图像重建算法有两种：滤波反投影法（filtered back projection，FBP）和有序子集最大期望值法（ordered subset expectation maximization，OSEM）。滤波反投影法速度快，但存在高分辨和低噪声的矛盾，尤其在示踪剂分布陡变的区域会形成伪影。有序子集最大期望值法是建立在两种迭代重建算法基础上的，属于代数迭代方法一类，具有较高的分辨率和抗噪声能力，但计算量大、运算时间长。

5. PET 与 CT 图像融合

图像融合（image fusion）是 PET/CT 分子成像的基础。目前的医学影像大致可分为反映脏器、组织结构的解剖成像与反映脏器、组织功能变化的功能成像两大类。图像融合是将上述两种影像进行叠加和融合的功能解剖影像技术，现在临床可进行同机融合（如 PET/CT、SPECT/CT）或异机融合。在对不同仪器的影像进行融合时要求特殊的硬件和软件，要对各种采集进行体外定位和标记，采集后进行数据的格式转换，融合时还要进行矩阵大小和厚度匹配、空间旋转及对位。

PET/CT 的基本过程可以归纳如下：①使用加速器生产正电子放射性核素；②用正电子发射体标记有机化合物作为化学示踪剂；③先用体外放射性核素放射源或者同机 CT，记录透射投影数据（这组数据之后要用于衰减补偿），然后把正电子放射性核素示踪剂注射到观测体内，在体外利用探测器环探测光子的衰变地点；④数据处理和图像重建；⑤结果揭示。

（二）PET 影像技术发展

针对 PET 设备的发展，目前国内应用的 PET 设备分为两大类：一类是单机型 PET，以几千甚至几万个微型晶体探测器呈环形围绕患者分层排列；另一类是 PET/CT 同机融合型，是 PET 与多层螺旋 CT 的同机融合。两类设备都是利用符合探测原理，即同时测定正电子在组织内湮灭时反向发射的光子对，再通过计算机重建获得正电子在体内的空间信息，形成断层图像。其中 PET/CT 因为具有螺旋 CT 的优势，其空间分辨率明显高于单机型 PET，具有图像质量好、灵敏、定位准确等特点而备受人们的青睐。它在保持 PET 的高度生物学优势的同时，通过多层 CT 的高清晰度，显示病变的精细结构特征。这种融合影像放大了各自的技术潜力，提高了病变的检测能力和准确性，减少了检查和分析所需的时间，还可以判断肿瘤内部组织的生物特征，配合生物特征强调适形放疗，从而提高治疗的科学性、安全性和有效性。PET 和 CT 技术的融合，产生了 1+1>2 的效果，它是功能学和形态学影像技术的最佳组合，也是唯一可在分子水平通过观察细胞代谢从而实时、动态、精确地显示人体各器官的正常组织与病变部位的微观结构及细胞分化程度的技术。因此，PET/CT 在相当程度上代表了分子影像学发展的前沿。

随着 PET/CT 在临床与科研中的应用越来越广泛，它将为分子成像提供更为精确的分辨率。为什么有了 PET/CT，我们还需要 PET/MR 呢？因为 PET/CT 没有提供一个同时采集信息的平台，而是在不同的时间分别采集，然后进行同机图像融合，这有可能会带来图像融合的误差。另外，MR 的软组织分辨率更高，同时可以进行波谱分析、功能成像，而且还可以真正同时采集信息，提供更为准确的融合图像，因此许多科研工作者正在大力开发 PET/MR 扫描仪。

（三）PET 示踪剂

PET 示踪剂种类繁多，按生化作用物质进行分类，大致可以分为代谢型示踪剂、灌注型示踪剂、结合型示踪剂。

1. 糖代谢示踪剂

90%以上的临床 PET/CT 检查所使用的示踪剂是 ^{18}F-FDG，^{18}F-FDG 也是在比较医学研究中最为重要的示踪剂之一。^{18}F-FDG 是葡萄糖的类似物，与葡萄糖的差别在于 2 位的羟基被 ^{18}F 取代。^{18}F-FDG 的制备是采用质子轰击富 ^{18}O 水，打入质子放出中子，得到氢氟酸形式的 ^{18}F，在热室中迅速通过一系列化学反应将其连接到脱氧葡萄糖上。静脉注射的 ^{18}F-FDG 可以像葡萄糖一样通过葡萄糖转运蛋白进入细胞，经己糖激酶转化为 FDG-6-磷酸，但是由于结构上的差异，它不能像葡萄糖一样被 1,6-二磷酸葡萄糖异构酶催化，无法进行代谢，同时因 ^{18}F-FDG 带负电荷不能自由通过细胞膜，从而存留在细胞内。葡萄糖摄取增加是恶性肿瘤最重要的代谢变化之一，许多肿瘤细胞内都具有葡萄糖转运蛋白与己糖激酶的过度表达和葡萄糖-6-磷酸酶含量低的特点，以致糖代谢水平显著高于正常细胞。而葡萄糖转运蛋白和己糖激酶活性的表达在调节 FDG 摄取上具有重要作用。在放射性衰变之前，^{18}F-FDG 转化所形成的 FDG-6-磷酸不会发生糖酵解。^{18}F-FDG 的分布情况就会很好地反映体内细胞对葡萄糖的摄取。恶性肿瘤的有氧葡萄糖酵解明显高于正常细胞，因恶性肿瘤细胞生长活跃，细胞有异常增殖，葡萄糖利用率明显增加。因此 ^{18}F-FDG 可用于肿瘤（如脑、肺、肝、头颈部、网状内膜系统、肌肉系统、胸腔、膀胱、垂体等的肿瘤）的早期诊断、良性肿瘤与恶性肿瘤的区分、肿瘤的分级以及手术与放疗、化疗后疗效的评价。^{18}F-FDG 还可用于评估心脏以及脑部的葡萄糖代谢状况以反映心脑功能，可对器官功能进行评价，可以与 ^{13}N-NH$_3$ 氨水联用心肌灌注显像。^{18}F-FDG 具有灵敏度、准确性都很高的特点，但特异性不够高，一些良性病变和生理摄取也会表现出 ^{18}F-FDG 浓聚的现象。在动物实验中，经常可以见到的是肌肉紧张或炎症或手术模型创伤造成的 FDG 浓聚，其中动物因处理不当或者麻醉不够导致的肌肉紧张最为常见，多集中在背脊两侧对称背阔肌、四肢肌群与脊柱肌群（图 1-8）。

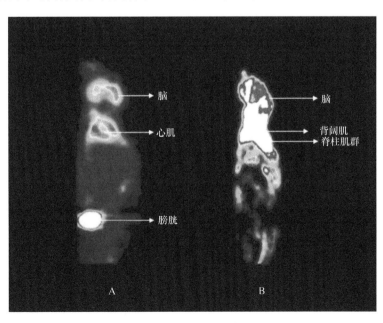

图 1-8　小鼠的非特异肌肉 ^{18}F-FDG 摄取

A. 正常小鼠摄取图（矢状面）；B. 小鼠肌肉紧张导致非特异摄取图

一些情况在实验操作中是可以避免的，如在处理动物时，动物转移应尽量避免在动物还有意识时抓取，使用异氟烷对其进行呼吸麻醉，要随时观测动物的生理指标以防止其在实验过程中醒来挣扎而影响实验结果。^{18}F-FDG 的摄取还存在一些假阳性情况，如一些创伤、炎症、良性肿瘤和增殖性良性病变均会不同程度地产生 FDG 浓聚现象，这些浓聚与肿瘤位置接近时会被误判为肿瘤，其他位置则被怀疑为转移，进而直接影响实验人员的判断。

有研究表明，血糖浓度对肿瘤 ^{18}F-FDG 摄取存在一定影响，血糖浓度升高可使得肿瘤 ^{18}F-FDG 摄取减少，表现为肿瘤标准摄取值（SUV）下降，肿瘤 SUV 与血糖浓度呈显著性负相关，血糖浓度升高影响 ^{18}F-FDG 摄取在反映肿瘤诊断时的稳定性。肿瘤与正常脑组织的摄取比也在一定程度上受血糖浓度的影响，血糖浓度的变化将影响 ^{18}F-FDG 在半定量分析时对肿瘤分级的准确性。对于相对复杂的临床情况，在疾病动物模型的 PET 研究中，动物模型一般为单一疾病感染模型，利用先验信息对示踪剂摄取进行预判，能将 ^{18}F-FDG 敏感性强的优势发挥得更大，而特异性差的劣势得到降低，这使得 ^{18}F-FDG 更为适合临床前科学研究。

2. 氨基酸代谢示踪剂

氨基酸是人体必需的营养物质，它在体内的主要代谢途径为合成具有重要生物活性的酶、激素等。氨基酸经转运、脱氨、脱羧变成二氧化碳、尿素等，而被其他组织利用或被排出体外。其中蛋白质合成和氨基酸转运是生物利用的重要途径，体内蛋白质合成的异常与各种生理、生化反应异常有关。由于肿瘤细胞存在蛋白质代谢，细胞恶变后氨基酸转运率增加，也就是转氨基和甲基化过程增加，甚至比蛋白质合成增加更多。标记氨基酸的同位素有 ^{11}C、^{18}F、^{13}N，其中前两种最为常用，是肿瘤研究最有前景的示踪剂。目前，已用于人体 PET 显像的标记氨基酸有 ^{11}C-甲基甲硫氨酸、^{11}C-亮氨酸、^{11}C-苯丙氨酸、^{11}C-甲硫氨酸等。

^{11}C-甲基甲硫氨酸应用最广泛，它主要反映氨基酸的转运、吸收利用及肿瘤细胞的代谢活性，用于多种恶性肿瘤的鉴别诊断及放化疗的监测。^{11}C-甲基甲硫氨酸在正常脑组织中摄取低而在恶性程度高的肿瘤中摄取高，在临床上已经用于脑瘤术后或放疗后复发、坏死的诊断。在肿瘤 PET 显像中 ^{11}C 和 ^{18}F 标记的氨基酸反映的氨基酸转运和蛋白质合成具有同等的临床应用价值，与 ^{18}F-FDG 相比，其优点是肿瘤组织与正常组织的放射性比值高，图像清晰，易于将肿瘤组织与炎症部位或其他糖代谢旺盛病灶区别开，更易于诊断。

3. 脂肪酸代谢示踪剂

目前常用的脂肪酸代谢示踪剂有 ^{11}C-乙酸盐、^{11}C-棕榈酸。心肌的能量主要来自脂肪酸的氧化，心肌脂肪酸代谢正常与否与心肌功能密切相关。^{11}C-乙酸盐作为三羧酸循环的直接底物，被心肌细胞摄取后，在线粒体内被合成酶转变成为 ^{11}C-乙酰辅酶 A，然后经三羧酸循环氧化为二氧化碳。^{11}C-乙酸盐摄入反映三羧酸循环流量，与心肌氧耗量成正比，可用于测定三羧酸循环（TCAC）流量和局部心肌氧耗量，估测心肌组织细胞的活性及肿瘤的研究，目前用于肝、肾、前列腺肿瘤的检查。但是，^{11}C-乙酸盐不参与脂肪酸的β2 氧化，不能反映β2 氧化过程和氧化速率，而 ^{11}C-棕榈酸可以弥补该不足，被认为是脂肪酸代谢的标准品。

4. 核酸代谢示踪剂

核酸的合成与代谢可以反映细胞分裂繁殖的状况，核酸代谢示踪剂可以反映核酸合成速率，^{18}F-氟尿嘧啶（^{18}F-FU）是早期应用的核酸代谢示踪剂，可被增殖细胞摄取，掺入 DNA 和 RNA 中。^{11}C-胸腺嘧啶（^{11}C-FLT）是一种参与核酸合成、反映恶性组织增殖的较为理想的核酸代谢示踪剂，可用于肿瘤组织的显像。目前认为其在精细、适形和调强放疗中确定生物靶区具有重要的临床意义。与 ^{18}F-FDG 相比，^{11}C-胸腺嘧啶在肿瘤组织中虽然放射性浓缩少，但是肿瘤显像清楚，是描述肿瘤增殖水平的良好的增殖示踪剂。

5. 胆碱代谢示踪剂

反映细胞磷脂代谢的示踪剂主要是正电子核素标记的胆碱类似物。细胞利用胆碱作为合成磷脂的前体。胆碱首先在胆碱激酶的催化下利用 ATP 提供的磷酸形成磷酸胆碱，最后形成胞嘧啶核苷二磷酸胆碱。胆碱是构成磷脂酰胆碱的成分之一，而磷脂酰胆碱是细胞膜的组成成分。恶性肿瘤的细胞膜成分——胆碱增加，因此肿瘤摄取较高，同时胆碱本身也参与调节细胞的增殖与分化。正电子核素标记的胆碱类似物有 ^{11}C-甲基胆碱（^{11}C-choline）、^{18}F-氟代甲基胆碱、^{18}F-氟代乙基胆碱、^{18}F-氟代丙基胆碱等。^{11}C-甲基胆碱在血液中清除快，可在短时间内得到清晰的肿瘤影像，主要经肝胆系统排泄。^{11}C-甲基胆碱已用于脑肿瘤及垂体腺瘤显像，还可以用于肺癌、食管癌、结肠癌、前列腺癌及膀胱癌等肿瘤的鉴别诊断。

6. 血流灌注示踪剂

一些物质如水、氧、一氧化碳、二氧化碳、乙醇，可以溶解在血液中，所以这些物质的正电子标记可以作为血流灌注示踪剂。$^{15}O_2$ 吸入体内，与血液中的血红蛋白结合，形成氧合血红蛋白，随血流进入组织血管，氧溶解在血中，在细胞内被分解，再通过与细胞色素系统提供的氢离子结合，转化为代谢水，然后细胞内代谢水与总血池交换，其是比较常用的血流灌注示踪剂。

另外，根据 $^{15}O_2$ 在脑内的代谢变化，可测定脑局部氧耗量和氧提取分数。$^{15}O_2$-PET 显像主要用于测定组织中的氧代谢，在临床上用于对痴呆和脑卒中患者的研究以及测定肺功能。

7. 乏氧示踪剂

乏氧示踪剂是一类正电子标记的能选择性滞留在乏氧组织或细胞中的物质，直接提供组织存活但有功能障碍的信息。细胞在有氧状况下比在缺氧状态下对射线更敏感，因此放疗前评价肿瘤细胞的缺氧状态是评估放疗效果的有效手段。常用的乏氧示踪剂有 ^{18}F-氟硝基咪唑（^{18}F-FMISO）、^{18}F-赤型硝基咪唑（^{18}F-FETNIM）、^{18}F-乙酰胺（^{18}F-EF5）等硝基咪唑化合物，其能选择性与肿瘤乏氧细胞结合，可用于测定鼻咽癌、头颈部肿瘤的乏氧状态，预测化学效果，区分存活/缺血和坏死/梗死的心肌等。

8. 骨盐代谢示踪剂

^{18}F-氟化钠（$Na^{18}F$）是一种亲骨性代谢示踪剂，^{18}F 离子能与骨质羟基磷灰石晶体中的羟基离子交换，生成氟代磷灰石而沉积于骨质中，其在骨骼中的摄取率反映了成骨活性与骨血流量，可用于骨血流的测定、骨移植的监测及骨肿瘤转移的早期鉴别诊断。

9. 肿瘤受体示踪剂

肿瘤受体示踪剂是利用正电子放射性核素标记的相应配体，和肿瘤中高表达的与靶组织高亲和力的特异受体相结合，能够显示肿瘤受体空间分布、密度与亲和力的显像技术。它具有亲和力高和特异性较高，放射性标记配体到达靶点和血液清除的速度快，穿透能力强，能在短时间内获得肿瘤与正常组织的高对比度，几乎没有人体免疫反应发生等显著优点。肿瘤受体示踪剂的类型包括神经多肽、甾体类和受体示踪剂，已经应用于多种肿瘤的诊断、分期、治疗方案选择和预后评价。其中神经多肽示踪剂得到了广泛应用。利用 ^{11}C、^{18}F、^{64}Cu、^{68}Ga 标记的奥曲肽（octreotide）进行肿瘤生长抑素受体显像，已应用于甲状腺癌、胃肠胰腺神经内分泌肿瘤、嗜铬细胞瘤和小细胞肺癌等的治疗。雌激素受体显像已应用于临床。^{18}F-16α2 雌二醇（^{18}F-FES）主要用于乳癌原发灶与转移灶显像和疗效监测，可对抗雌激素（三苯氧胺）治疗的过程进行监控与疗效评价，标记配体摄取率的降低可作为治疗成功的指标。

10. 多巴胺受体示踪剂

^{11}C-雷氯必利（^{11}C-raclopride）是一种多巴胺 D2 受体特异性拮抗剂，它用于各种与 D2 受体有关的精神和神经疾病的研究，如精神分裂症、帕金森病等。^{11}C-雷氯必利给药后 30min，纹状体和小脑摄取比值为 10。

四、比较 PET 影像技术

PET 影像技术自 20 世纪 80 年代以来在临床的应用已经十分广泛，而在临床前研究中代谢病、心脑血管病、肿瘤、神经系统疾病等多种疾病的机制研究和药物开发，需要在大量实验动物模型体内进行研究，因此非常需要一种具有广泛的标记性、定量准确、分辨率高的影像技术进行在体研究。

（一）实验动物 PET 的发展与特点

临床型 PET 在应用之初就被探究如何实现在动物模型上应用。1991 年，Ingvar 等用临床用 PET 扫描仪进行了大鼠脑显像，被认为是首次将 PET 用于动物实验研究。但临床 PET 本身性能的限制使得显像效果欠佳（分辨率为 4～8mm），无法满足小动物显像研究的要求。随后，科研工作者开始探究如何将临床型 PET 体积缩小、分辨率提高，适合于动物模型显像，小动物 PET 装置的研究是一个逐渐将其缩小的过程。最早期的动物 PET 是为非人灵长类动物显像而设计的，而现在显像对象主要为小鼠和大鼠。动物 PET 自 20 世纪末发展迅速，现在空间分辨率已经达到了 1mm 以下（图 1-9）。

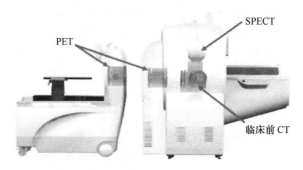

图 1-9　小动物 PET/SPECT/CT 一体机示意图

普通 PET 的分辨率远远不能满足啮齿类动物成像的需要，小动物专用 PET（Micro PET）的主要目标是能提供与人相似的活体影像，使重要的组织器官能清晰显像和识别。但人的体重为小鼠的几千倍，小动物 PET 需要更高的分辨率。近年来，研究者多从改进晶体类型、采用多丝室的探测器替代基于晶体的探测器、使用更好的正电子敏感的光电倍增管（PMT）、改进电子学线路、改进算法如用迭代处理方法取代传统的滤波反投影法等方面，试图对 PET 进行改进。随着晶体材料、探测技术、电子学、图像重建及计算机技术的发展，出现了新的算法与新的晶体，研究者将探测器环直径减小以适用于小动物数据的采集，使之具有更理想的空间分辨率、时间分辨率与灵敏度。早期动物 PET 的设计均建立在 BGO 晶体耦合 PMT 技术的基础上。近年来，大量新技术应用于小动物 PET 的研制，分辨率更高的 Micro PET 不断地被开发出来。小动物 PET 相对于临床用 PET，有超高的分辨率以满足啮齿类动物的应用。自 20 世纪末至今，研究者开发了多种小动物 PET，十余种小动物 PET 已经商业化。小动物 PET 的设计基本上遵循临床 PET 的理念，但也呈现出多元化的趋势。Micro PET 探测器一般采用环状结构，探测器环的直径与受检动物类型有关，早期开发集中于适合非人灵长类的 PET 系统，近年开发的小动物 PET 针对的对象基本为啮齿类动物，也可用于豚鼠、绒猴等小动物。探测器环直径一般不超过 15cm。探测器环的宽度与采用单床位采集或多床位采集有关。探测器单元是 PET 的核心部件，直接与设备的敏感性和空间分辨率有关。探测器单元一般由两部分组成，即光电转换部分和电子信号接收、定位、放大部分，前一部分多由晶体闪烁体和 PMT 或光电二极管构成，也有用气体化合物构成的，后一部分多由放大电子线路构成。Micro PET 探头明显改善了空间分辨率，保持了原有的时间分辨率，能量分辨率也比较合适，其绝对灵敏度为 2.26%。图像采集多采用 3D 采集模式，小动物 PET 已经基本放弃了 2D 采集模式。图像重建一般采用滤波反投影法（FBP）或者有序子集最大期望值法（OSEM）。图像的空间分辨率定义为能分清两点的最短距离（cm），也有用像素颗粒的大小（mm³）来表示的。早期的非人灵长类动物 PET 的重建空间分辨率约为 3.8mm。图像的空间分辨率较低，像素颗粒粗糙，加上小动物体积小，图像显示模糊。近年来主流的小动物 PET 的空间分辨率已经小于 2mm，UCLA Cramp Institute 研制的 Micro PET II，重建图像分辨率已突破 1mm。1mm 的分辨率已经可以在 PET 图像上清晰地辨识大鼠的各组织器官与微小病灶，但对小鼠略显不足，相信未来分辨率更高的 Micro PET 会解决这些问题。

小动物 PET 在生物医药研究中具有许多特点：①标记的广泛性，有关生命活动的小分子如葡萄糖、氨基酸、多肽、抗体、胆碱等都可以被标记。②绝对定量，小动物 PET 技术能实现绝对定量，不受组织深浅的影响。深部组织成像结果可以与浅部组织成像结果进行比较。③深度组织灵敏度探测，由于放射性物质的卓越的穿透能力，检测实验动物的深度没有限制，而超声成像、光学成像往往有深度限制，小动物 PET 对浅部组织和深部组织都具有很高的灵敏度，能够测定感兴趣组织中皮摩尔甚至飞摩尔数量级的配体浓度。④器官水平的分辨率高，该技术可以精确定位实验动物脑内的精确结构，科研人员应用小动物 PET 系统观察小鼠脑部不同脑区的糖代谢以评价脑功能。⑤三维成像能力，采用三维图像采集，可实现精确定位，获得断层信息。⑥动态成像能力，小动物 PET 可以动态地获得秒数量级的动力学资料，能够对生理和药理过程进行快速显像。PET 获得的时间-放射性活度动力学资料完整地描述了单个动物体内生物分布及配体-受体结合动力学，消除了动物间的误差，提高了所获动力学资料的质量，而且减少了实验动物的数量，在费用和伦理问题上更易令人接受。⑦可推广到人体，由于小动物 PET 与临床 PET 的成像原理相同，所用放射性药物相同，只是小动物 PET 与临床 PET 对仪器分辨率和灵敏度的要求不同，因此小动物 PET 的实验结果可以直接过渡到临床 PET 进行验证，为动物实验和临床研究提供了桥梁。⑧提高研究效率，相对于传统的体外检测技术，小动物 PET 可在同一动物身上进行无损伤的反复实验，减少了个体差异，也节约了实验费用，有预测表明如采用小动物 PET 可以将新药的资金和时间减少 50%。

（二）实验动物 PET 的主要应用领域

实验动物 PET 技术已经成为动物模型研究的强有力工具，它提供了生物分布、药代动力学等多方面的丰富信息，准确反映了药物在动物体内摄取、结合、代谢、排泄等动态过程。它可在同一只动物身上进行纵向研究，监控动物生理、生化变化过程及各种治疗方法干涉疾病进程的效果，因此可排除传统研究方法中的动物个体差异。实验动物 PET 技术的应用十分广泛，包括新的研究靶标，如基因、蛋白质、酶、受体等；试用多种探针和寻找特异性探针，完成临床前期的筛选，具有标记的广泛性，有关生命活动的小分子如葡萄糖、氨基酸、多肽、抗体、胆碱等都可以被标记，从而探讨生命活动的分子基础。无机的小分子药物也可以被标记，从而可以研究药物在体内的吸收、分布、分泌和排泄等。基因可以被标记，用于细胞示踪、基因表达、转基因小鼠研究以及基因治疗等方面。配体可以被标记，从而研究受体的功能。PET 与分子生物学的结合，说明发展分子成像探针是可行的，也有广阔的前景。放射性核素标记的单克隆抗体片段、人鼠嵌合抗体、基因重组的生物活性物质、小分子的生物多肽、反义寡核苷酸等都已经进入小分子探针研究领域。

（三）小动物 PET 实验操作

动物 PET 实验的步骤依次为示踪剂选择、动物麻醉、生理监测维持系统、动物摆位与数据采集、图像分析。

1. 示踪剂选择

目前，在临床使用的 ^{11}C、^{13}N、^{15}O 和 ^{18}F 等标记的葡萄糖、氨基酸、胆碱等生理代谢物示踪剂中的数十种都可以用于小动物 PET。一些新开发的示踪剂也可首先在小动物 PET 上使用。所以，用于小动物 PET 的示踪剂更广泛。但是，不同的示踪剂可以显示的组织、器官或生理过程不同，需要根据研究目的选择示踪剂，正确选择示踪剂是得到优良结果的关键。

2. 动物麻醉

除了对清醒状态下的动物进行 PET 显像，一般小动物显像需要在麻醉状态下进行。麻醉动物可以影响一些受体的特征，有报道称，让猴子在麻醉状态和清醒状态下进行多巴胺系统显像，结果证实麻醉剂会影响多巴胺系统的功能。对于一些应用不可逆摄取的示踪剂（如 ^{18}F-FDG）进行显像的研究中，可以在动物清醒时只注射示踪剂，需要扫描时再注射麻醉药，这样在示踪剂摄取时，动物是在非麻醉状态下的，但同样会带来另外一些问题，如 ^{18}F-FDG 之类的非特异性示踪剂会带来一些非特异性的摄取，影响诊断结果。不过，许多对配体的研究需要了解早期传输情况，以便建立模型，这时就只能先将动物麻醉，在注射示踪剂的同时进行动态显像，因此麻醉药对实验的影响在解释结果时仍是研究者需要考虑的问题。不同麻醉方式对动物的麻醉持续时间与麻醉状态是有差别的，也就是俗称的麻醉深浅，一般来说，气体（异氟烷、七氟烷等）麻醉方式的效果要优于腹腔注射麻醉剂（三溴乙醇、水合氯醛等）。尤其对采集时间较长或代谢期间需要处于麻醉状态的动物，应该使用呼吸麻醉方式。

3. 生理监测维持系统

小动物在扫描过程中的生命活动需要一直得到监测，以防止动物醒来或死亡，要在动物身体上连接心电、呼吸、温度传感器，心电、呼吸传感器可以为心电门控、呼吸门控提供信号，也可以实时监测动物生理状态。动物个体对麻药的耐受性与体质（如肿瘤动物模型体质虚弱）不同，需要根据呼吸频率、心跳频率调整麻醉气体流量，以防止动物死亡或醒来。小动物在麻醉后体温会降低，而且部分 PET/CT 机架需要内部风扇冷却，为防止体温过低导致动物死亡或影响部分代谢类示踪剂的摄取，需要维持动物体温，可以使用水浴毯、热风等方法，也可以使用超细电热丝（10μm），在防止金属伪影的前提下提供热量。

4. 动物摆位与数据采集

等待示踪剂摄取一段时间后，需将动物置于传动系统传至扫描位置。但是无论采用何种方式麻醉的动物，都会有呼吸、心跳等生理的运动，而且存在麻醉中的动物因各种原因抽搐甚至醒来的可能性，这些因素都会导致动物移动从而影响结果。因此，通常会将动物固定在动物载床上面，通过立体框架结构固定或缠绕固定，固定时要考虑到实验的一致性，将动物摆放在同一位置与角度，尤其是脑部扫描时，应把动物头部摆放的位置与通用脑图谱的角度一致，方便每一次的图像分析，提高 PET 图像的一致性，方便互相比较。摆位完毕后选择相应的采集方式与采集时间，开始进行数据采集。

5. 图像分析

采集到的 Micro PET 数据多采用滤波反投影法和有序子集最大期望值法进行图像重建，得到断层图像和三维图像，再通过影像处理软件进行统计分析。PET 显像提供的是功能信息而非解剖信息，因此图像的解剖定位非常不明确；同时，在大多数情况下，显像中会有多个药物摄取不同的组织器官的情况出现，而其边界并不明显，尤其是对体型较小的动物如小鼠进行显像时，这是传统 PET 研究中较难解决的问题。Micro PET/CT 的出现将 PET 图像与同机扫描的 CT 解剖图像融合在一起，利用融合图像或者精确的感兴趣区（ROI）。Micro CT 普遍存在软组织识别能力较差的问题，更完美的解决方案是采用小动物 PET/MRI，小动物 MRI 对软组织能更好地成像，近年来已经推出了商品化小动物 PET/MRI。

第五节　CT 影像技术

计算机断层扫描（computed tomography，CT）是利用精确准直的 X 线束，与灵敏度极高的探测器一同围绕扫描对象的某一部位作一个接一个的断面扫描，具有扫描时间快、图像清晰等特点，可用于多种疾病的检查。CT 图像的定量单位 HU（Hounsfield unit）值，反映了组织对 X 线的吸收程度。以水的吸收程度作为参考，即水的 HU=0，衰减系数大于水的为正值，小于水的为负值。并分别以骨皮质和空气的 HU 值为上限和下限（表 1-9）。

表 1-9 不同组织的 HU 值

组织	HU 值	组织	HU 值
骨	60~1800	肝脏	16~80
血	30~80	乳房	−120~−50
蛋白质	20~40	脂肪	−220~−200
灰质	30~40	肺	−950~−180
空气	−1000	水	0

一、实验动物 CT 成像发展简史

计算机断层扫描（CT）诞生于 1972 年，是临床应用最广泛的影像诊断手段之一。CT 的理论基础始于 1917 年，当时奥地利数学家约翰·拉顿（Johan Radon）证明可以从其（$n-1$）维投影中重建 n 维物体。第一台 CT 仪由英国 EMI 实验室的电气工程师 Godfrey N. Hounsfield 于 1972 年发明，当时用了几个小时来获取切片的原始数据，花了几天的时间从该原始数据中重建出单个图像。第一台 EMI 扫描仪（CT 早期叫法）安装在英国温布尔登的 Atkinson Morley 医院，第一台患者脑部扫描仪于 1972 年开始应用。1975 年，Hounsfield 建造了第一台全身 CT 仪。Cormack 和 Hounsfield 于 1979 年获得了诺贝尔生理学或医学奖。"Hounsfield"仍然是 CT 中密度的单位。

在 20 世纪 80 年代的早期应用中，CT 技术从临床应用扩展至科学研究的领域。对科研而言，需要使用更高的分辨率和更长的曝光时间，而相对不需要像临床中更多地考虑辐射剂量的问题。第一次发表的 Micro CT 图像由 Jim Elliott 在 20 世纪 80 年代初构建，通过重建断层图像，获得了大约 50μm 像素的空间分辨率。Feldkamp 等在 1989 年制作了第一台可用于 3D 骨小梁成像的 Micro CT 设备。1994 年，第一台商用骨微结构 Micro CT 设备进入市场，从此应用 Micro CT 技术评价骨微结构开始成为骨研究的金标准。随着技术的进步，Micro CT 的分辨率从最早的 50μm 达到了近年的 5μm。而应用第三代同步辐射设备，可以达到 1μm 甚至更高的分辨率，使得研究者对一些微小的骨结构、微血管、微小病灶进行研究成为可能。Micro CT 未来的发展方向包括改善 CT 采集速度、增加空间分辨率、开发新的成像模式。

二、CT 成像原理

CT 成像的原理是利用生物的不同组织对 X 线的吸收能力不同这一特性，X 线透过组织会发生光电吸收和康普顿效应，从而使 X 线的能量被吸收而减弱，X 线经过选定层面后的衰减总量为各体素 X 线衰减量的总和，X 线球管射出 X 线，旋转机架或者样本使 X 线从不同角度穿过选定层，通过探测器采集 X 线信号，再经数/模转换转为数字信号（图 1-10）。X 线穿过生物所构成的投影，是生物三维结构的二维重叠显示，结果必然使内部组织影像互相重叠，无法分辨出病灶的确切位置和细节。经计算机运算求出各体素 X 线衰减值（对应各像素），由这些像素组成一幅二维的断层图像，不同的二维图像在计算机中组合成一幅三维图像，这与二维的 X 线摄影不同，横断体层成像彻底解决了内部重叠显示的问题，而且能将各种组织对 X 线的吸收系数以相当精确的数字（CT 值）表示出来，因而对软组织中的病变也能正确诊断。CT 与常规 X 线体层摄影的原理和成像方法不同，它没有纵向体层摄影时上下层模糊影像对目标体层的影响，因为它是由被检查层各点的 CT 值经数学方法重建出来的图像[6]。

三、CT 仪器硬件组成及使用

CT 的一般结构为：①数据采集系统，它包含 X 线高压发生器、X 线管、准直器、滤过器、探测器、

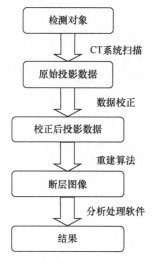

图 1-10　CT 工作流程图

扫描架、扫描床、前置放大器及接口电路等；②中央控制器及图像重建系统；③图像显示、记录和存储系统，一般采用高灰度分辨的医用专业显示器进行显示，使用硬盘、光盘、磁带机进行存储（图 1-11）。

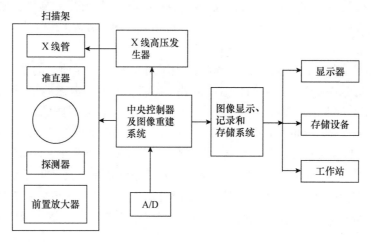

图 1-11　CT 结构示意图

四、比较 CT 影像技术

Micro CT 在比较医学研究中主要有两类应用对象，其中活体（*in vivo*）研究对象通常为小鼠、大鼠或兔等活体小动物，将其麻醉或固定后扫描，可以实现生理代谢功能的纵向研究，显著减少动物实验所需的动物数量。和医学临床 CT 类似，活体小动物 Micro CT 也能够进行呼吸门控和增强扫描（采用造影剂）。研究对象通常分为两类：活体动物与离体标本，离体标本为骨骼、牙齿或各种材质的样品，可分析其内部结构和力学特性。也可以使用凝固型造影剂灌注动物，对心血管系统、泌尿系统或消化系统进行精细成像。

（一）小动物 CT 影像技术与硬件特点

Micro CT 的成像原理是采用微焦点锥形束 X 线球管对小动物各个部位的层面进行扫描投射，由探测器接受透过该层面的 X 线，射线源连续地产生锥形束 X 线，穿过载物台上的被测物体，在探测器上成像。探测器后端连接电脑数据采集系统，直接将图像数据读入电脑中（图 1-12）。这时电脑获得的是旋转载物台上的样本在某一角度下的二维投影图像。旋转载物台转到下一个角度，得到第二个角度下的二维投影图像。如此旋转一周，依次得到被测样本在不同角度下的二维投影图像序列。对得到的投影图像序列根据需求进行图像预处理，之后对投影图像序列进行断层重建，得到断层图像序列。将断层图像序列使用各种可视化方法显示出来。

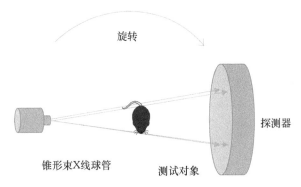

图 1-12　Micro CT 结构示意图

调整锥形束 X 线球管与探测器之间的距离，可决定扫描区域的大小及放大倍数。Micro CT 的原理与临床 CT 基本一致，但由于广泛应用于科研的对象——实验动物的体积比人小太多，普通 CT 无法满足科学研究的要求，Micro CT 采用了与临床 CT 不同的微焦点 X 线球管，分辨率大为提高，已经有几微米的产品出现，在实验动物研究中，尤其对小鼠等小型动物的显微效果明显。同时，Micro CT 的特点为高分辨率、小 FOV，为了提高分辨率缩小了扫描视野。另外，Micro CT 与普通 CT 采用的扇形束（fan beam）不同，通常采用锥形束（cone beam），能够获得真正各向同性的容积图像，提高空间分辨率，在采集相同的 3D 图像时速度远优于扇形束。Micro CT 可以采集扫描对象的体积形态、空间坐标、密度等信息，在配置了相应的 CT 图像分析软件后，还可以对骨小梁等精细的解剖结构信息及弹性模量、泊松比等力学参数进行分析，分析样本的应力应变情况，进行非侵袭性的测试。

在常规扇形束 CT 出现不久，就出现了高分辨率（high-resolution）CT 的概念，可以认为它就是显微 CT（Micro CT）的前身。微焦点 X 线源的出现、电荷耦合器件（CCD）探测器的推出以及实用圆轨迹锥形束滤波后投影算法的提出，促成了现代 Micro CT 的产生。20 世纪 90 年代初就有基于个人电脑的用于小动物和轻小样本的 CT 机出现。随后，利用 0.6mm 微焦点 X 线源、高分辨率 CCD 射线探测器的 CT 问世，标志着现代 Micro CT 的诞生，但是由于受到计算机存储量和运算能力的限制，当时的实际空间分辨率仅能达到 0.2mm。现在微焦点 X 线管、CCD 探测器和计算机技术的极大飞跃，使现在的 Micro CT 的性能能有了数量级的提高：空间分辨率可以达到微米数量级，一个切片有 1024×1024 甚至更高的空间解析度，锥形束 CT 已有多种型号，广泛应用于临床及临床前的诊断与科研中（表 1-10）。

表 1-10　不同类型 CT 特征对比

类型	视野范围（FOV）（cm）	分辨率（μm）	描述
CT	10～60	500～1500	临床 CT，以人体扫描为主，安装定量分析软件即成为 QCT（定量 CT）。螺旋 CT 自发明以来，扫描速度不断加快，几分钟就可以完成全身扫描。但是受到 FOV 和辐射剂量的影响，难以提高分辨率
pQCT	5～15	50～500	四肢定量 CT（peripheral quantitative CT，pQCT），扫描人体的四肢，也可用于临床诊断和科学研究。pQCT 能够分别分析骨小梁和骨皮质，并可以进行生物力学分析，准确预测骨折风险，而且不受体位、体型和骨质增生的影响，对骨质疏松的风险评估双能 X 线吸收法（DEXA）有明显优势
Micro CT	1～8	5～80	显微 CT，采用微焦点 X 线球管，分辨率高，但是成像范围小，用于科学研究。其包括离体（in vitro）和活体（in vivo）两类，前者用于骨骼等标本，后者用于活体小动物扫描
CTM	0.01～0.5	0.1～10	CT 显微镜（X-ray computerized tomography microscopy，CTM），采用同步加速器产生的平行 X 线成像。分辨率最高，达到亚微米级，但是 FOV 极小。单能谱 X 线，成像质量高

Micro CT 的硬件组成与临床 CT 大致一致，分为 X 线球管、探测器、传动系统、动物载床、计算机与图像采集处理系统，但球管、探测器、传动系统都是为了高分辨率设计制造，与临床设备存在很多不同。

1. X 线球管

大部分 X 线球管采用带有透射性质的靶，这与临床采用的反射靶有明显区别，临床 X 线球管的聚焦点约为 300μm，而显微 CT 的聚焦点为 1～10μm，利用锥形束 X 线球管的 Micro CT 的分辨率可达 5μm 以下，虽然透射性靶具有聚焦点小、分辨率高等优势，但是其对热的耐受能力差，限制所使用的电子束的能量，从而导致该球管的光子流较低。反射性球管的功率一般在千瓦水平，透射性球管的功率一般在瓦水平，功率低。

2. 探测器

Micro CT 系统使用的面阵探测器可以分成两大类：①基于电荷耦合器件（CCD）的探测器；②基于薄膜晶体管（TFT）的探测器（平板探测器）。平板探测器按将 X 线转换成电信号的方式不同又可以分为直接转换型和间接转换型，而 CCD 探测器都是间接转换型的。玻璃纤维耦合探测器除聚焦点的大小以及系统的光学设计影响分辨率外，探测器像素大小对最后的分辨率也有重要的影响。探测器必须具有很高的光子效率，不产生几何变形，对一定范围的扫描能量具有线性和一致性反应。目前，最常用的探测器是通过玻璃光纤耦联的 CCD 探测器，该探测器的光敏感层和一致性反应，没有其他干扰物，因此填充因子（fill factor）为 100%，其缺点是读取时间长。还有一类是活性矩阵平板图像探测器（active matrix flat panel imager，AMFPI），它由矩阵的光电二极管通过矩阵薄膜晶体管（TFT）相连接。矩阵的光电二极管可以是无定型硅或者互补金属氧化物半导体（CMOS）。该探测器利用行扫描模式，加快读取时间，但因为 TFT 展区及时间分辨率，平板探测器还需要经常校准偏移和像素增益因子（pixel gain factor）。平板探测器可以提供非常良好的几何稳定性。

3. 传动系统

（1）样品静止，X 线球管和探测器运动：这种结构和临床螺旋 CT 一致，球管绕样品旋转。扫描速度快，射线剂量小，空间分辨率较低，多用于活体动物扫描。

（2）样品运动，X 线球管和探测器固定：样品在球管和探测器之间自旋，并可做上下和前后移动。扫描速度较慢，射线剂量大，空间分辨率高，多用于离体标本扫描。

4. 动物载床

动物载床用于放置动物或样本，载床运动由两个电机控制：一个是床身升降电机；另一个是床面水平移动电机。为了保证扫描位置的精确，无论是垂直方向床身的升降还是水平方向床面的移动都应平稳。动物载床还应该配置呼吸麻醉系统，以保证动物在扫描过程中保持稳定而减少伪影。

5. 计算机与图像采集处理系统

计算机与图像采集处理系统用于控制整个系统进行采集工作，并执行图像重建和数字图像处理的工作。

Micro CT 的计算机与图像采集处理系统由于图像的高分辨率和巨大的断层数量，单个图像文件一般在 1GB 以上直至数十 GB。专业的图像工作站才能胜任对海量数据的显示处理等工作。工作站搭载动物 CT 图像分析统计软件，可以对结构成像进行定量分析测量，还可以对骨微形态参数进行统计分析。在材料科学方面，Micro CT 的图像可以提供几何信息和结构信息。前者包括样品的尺寸、体积和各点的空间坐标，后者包括样品的衰减值、密度和多孔性等材料学信息。对 CT 数据进行有限元分析，还能够提供受检材料的弹性模量、泊松比等力学参数，分析样品的应力应变情况，进行非破坏性的力学测试。

（二）Micro CT 的主要应用领域

1. 骨骼

由于 Micro CT 的物理特性，骨与软组织信号对比明显，其特别适合对骨进行测量研究，目前 Micro CT 中应用最为广泛的是对骨疾病的应用，其中骨小梁是主要研究对象，骨松质和骨皮质的变化与骨质疏松、骨折、骨关节炎、局部缺血和遗传疾病等病症有关。目前，Micro CT 技术在很大程度上取代了破坏性的组织形态计量学方法。其在骨组织领域方面的应用也推动了早期 Micro CT 的发展。

Micro CT 具有 10μm 量级的空间分辨率，可评价骨的微结构改变，从而反映骨的病理状态。与传统的组织学检查相比，Micro CT 具有无创性、操作简便等优点，已用来研究骨质稀疏所致的骨松质改变、骨的力学特性及力学负荷等。实验研究证明，骨骼力学强度的减低不仅与骨密度（bone mineral density，BMD）减少有关，还与骨微结构异常有关。因而测定 BMD 不能完全解释骨的力学特性、预测骨折危险度。而 Micro CT 的一大优势是通过三维模式及形态测定反映骨微结构的改变，测定参数包括小梁厚度、小梁间隙、小梁数量等，这些参数与骨的力学强度、刚度及骨折危险度相关。与其他分析小梁结构的方法不同的是，Micro CT 可立体多角度分析，从而减少偏差。新定量参数还包括骨的连接密度、各向异性程度和结构模型指数，可提示骨小梁为棒状结构还是板状结构。三维形态测定参数可最低程度地依赖 BMD 作为药物检测的指标，其中用来估测骨折危险度且不依赖 BMD 的最相关参数有骨小梁排列及各向异性程度。作为一种在体无损伤测量骨微结构和各向异性的方法，Micro CT 的应用日益广泛。

2. 牙科研究

Micro CT 能够从 3D 整体结构出发，对根管形态改变、龋齿破坏、牙组织密度变化、牙槽骨结构和力学特性的变化等情况进行研究。

3. 生物材料

Micro CT 可分析体外制备的仿生材料支架的孔隙率、强度等参数，优化支架设计；扫描需要置换的组织样品，获取三维图像后输出为 STL 格式文件进快速成型（CAD/CAM）等。

4. 疾病机制研究

Micro CT 可用于研究不同基因或信号通路对骨骼的数量或质量的影响、疾病状态对骨骼发育/修复的影响，评价高脂血症对心脏瓣膜钙化的影响、细胞因子对骨折后组织修复时血管生长的影响，等等。

5. 新药开发

Micro CT 可用于研究新的骨质疏松药物及其疗效评价，其已经成为一种重要的临床前检测技术。

（三）Micro CT 实验动物操作

1. 麻醉

气体（异氟烷、七氟烷等）麻醉方式的效果要优于腹腔注射麻醉剂（三溴乙醇、水合氯醛等）。当采集时间较长时，应该使用呼吸麻醉方式。

2. 生理检测维持系统

小动物在扫描过程中的生命活动需要一直得到监测，一般会在动物身体上连接心电、呼吸、温度传感器，心电、呼吸传感器可以分别为心电门控、呼吸门控提供信号，也可以实时监测动物生理状态。需要根据呼吸频率、心跳频率调整麻醉气体流量，以防止动物死亡或醒来。小动物麻醉后体温会降低，而且部分 PET/CT 机架需要内部风扇冷却，为防止体温过低导致动物死亡或影响部分代谢类示踪剂的摄取，需要维持动物体温，可以使用 10μm 粗细的电热丝（减少金属伪影），或利用水毯、热风等方法。

3. 动物的摆位

将动物置于传动系统传至扫描位置。为防止呼吸、心跳等生理性的动物身体颤动，或因各种原因抽搐甚至醒来导致动物移动从而产生运动伪影，通常会将动物固定在动物载床上面，通过立体框架结构固定或缠绕固定，将动物摆放为俯卧姿，头摆正，使头正中矢状面与身体长轴平行，身体中轴线与床板中轴重合。当需要对活体动物某一特定部分高分辨率成像时，应将待扫描部位摆放至床板正中，采用激光定位装置进行轴向、水平位置的精确定位。

4. 确定参数

根据实验的需求与扫描对象的特征确定扫描条件，决定系统放大倍数与 FOV 大小以确定空间分辨率；确定球管电压、电流、曝光时间、步进步数、旋转角度等参数，扫描前要进行物理中心校正，对扫描对象先行定位像进行定位，然后调整位置与参数，以求达到最佳信噪比，并防止曝光过度，从而最优化图像质量。确定所有条件后开始扫描。

5. 图像的重建与分析

选择图像重建的算法、像素大小，对原始数据进行空间投影以重建出图像数据，应用图像分析软件进行诊断与定量分析，可分别统计感兴趣区的形态学参数与密度值。

第六节　超声影像技术

超声影像技术以无创、便捷、廉价和高效等优点在临床诊疗过程中被广泛应用。随着计算机技术的发展，超声成像技术发展迅速，彩色多普勒超声、三维超声、声学造影、弹性成像、介入超声及治疗超声等多种技术的进步，拓展了医学超声影像学的临床应用范围。超声成像可反映介质中声学参数的差异，可识别组织的细微变化，对组织有良好的分辨能力，可应用于形态学检测、功能学检测、组织特性检测、介入超声检测、医学超声治疗等多个方面。

一、实验动物超声成像发展简史

自 1942 年 Dussik K.T.和 Firestone F.A.用连续超声波诊断颅脑疾病开始，人们使用兆赫级超声波对哺乳动物的组织和器官的超声性质（速度、衰减、吸收、声阻抗、散射等）做了大量研究，为现代医学超声工程奠定了基础。自 20 世纪 70 年代以来，以 B 型超声成像为代表的医学超声诊断技术取得了很快的发展。它通过实时显示人体内脏的瞬态特性，直接提供有关脏器的生理或病理信息。超声诊断由于安全、简单、经济、信息量丰富而受到医学界的特别关注。

20 世纪 60~80 年代超声诊断在大型动物上的应用得到飞速发展，80 年代后则以 B 超和 M 型超声心动图为主。其应用范围遍及各种家畜和家禽、实验动物、野生动物及部分水生动物，应用目的包括动物疾病诊断、妊娠诊断及畜牧生产、某些疾病的治疗等。但由于设备、技术限制，以上应用基本上只在猪、犬、马等大型实验动物上开展。随着对哺乳动物组织超声传播和相互作用的深入研究，研究者逐渐找到描述组织生理特性的、更多的声学特征参量（如声速、声衰减、非线性参量等），创制和发展了新的诊断设备，开拓了定量超声诊断的途径。直至 21 世纪初，应用于啮齿动物的小动物超声系统才得到了商业化。小动物超声系统最主要的商业化公司 VISUALSONICS 于 2000 年推出了第一款产品 VS-40。超声心动图已成为评价啮齿动物心脏病模型心脏结构和功能改变的重要工具，广泛地应用于相关病理生理学动物实验研究。

随着声学原理的深入研究和电子计算机科学的迅速发展，医学超声影像学的新技术层出不穷，更加拓展了超声技术在临床和动物实验研究中的应用范围，如多普勒组织成像技术、声学密度技术、三维重建超声心动图技术、负荷超声心动图技术、心肌声学造影技术、经食管超声心动图技术。动物超声的应用领域迅速扩展，广泛地应用于各种实验动物的病理生理学研究中。

二、超声成像原理

超声波频率在 20 000 赫兹（hertz，Hz）以上。超声在介质中以直线传播，有良好的指向性，这是可以用超声对特定组织器官进行探测的基础。临床超声诊断所用的声源频率一般为 1～10MHz，常用的为 2.5～5.0MHz。

1. 超声波的主要物理参数

（1）波长

波长（wave length）用 λ 表示，是在波的传播方向上，质点完成一次振动的距离。波长以 mm 为单位，在高频超声中则以 μm 为单位。

（2）频率

频率（frequency）用 f 表示，是单位时间内质点完成一个振动过程的次数，单位为赫兹（Hz）。

（3）周期

周期（period）用 T 表示，是质点完成一次振动所需要的时间，单位为秒（s）、毫秒（ms）或微秒（μs）。周期与频率互为倒数。

（4）声速

声速（sound velocity）用 c 表示，是单位时间内声波在介质中的传播距离，声速的单位常用 m/s、m/μs 等。人体软组织的平均声速为 1540m/s。

（5）波长、频率与声速之间的关系

波长与频率的乘积等于声速。从诊断超声分析，如所用频率固定，则在声速高的介质中其波长亦大；如在相同声速的同一介质中，所用频率越高，则波长越小。

2. 超声波的产生和接收

在现代超声诊断技术中，超声波的产生主要利用某些晶体的压电效应（piezoelectric effect）。当这类晶体受到外界压力或拉力时，晶体的两个表面出现电位差，机械能转变为电能。反之，当受到交变电场的作用时，晶体会出现机械性的压缩和膨胀，电能转变为机械能。这种电能与机械能相互压缩转变的物理现象，称为压电效应。具有压电效应的晶体称为压电晶体。

超声波是由超声换能器产生和接收的，换能器又称探头。压电晶体是换能器的主要元件，目前"机-电"转换效率较强的压电陶瓷（如锆钛酸铅）等应用最为普遍。超声换能器的作用是发射超声波和接收超声回波。将电振荡转换成超声，发射到人体中是换能器的发射作用；将超声回波转换成电信号，反馈给接收电路是换能器的接收作用。依据换能器利用压电晶体电能与机械能相互转变的性质，探头既可作为超声波的发射器，又可作为超声波的接收器。

3. 声特性阻抗

声特性阻抗（characteristic acoustic impedance）用 Z 表示，为密度与声速的乘积，简称声阻抗，单位为瑞利（Rayl，1Rayl=10Pa·s/m）。不同的介质有不同的声阻抗，反映该介质的声学特性。声阻抗为超声诊断中最基本的物理量，现行的超声诊断仪都是建立在超声回波的基础上，其物理基础就是人体内的声阻抗 Z 值是不均匀的。病变组织常伴随 Z 值的变化，从而引起超声回波的相应变化，人们从超声回波变化中即可提取人体病变的诊断信息。医学超声常用介质的密度、声速和声阻抗值参见表 1-11。

表 1-11　超声常用介质的密度、声速和声阻抗

介质名称	密度（g/cm³）	声速（m/s）	声阻抗（×10⁵ Rayl）
空气（22℃）	0.001 18	334.8	0.000 407
水（20℃）	1.000	1 483	1.493
血液	1.055	1 571	1.656
大脑	1.038	1 540	1.599
小脑	0.955	1 470	1.514
脂肪	1.016	1 476	1.410
软组织（平均值）	1.074	1 500	1.524
肌肉（平均值）	10.50	1 568	1.684
肝		1 570	1.648
脾		1 520～1 591	
肾		1 560	
心		1 572	
脑脊髓	1.000	1 522	1.522
颅骨	1.658	3 860	5.571
胎体	1.023	1 505	1.540
皮肤		1 498	
软骨		1 665	
肌腱		1 750	
未孕子宫（活体）		1 631～1 635	
妊娠子宫（活体）		1 625	
乳房（活体）		1 505～1 515	
胆石		1 450～1 570	

4. 界面

两种声阻抗不同的物体（组织）的相接处称为界面（boundary），接触面的大小称为界面尺寸。尺寸小于波长时称为小界面，反之为大界面。一个脏器、组织如果由分布十分均匀的小界面所组成，则称为均质体。在清晰的液区中，各小点的声阻抗完全一致称为无界面区。人体内的无界面区在生理情况下可见于胆囊内胆汁、膀胱内尿液、成熟滤泡及眼球玻璃体；在病变情况下可见于胸水、腹水、心包积液、盆腔积液、囊肿、肾盂输尿管积水等。

超声波在同种介质中呈直线传播，频率越高，波长越短，束射性或方向性越强。从声源发出的声波，称为声束（sound beam），一般在一个较小的立体角内传播。其中轴线称为声轴（sound axis），为声束传播的主方向。声束两侧边缘间的距离称为束宽。声束各处宽度不等。在邻近探头的一段距离内，束宽几乎相等，称为近场区（near field area），近场区为一复瓣区，此区内声强高低起伏；远方为远场区（far field area），声束开始弥散，远场区内声强分布均匀。超声波频率越高，波长越短，则近场越长，弥散角越小，其声束指向性越强。近场与远场具有严格的物理定义，它随探头工作频率及探头发射时的有效面积而变化。任何一幅图像上的浅部和深部不可分别称作近场或远场，但可分别称为近段或远段。

单一声束线上所测出的分辨两个细小目标的能力，称为基本分辨力。基本分辨力分为三方面：①轴向分辨力（axial resolution），是沿声束轴线方向的分辨力。轴向分辨力的优劣影响靶标在浅深方向上的精细度。分辨力佳则在轴向的图像点细小、清晰。②侧向分辨力（lateral resolution），是在与声束轴线垂直的平面上，在探头长轴方向的分辨力。声束越细，侧向分辨力越好，其分辨好坏由晶片形状、发射频率、聚焦效果及距离换能器远近等因素决定。③横向分辨力（transverse resolution），是在与声束轴线垂直的平面上，在探头短轴方向的分辨力（或称厚度分辨力）。它与探头的曲面聚焦及距换能器的距离有关。横向分辨力越好，图像反映的组织的切面情况越真实。

构成整幅图像的目标分辨力称为图像分辨力，包括用于显示散射点的大小的细微分辨力和用于显示回声信号间微小差别的对比分辨力。细微分辨力与接收放大器的通道数成正比，而与靶标的距离成反比。

超声波入射到比自身波长大的界面时，入射声波的较大部分能量被该界面阻挡而返回，这种现象称为反射（reflection）。由于人体各种组织、脏器中的声速不同，声束在经过这些组织间的大界面时，产生声束前进方向的改变，称为折射（refraction）。介质间的声阻抗差越大，反射就越强。

小界面对入射超声产生散射（scattering）现象，使入射超声的部分能量向各个空间方向分散辐射。其返回至声源的回声能量甚低。但散射回声来自体内的细小结构，其临床意义十分重要。人体中的主要散射体是血液中的红细胞和脏器内部的细微结构。利用红细胞的散射特性可进行心脏和血管的超声多普勒检查；脏器内细微结构的散射特性则是应用超声波观察其正常结构和病变的基础。声束在界面边缘经过，如果声束边缘和界面边缘间距达 $1\sim2\lambda$ 时，声束可向界面边缘靠近且绕行，即产生声轴的弧形转向，且其转向程度一般不大，称为绕射（diffraction），又称衍射。比如，小结石后方常无声影，是绕射声束重新进入声影区的结果。

当一定频率的超声波由声源发射并在介质中传播时，如遇到与声源做相对运动的界面，则其反射的超声波频率随界面运动的情况而发生改变，称为多普勒效应（Doppler effect）。这种效应使超声能探查心脏活动和胎儿活动以及血流状态，可测算出有无血流或组织的活动、活动方向及活动速度。多普勒效应也是彩色多普勒超声血流成像的理论基础[7]。

三、超声仪器硬件组成及使用

以应用最多的 B 型超声设备为例，B 型超声诊断仪主要由探头、发射电路、接收电路、模拟信号处理电路、键盘控制电路、数字扫描变换器、图像显示电路以及电源电路等组成。

探头按其扫描方式的不同，可分为线阵扫描探头和相控阵扫描探头两种。线阵扫描的基本原理是：由若干个振子按线阵排列，组成线阵排列换能器，由电子开关控制，使之分时组合，轮流工作，从探头一侧向另一侧顺序激励，产生合成波束的发射与接收。相控阵扫描的基本原理是：对线阵排列的各振元，不同时给予激励，加于各振元的激励脉冲有一个等值的时间差，从而使合成波束的方向与振元排列平面的法线方向有一相位差，均匀改变时间差，相位差也随之均匀改变，通过时间控制，实现超声波束的相控阵扫描。

B 型超声诊断仪采用灰度调制方式显示深度方向所有界面的反射回波。在水平方向上以快速扫描的方法，逐次发射超声波和接收超声回波，便可得到垂直平面二维超声断层图像，即线扫断层图像。如以改变超声波束的角度方式快速扫描，则得到垂直扇面二维超声断层图像，即扇扫断层图像。发射电路为探头提供激励电压，通过对振元的不同排列组合的控制和激励延时，实现超声系统波束的扫描和聚焦，接收电路对超声回波信号进行移相合成。模拟信号处理电路包括前置放大器、TGC 电路、动态滤波电路、对数放大电路，等等。由图像检测电路和多普勒检测电路得到的超声回波信号，由数字扫描变换器进行进一步处理。数字扫描变换器的本质是一个带有图像存储器的数字图像处理系统，主要功能是实现超声信号数字化，进而进行处理，最终在显示器上显示。图像处理电路则包括灰度处理、直方图处理、数据插补处理等电路，主要目的是提高图像的质量。

超声技术主要分为以下几种技术。

1. A 型超声

A 型超声为振幅调制，属于一维波形图，以超声的传播和反射时间为横坐标，以反射波幅为纵坐标，以波的形式显示回声图。界面两侧的声阻抗差越大，回声波幅越大，当声阻抗差为零时，则呈现无回声段。A 型超声是相对老旧的超声技术，在脑中线、眼球、胸腔积液、心包积液、肝脓肿的探测方面仍在应用。

2. B 型超声

B 型超声为灰度调制，属于二维切面图。其工作原理与 A 型超声基本相同，都是应用回声原理作诊断，可直观地反映组织结构与病变的关系。B 型超声已基本取代 A 型超声，同时 B 型超声又是其他超声诊断的基础。M 型超声、频谱多普勒、彩色多普勒血流成像均需在 B 型超声的二维图像基础上获取。

3. M 型超声

M 型超声为一维超声，是 B 型超声的一种特型，采用灰度调制，在水平偏转板上加入一对慢扫描锯齿波，其横坐标表示时间，纵坐标表示距离。其多用于心脏检查。其可分析心脏的前后方结构层次，测量心腔前后径及室壁厚度，观察运动轨迹，测量心功能。

4. 多普勒超声

多普勒超声也称 D 型超声，包括频谱多普勒及多普勒血流成像等技术，可无创地观察人体血流及组织运动的速度、方向等。

（1）脉冲多普勒

脉冲多普勒（pulsed wave Doppler，PW Doppler）采用单个换能器，在很短的脉冲周期发射超声波，利用发射与反射的间隙接受频移信号。其具有距离选通能力，可以准确地定位诊断。主要缺点是所测流速值受脉冲重复频率（PRF）限制，不能准确测量高速血流。

（2）连续波多普勒

连续波多普勒（continuous wave Doppler，CW Doppler）采用两组换能器，分别发射超声波和接收反射波。其不受深度限制，原理上无速度限制，可测高速血流。缺点是无距离选通功能，沿声束出现的血流和组织运动多普勒全部被接收显示出来，取样线上的符号标记仅表示声束与血流的焦点。连续波多普勒主要用于高速血流的定量分析。

（3）彩色多普勒血流成像

彩色多普勒血流成像（color Doppler flow imaging，CDFI）用伪色彩编码技术来显示血流影像。采用红蓝绿三基色，三色相混产生二次色。红色表示血流朝向探头方向；蓝色表示血流背离探头方向；绿色、五彩镶嵌表示湍流。颜色的辉度与速度成正比。其与 M 型超声、二维超声和频谱多普勒超声结合，可获得可靠的诊断信息。

（4）彩色多普勒能量图

彩色多普勒能量（color Doppler energy，CDE）图与 CDFI 有所不同，CDFI 能反映血流速度、加速度和方向变化，但这些信息受探测角度的影响较大。而 CDE 则提取和显示多普勒信号的能量信号强度。其频移能量强度主要取决于样品中红细胞相对数量的多少。CDE 所显示的参数不是速度，而是血流中与散射相对应的能量信号。CDE 能够显示较完整的血管网，特别是对微小血管和弯曲迂回的血管更易显示；能有效地显示低速血流甚至平均速度为零的灌注区；能为对腹腔内脏器占位病变中的滋养血管、肿瘤血管和某些部位血流灌注的研究提供重要信息。

（5）组织多普勒成像

组织多普勒成像（tissue Doppler imaging，TDI）是以多普勒原理为基础，通过特殊方法直接提取心肌运动所产生的多普勒频移信号并进行分析、处理和成像，对心肌运动进行定性和定量分析的一项超声成像技术。

5. 三维超声

三维超声成像分为静态三维成像和动态三维成像，动态三维成像受时间因素（心动周期）影响。用整体成像法重建感兴趣区实时活动的三维图像，称为四维超声心动图。静态三维成像与动态三维成像重建的原理基本相同，均是二维图像的三维重建。三维超声成像技术可用于心脏、腹部、妇科、小器官、血栓、血管成像等多方面。

6. 超声造影（声学造影）

超声造影（contrast-enhanced ultrasound）是通过造影剂来增强血液的背向散射，使血流清楚显示，从而达到对某些疾病进行鉴别诊断的一种技术。

对不同临床或动物实验的应用，需要选用不同的造影剂。目前最受关注的是用来观察组织灌注状态的微气泡造影剂。通常把直径小于 10μm 的小气泡称为微气泡（微泡）。在低声压的作用下，微气泡也具有好的谐振特性，振而不破，能产生较强的谐波信号，可以获取较低噪声的实时谐波图像，这种低机械指数（MI）的声束能有效地保存脏器内的微泡，且不被击破，有利于较长时间扫描各个切面。新一代造影剂的发展，使得实时灰阶灌注成像成为可能。微泡具有良好的散射性、能产生丰富的谐波以及在声压作用下具破裂效应等三个重要特性。目前，除了用于组织显像的声学造影剂发展迅速，具有诊断和治疗双重作用的靶向声学造影剂也在研究中。

超声造影技术除了常规的造影谐波成像，还有间歇式超声成像、能量对比谐波成像、反脉冲谐波成像、受激声波发射成像、低机械指数成像、造影剂爆破成像等方法。无论采用何种方法，一台能进行造影的超声设备必须具有足够带宽、高动态范围，能够提供充分的参数，如造影时间、MI 和声强，以及实时动态硬盘存储功能等。将含有微泡的造影剂直接经外周静脉注入以抵达冠脉循环来评价心肌微循环的完整性的心肌灌注声学造影（MCE）也逐渐进入临床，由单纯定性研究进入定量研究阶段。声学造影在其他脏器（肝、肾、子宫、乳腺等）的临床应用中，已被证实在肿瘤的检出和定性诊断中有着重要的意义。声学造影具有更多的优越性，如安全性好、无过敏反应、实时性、检查费用相对较低等[8]。

四、比较超声影像技术

（一）动物超声成像技术特点

近 20 年来，在医药研究中主要利用临床用超声设备结合高频探头对疾病动物模型进行超声分析。但是，疾病动物模型，尤其是大小鼠疾病模型的体型较小，需要更高分辨率的超声分析设备。近年来，针对小动物的超声成像系统已经得到广泛应用。

超声成像的空间分辨率和穿透深度成反比关系。由于对人体进行扫描需要较大的穿透深度，因此常规的超声扫描仪的频率多限制在 2～15MHz，这样的频率使得小动物超声最高可达 0.5mm 的轴空间分辨率。而对大鼠、小鼠等小动物的成像则较少受到扫描深度的限制，因而可以采用高频超声波（20～100MHz），从而获得 30～100μm 的高空间分辨率。为了与常规超声区别，基于高频超声具有很高的空间分辨率，因此它通常被称为微超声（micro ultrasound）或小动物超声，如 Vevo 770™高分清晰小动物活体影像实时显微成像系统（图 1-13）。

微超声成像仪的空间分辨率可达到 30～100μm，横向分辨率达 2～3mm，是专门为小动物成像而开发的，它提供了极好的成像功能和简单快捷的工作流程。例如，对心率、血压和呼吸等生理学参数的监测均可在线完成，并且对动物体温的监测装置已被植入到系统中。

小动物超声可用于观测小动物胚胎在子宫内的生长状态，并可引导显微穿刺或吸引操作，监测神经发育情况，量化分析心血管功能，评估微血管血液流量，量化追踪肿瘤生长，并可在活体探测出癌相关的生物标记早期分子的表达等，是利用疾病动物模型研究疾病机制和药效的重要工具。

（二）动物超声影像分析的操作要点

高分辨率超声影像资料可以提供非侵入式且连续性地针对动物进行的结构及功能上的研究。从动物实验的需求出发，仪器主要是由高频率探头和信号影像处理系统构成，用于小动物的影像观察，使用频率 20～85MHz 的探头进行影像获取，呈现影像的观察范围大约为 8mm×8mm，而后对经由组织回音所得的信号进行后处理，整套系统从参数设定到最后的影像呈现完全由计算机软件进行操控，实现对不同分辨率、穿透深度以及影像获取、分析、标示、储存与离线分析等的研究，包括增强较弱信号、侦测以及将数据转换成计算机可读取的数字数据的需求。

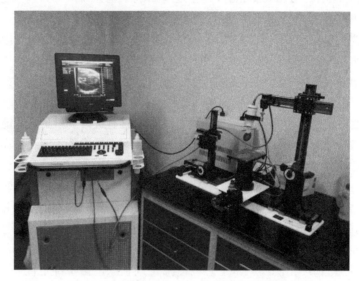

图 1-13　小动物活体影像实时显微成像系统

1. 麻醉动物

小鼠的麻醉使用 20mg/ml 的三溴乙醇，剂量为 0.14～0.18ml/10g，途径为腹腔注射。在保证实验动物安全的情况下，尽量使动物进入深度麻醉，小鼠的心率应控制在 300～400 次/min，呼吸平稳。大鼠采用巴比妥钠麻醉。大小鼠的麻醉还可采用异氟烷吸入性麻醉药，一般是 2%异氟烷与氧气混合使用，30s 就可进入麻醉状态，可根据呼吸或心律调节麻醉剂的浓度。麻醉诱导和复苏均较快。麻醉时无交感神经系统兴奋现象，可使心脏对肾上腺素的作用稍有增敏，有一定的肌肉松弛作用。

2. 脱毛

选择脱毛效果较好的脱毛膏，用棉棒蘸取适量脱毛膏，均匀涂布在脱毛部位，需完全覆盖脱毛部位，且浸润至表皮。静置 1～2min 后，用棉棒轻轻擦拭脱毛，之后用纸巾擦拭干净。

3. 固定

将导电胶涂抹于 4 个金属电极上，用胶布将小鼠的 4 只爪子固定于电极上，呈仰卧位，头部向前。

4. 体温监测

将导电胶抹于体温电极上，将其插入小鼠直肠，避开粪便，贴住直肠壁，再用胶布贴住固定（体温应控制在 36℃以上）。

5. 耦合剂的使用

将超声耦合剂均匀涂抹于脱好毛的检测部位，厚度约 5mm，其中不可产生气泡。

6. 选择与固定探头

根据实验需求与扫描部位选择合适的探头，探头技术参数见表 1-12，将探头导线连接于主机，使探头边缘的标记线对准探头夹前部的沟槽，在探头上 1/3 处加紧固定。

实验动物准备就绪、探头选定后，打开软件，将探头初始化，即可开始图像采集。操作时依据实验需要与动物解剖结构调整扫描角度，选定扫描切面后，可进行空间位置上的微调，寻找最佳图像并采集。操作的同时应观察动物生理指标，尽量缩短扫描时间，保证在动物苏醒前完成图像采集。

表 1-12 小动物超声探头技术参数

探头型号	应用范围	横向分辨力（μm）	侧向分辨力（μm）
RMV703	小鼠腹部脏器、胚胎成像 大鼠浅表胚胎成像	50	110
RMV704	小鼠心脏、血管、腹部脏器、浅表胚胎成像	40	80
RMV706	小鼠心脏、腹部脏器、胚胎成像	40	100
RMV707B	小鼠心脏高帧频成像：心尖四腔切面、胸骨旁长轴切面、胸骨旁短轴切面；心电图门控千赫兹可视化（EKV）	55	115
RMV708	小鼠表皮组织、皮下肿瘤、肠道、腹膜成像	30	70
RMV710B	大鼠心脏高帧频成像：心尖四腔切面、胸骨旁长轴切面、胸骨旁短轴切面；心电图门控千赫兹可视化	70	140
RMV711	超声介导浅表组织器官及胚胎注射	30	90
RMV712	超声介导深部组织器官及胚胎注射；心腔注射	50	140

第七节 光学影像技术

荧光影像和生物发光影像作为近年来新兴的活体动物体内的光学成像技术，以其高敏感成像效果、操作简便及直观性成为研究小动物模型最重要的工具之一，在肿瘤的生长及转移、疾病发病机制、新药研究和疗效评估等方面的应用中显示出了优势。

一、实验动物光学成像发展简史

荧光标记技术早在 1941 年就被应用于标记抗体的生物学研究中，但当时普遍认为抗体只能应用于对感染等免疫学的研究。直到一些针对其他蛋白如肌动蛋白（actin）或微管蛋白（tubulin）的抗体可以用相似的办法来制备，免疫荧光染色才开始应用于生物学其他领域。科学家因此可以观察到细胞骨架的精细结构、胞内蛋白的定位。荧光技术同时也在动态观察胞内 Ca^{2+} 变化等方面得到了应用。1962 年，绿色荧光蛋白（GFP）被发现，下村修等在一种名为 *Aequorea victoria* 的水母中发现了 GFP。科学家在海洋珊瑚虫中分离得到了第二种 GFP。研究者当时未意识到 GFP 的应用前景，1992 年 Douglas C. Prasher 克隆并测序了野生型 GFP，文章发表在 *Gene* 杂志上，但基金评审委员会认为 Prasher 的工作没有意义，不愿提供经费，Prasher 一气之下离开了科学界，将 GFP 的 cDNA 送给了几个实验室。之后很多人尝试用 GFP 的基因来表达蛋白，但都失败了。直到马丁·查尔非用聚合酶链式反应（PCR）的方法扩增了 GFP 的编码区，GFP 的研究才得到了真正的突破，1995 年完成其单点突变，获得了高亮度 GFP，1996 年发布了 GFP 的晶体结构。1999 年，研究者在银莲花中发现了橙红色的荧光蛋白同源物，将其称为 DsRed（发射峰在 583nm），DsRed 的出现让研究人员认识到荧光蛋白的多样性，同时还有更丰富的改造模板（更长波长的荧光蛋白）陆续出现，如 mStrawberry、mCherry（2004 年）、mApple（2008 年）、mRuby（2009 年）。之后荧光成像技术广泛地应用于生命科学研究，科学家可通过基因工程技术将 GFP 标记的特异性蛋白导入细胞内来实时地监测生理状态下生物大分子的动态变化。在成像方面，胞内单分子监测越来越受到重视，荧光共振能量转移（FRET）、全内反射荧光（TIRF）等技术的不断成熟，使在活体状态下观察单个分子的运动成为可能。

光学成像方法的临床应用受到非常大的限制，主要是因为光线能穿透哺乳动物组织厚度的有限性及真正获批用于临床的示踪剂更稀少，然而光学成像方法却非常适合进行实验室小动物成像。光学成像方法已经为研究哺乳动物作出了重大贡献，并将继续揭示一些生物学机制，加速药物研发。在临床前的试验阶段，研究人员有机会在基因水平上对细胞或生物体进行操作，因此动物模型中的报告基因就有特异性地监测基因表达的作用。这也将产生许多光学报告基因工具，这些工具可提高对各种人类和疾病动物模型的研究。在这些用于小动物光学成像的工具中，体内生物发光成像（BLI）在分子成像中占有显著地位，显示了良好的应用前景。

二、光学成像原理

光是一种可以引起视觉、具有波粒二象性的电磁波，既有波动性，又具有粒子性。整个电磁波谱按波长可分为几段，但是只有波长范围很窄的一段才能引起视觉，称为光（可见光）。其中，红光波长最长，范围为 620～760nm，紫光最短，范围为 400～430nm。光在同一均匀介质中是沿直线传播的，而在非均匀介质中传播方向会发生改变。光子在生物组织内的传输过程中，会受到吸收和散射的影响。当与光子频率相关的能量和在组织内过渡态的能量相匹配时，这些光子的能量就会被吸收，而总光子的能量就减少了。当光射入到组织的原子上时会发生散射，这就导致原子的电荷加速并向不同方向放射，因而导致光偏离最初的路线。因此，光波在组织内穿过时，要同时经历吸收和散射，且吸收和散射程度依赖于波长与穿透深度。

在日常生活中，人们通常广义地把各种微弱的亮光都称为荧光，而不去仔细追究和区分其发光原理。事实上，荧光是指这样一种发光：当一个分子或原子吸收了给予的能量后，即刻引起发光，当停止能量供给，发光亦瞬间停止（持续 10^{-8}～10^{-7}s）。所以，当一定波长的光照射到荧光物质上时，会激发出波长更长的荧光，产生的荧光波长要比激发光波长长 50～150nm。而用特定波长的红光激发荧光染料，就可使其发出波长长于激发光的近红外荧光。如果将荧光分子与人体内与生理功能有关的蛋白或生物大分子结合，在体外激发荧光，并检测荧光信号，就能对人体进行分子水平的研究，这种荧光分子被称作荧光探针（fluorescent probe），其基因为荧光分子基因，也就是光学分子成像的报告基因。为了能在体检测人体组织内的信息，荧光必须能穿透几厘米以上厚度的组织。但是，光波在生物组织内传输时会同时受到吸收和散射的影响而产生衰减，因此有些学者对波长在近红外区域内的荧光更感兴趣，因为人体对近红外波段的光衰减最小，这样达到体表可被检测到的荧光信号强度较大，检测的难度降低，有利于定量研究。

光学分子成像是在基因组学、蛋白质组学和现代光学成像技术的基础上发展起来的新兴研究领域。新型的光学分子成像技术依托于非可见光成像，通过向体内引入荧光物质或基因可以检测到在组织表面下一定范围内的区域，使显像深度更进了一步。光在动物组织内传播时会被散射和吸收，光子遇到细胞膜和细胞质时会发生折射现象，而且不同类型的细胞和组织吸收光子的特性并不一样。在偏红光区域，大量的光可以穿过组织和皮肤而被检测到。光学分子成像是在对穿过生物组织的光子的光学信息（强度、光谱、寿命、偏振）探测的基础上，通过引入合适的荧光探针，用特定波长的红光激发荧光染料，使其发出荧光，或通过引入某些报告基因，使其表达产物可自发产生荧光，而出射光中携带与吸收和散射相关的组织生化信息，通过光学成像设备可以检测发射出的荧光，并充分挖掘和利用这些光学信息以定量地研究荧光分子的分布，从而直接记录和显示分子事件及其动力学过程，这就是光学分子成像的基本原理。

与传统的体外成像或细胞培养相比，活体动物体内光学成像具有显著优点。第一，其能够反映细胞或基因表达的空间和时间分布；第二，可以对同一个研究个体进行长时间反复跟踪成像，提高了数据的可比性，又不需要杀死模式动物；第三，在药物开发方面，为解决临床药物的安全问题提供了广阔的空间，使药物在临床前研究中通过利用分子成像的方法，获得更详细的分子或基因水平的数据，为新药研究的模式带来了革命性的变革。

作为分子影像学的方法之一，小动物活体成像技术越来越广泛地被应用到了各个研究领域。这项技术主要就是利用一套非常灵敏的光学检测仪器，让研究人员能够直接监控活体生物体内的细胞活动和基因行为。利用这个系统，可以观测活体动物体内肿瘤的生长及转移、感染性疾病发展过程、特定基因的表达等生物学过程。传统的动物实验方法需要在不同的时间点宰杀实验动物以获得数据，得到多个时间点的实验结果。相比之下，可见光体内成像通过对同一组实验对象在不同时间点进行记录，跟踪同一观察目标（标记细胞及基因）的移动及变化，所得的数据更加真实可信。另外，这一技术对肿瘤微小转移灶的检测灵敏度极高，不涉及放射性物质和方法，非常安全。因其操作极其简单、所得结果直观、灵敏度高等特点，在刚发展起来的几年时间内，已被广泛地应用于生命科学、医学研究及药物开发等方面。

（一）荧光成像技术的成像原理

体内荧光成像技术利用灵敏的低温 CCD 探测器，检测活的整个小动物的荧光团的荧光发射，从而获得清晰的图像（图 1-14）。荧光是指当一个分子或原子吸收了给予的能量后，即刻引起发光，当停止能量供给，发光亦瞬间停止。所以当一定波长的光照射到荧光物质上时，会激发出波长更长的荧光，产生的荧光波长要比激发光波长长 50～150nm。目前应用较多的报告基因有绿色荧光蛋白基因、红色荧光蛋白基因及其他荧光报告基因。

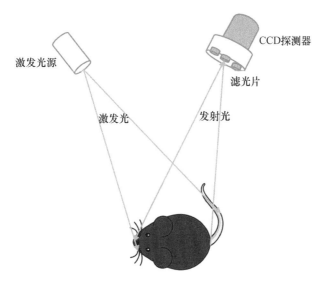

图 1-14 荧光成像技术示意图

像血红蛋白和脂肪等在低于 600nm 波段内会对光子产生吸收，水分子对大于 900nm 波长的光有较强的吸收，而波长在 600～900nm 的近红外光在生物组织器官中的穿透能力最强，生物体内的生物大分子自发的荧光信号强度最低，信噪比最高。光子可以穿透数厘米厚的生物组织进行成像。因此采用 600～900nm 波长的近红外荧光成像是最理想的光学分子成像。

在体近红外荧光分子成像的原理：首先寻找一种近红外荧光探针，该探针不仅可以与靶组织特异性结合，还具有光学特性；然后将探针注射到生物体内，与靶细胞特异性结合，从而可以实时动态地观察靶分子所在细胞或蛋白质的生理活动过程，实现对目标的动态监控。近红外荧光探针是由近红外荧光染料对靶向载体进行荧光标记，常用的近红外荧光染料有花青素类染料（ICG、IRDye 800）、红色荧光蛋白（iRFP）、无机量子点（CdTe Qdots）、碳量子点，而用来标记的可以与靶组织特异性结合的靶向载体可以是多肽、蛋白质、纳米粒子、病毒等。

（二）生物发光成像技术的成像原理

活体生物发光成像技术是用萤光素酶基因标记细胞或 DNA，利用其产生的蛋白酶与相应底物发生生化反应而产生生物体内的探针光信号，并通过高度灵敏的 CCD 相机直接捕捉光信号（图 1-15），能够实现在活体外对体内表达萤光素酶基因的细胞活动的定位与监控。活体生物发光成像技术的出现，实现了在活体外对生物学反应的原位、动态和无损伤性观察，使在活体外监控生物体内的细胞活动和基因行为成为了现实。相对于其他传统影像技术手段，生物发光成像技术是一种非放射性、非损伤性、高灵敏度、实时动态的分子生物学检测技术。

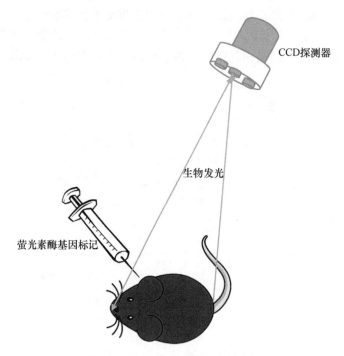

图 1-15　生物发光成像技术示意图

三、光学仪器硬件组成及应用

典型的活体光学成像系统主要由 CCD 相机、成像暗箱、激光器、激发和发射滤光片、恒温台、气体麻醉系统、数据采集的计算机、数据处理软件等组成（图 1-16）。

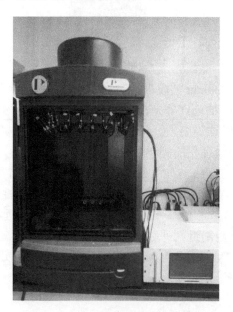

图 1-16　小动物活体光学成像系统

将小动物放置于成像暗箱中，利用高性能的低温 CCD 对活体小动物某个特定位置的发光进行投影成像，探测从小动物体内器官发射出的低水平荧光信号。将小动物置于成像暗箱中，由控制装置带动支架沿水平方向运动或垂直方向运动或旋转，利用 CCD 相机从多个不同角度和位置对活体小动物的生物发光现象进行投影成像，然后将采集到的数据信息传输到计算机中，并采用特定的图像重建算法定位动物体内的发光光源，得到活体动物体内发光光源的精确位置信息。将得到的投影图像与小动物的普通图像进行叠加，从而实现对小动物某个特定位置的生物荧光的量化，并可重复进行。

疾病动物模型活体的光学成像主要采用生物发光与荧光两种技术。生物发光技术是用萤光素酶（Luciferase）基因标记细胞或 DNA，而荧光技术则采用荧光报告基团（GFP、RFP、Cyt 及 dyes 等）进行标记。这两类技术分别有各自的特点和应用领域。

（一）生物发光成像技术

动物模型生物发光技术是将萤光素酶基因整合到细胞染色体 DNA 上以表达萤光素酶，当外源（腹腔或静脉注射）给予其底物萤光素（luciferin）时，即可在几分钟内产生发光现象。这种酶在腺苷三磷酸（ATP）及氧气存在的条件下，催化萤光素的氧化反应才可以发光，因此只有在活细胞内才会产生发光现象，并且光的强度与标记细胞的数目呈线性相关。对于细菌，lux 操纵子由编码萤光素酶的基因和编码萤光素酶底物合成酶的基因组成，带有这种操纵子的细菌会持续发光，不需要外源性底物。基因、细胞和活体动物都可被萤光素酶基因标记。标记细胞的方法基本上是通过分子生物学克隆技术，将萤光素酶的基因插入到预期观察的细胞的染色体内，通过单克隆细胞技术的筛选，培养出能稳定表达萤光素酶的细胞株。将标记好的细胞注入小鼠体内后，观测前需要注射萤光素酶的底物——萤光素，是约 280Da 的小分子。萤光素的脂溶性非常好，很容易透过血脑屏障。注射一次萤光素能使小鼠体内萤光素酶标记的细胞发光 30~45min。每次萤光素酶催化反应只产生一个光子，这是肉眼无法观察到的，一个高度灵敏的低温 CCD 相机及特别设计的成像暗箱和成像软件，可观测并记录到这些光子。生物发光实质上是一种化学荧光，萤火虫萤光素酶在氧化其特有底物萤光素的过程中可以释放波长广泛的可见光，其平均波长为 560nm（460~630nm），其中包括重要的波长超过 600nm 的红光成分。在哺乳动物体内，血红蛋白是吸收可见光的主要成分，能吸收蓝绿光波段的大部分可见光；水和脂质主要吸收红外线，但其均对波长为 590~800nm 的红光至近红外线吸收能力较差，因此波长超过 600nm 的红光虽然有部分散射消耗，但大部分可以穿透哺乳动物组织被敏感的 CCD 相机检测到。

生物发光成像的特点是：①不影响动物的正常生理功能，观测具有连续性。相比传统的动物实验方法，运用活体生物发光成像技术可在不处死实验动物的前提下，在活体内对不同时间点的实验数据进行连续性记录，跟踪同一观察目标（标记细胞及基因）的动态变化，降低动物个体差异造成的影响，所得的数据也更加直观、真实可靠。②安全且更加环保。与传统 CT、PET、MRI 等成像技术相比，活体生物发光成像技术的成像原理为萤光素酶与底物萤光素结合所产生的生物发光，不涉及核物质和放射线，更为安全和环保。③特异性强且灵敏度高，成像质量高。活体生物发光成像技术是以酶和底物的特异作用而发光，所以特异性极强，动物本身没有任何自发光，使得生物发光具有极高的信噪比，背景无激发光源干扰，灵敏度及成像质量高。④发光强度可以精确定量。萤光素酶基因是插入到细胞染色体中稳定表达的，与底物萤光素作用后，其光子强度与活体内稳定表达萤光素酶的细胞数量呈线性关系，可从动物体表的信号水平直接得出发光细胞的相对数量。

（二）荧光成像技术

荧光成像的标记对象较为广泛，可以是动物、细胞、微生物、基因，也可以是抗体、药物、纳米材料等。常用的报告基团有绿色荧光蛋白、红色荧光蛋白等，标记方法与体外荧光成像相似，荧光成像具有费用低廉和操作简单等优点。与生物发光在动物体内的穿透性相似，红光的穿透性在体内比蓝绿光的穿透性高，近红外荧光是成像观察的最佳选择。

虽然荧光信号远远强于生物发光，但非特异性荧光产生的背景噪声使其信噪比远远低于生物发光。虽然许多公司采用不同的技术分离背景光，但是受到荧光特性的限制，很难完全消除背景噪声。这些背景噪声造成荧光成像的灵敏度较低。尽管目前大部分高水平的文章还是应用生物发光的方法来研究活体动物体内成像，但是荧光成像有方便、直观、标记靶点多样和易于被大多数研究人员接受的优点，在一些植物分子生物学研究和观察小分子体内代谢方面得到了应用。不同的研究可根据两者的特点以及实验要求，选择合适的方法。例如，利用绿色荧光蛋白基因和萤光素酶对细胞或动物进行双重标记，用成熟的荧光成像技术进行体外检测，以进行分子生物学和细胞生物学研究，然后利用生物发光成像技术进行动物体内检测，以进行活体动物体内研究。

（三）生物发光成像与荧光成像技术的比较

生物发光成像和荧光成像技术同属于体内光学成像（optical *in vivo* imaging），均可用于活体内细胞生命活动和基因行为的监测。但两种技术仍存在一定区别：①生物发光成像不需要激发光，而荧光成像是通过激发光激发荧光基团到达高能量状态，而后产生发射光。与生物发光成像运用萤光素酶标记细胞DNA不同，荧光成像常用的荧光标志物有绿色荧光蛋白、红色荧光蛋白、荧光染料、量子点等。不同的荧光蛋白或染料可对同一样本进行多重标记，同时成像。②与生物发光成像需要应用底物萤光素不同，荧光成像不需要应用底物，操作技术简单且成本也相对低廉。③二者对相关基因的标记方法和发光在动物体内的穿透性相似，但荧光信号是在外界光源激发下产生的能量转移现象，其光子强度较其他光学信号更强且持续时间长，但非特异性荧光产生的背景噪声使其信噪比远远低于生物发光，受荧光特性的限制，从而造成荧光成像的灵敏度较低。④生物发光成像对信号接收仪器的要求相对较高，必须配备灵敏的低温CCD镜头。荧光成像的光学信号强、持续时间长，信号所反映的样本信息更丰富，对信号接收仪器的要求相对较低。且生物发光成像不需要外源激发光，萤光素酶基因插入到细胞DNA后可获得稳定表达，单位细胞发光数量稳定，因此，可对光信号进行精确定量。而荧光成像的光信号强度受激发光强度、组织深度、散射等因素影响，很难进行定量。⑤生物发光成像需要底物萤光素在氧气、ATP存在的条件下和萤光素酶发生反应而产生发光信号，故只能用于活体动物的成像。荧光成像则可广泛用于活体动物、离体组织成像。⑥生物发光成像具有极高的信噪比，背景无激发光源干扰，灵敏度及成像质量较荧光成像高，生物发光成像在动物体内监测到 10^2 数量级细胞，而荧光成像的灵敏度最高也只能在动物体内检测到约 10^5 个细胞。因此生物发光成像具有灵敏度及成像质量高的优势，较多地应用于生命科学领域的活体动物体内研究。

四、比较光学影像技术

比较光学影像技术广泛地应用于多个领域的实验动物研究中。

（一）比较光学的应用领域

1. 肿瘤学

在光学成像的众多应用领域中，肿瘤研究是目前应用最为普遍的领域。常用于肿瘤活体成像的光学标记方法包括：①利用萤光素酶基因或荧光蛋白基因作为报告基因，通过转基因技术体外标记肿瘤细胞而直接观测肿瘤的发展变化，或标记特定基因而研究肿瘤相关基因在肿瘤发展中的作用；②通过外源注射功能性荧光探针，观测肿瘤发展过程中的分子事件，进而反映肿瘤的发展变化。宏观来说，应用小动物活体光学成像技术进行肿瘤研究主要集中于以下三个方面。

（1）长时间监测肿瘤生长及转移

利用传统方法（如用卡尺测量肿瘤体积、肿瘤组织切片等）进行肿瘤研究已存在诸多限制。如进行组织切片观测前需要处死小鼠取出肿瘤组织，因此，在不同时间点或不同实验组都需要处死一批实验小鼠以获取足够的统计学数据，这样不但大大增加了实验成本，而且很难消除由小鼠个体差异而产生的误差，无法获取可靠的重复性数据。同时，在制作切片时也无法保证实验的准确性，而利用活体光学成像技术可以对同一批小鼠进行不同时间点的长时间观测，进而大幅降低实验成本，并获取重复可靠的实验数据。

（2）抗肿瘤药物研发

应用小动物活体光学成像技术进行新药研发,主要包括在活体动物水平进行药效评价与肿瘤分子机理研究等。利用萤光素酶标记肿瘤细胞,并移植入动物体内建立肿瘤疾病动物模型,应用小动物活体光学成像技术观测给药后肿瘤光学信号的变化情况,进而评价不同药物、特定的给药途径、时间、剂量等给药策略对肿瘤的治疗效果。除了在药效学中的应用,小动物活体光学成像技术也广泛地应用于药物在体内靶向、分布及代谢的研究。与药效学中的应用不同,此类应用是以药物为直接观测对象,因此标记方式通常是利用荧光探针直接标记药物本身,通过追踪荧光信号来反映药物在体内的分布情况。应用活体荧光成像技术进行药物分布的观测目前主要局限于对生物大分子药物的研究,而对天然或化学小分子药物的分布代谢研究主要依靠的是放射性核素标记成像(PET或SPECT),原因是若用相对大分子量的荧光染料标记小分子药物,则荧光染料本身就会对小分子药物在体内的分布代谢产生影响。

（3）肿瘤分子机理研究

应用生物发光成像技术进行肿瘤相关基因的研究,主要利用萤光素酶标记特定基因,构建特定基因-萤光素酶的共表达载体,通过萤光素酶产生的生物发光信号反映该基因的表达情况,研究该基因的相关作用。

肿瘤发展进程伴随着诸多分子事件的发生,如某些蛋白酶的表达特异性升高、某些表面标志物的特异性表达、肿瘤周边血管的新生、肿瘤组织局部缺氧等,通过观测这些分子事件能够判断肿瘤的发展程度并作出预后。靶向荧光示踪剂使上述观测成为可能（图 1-17）。

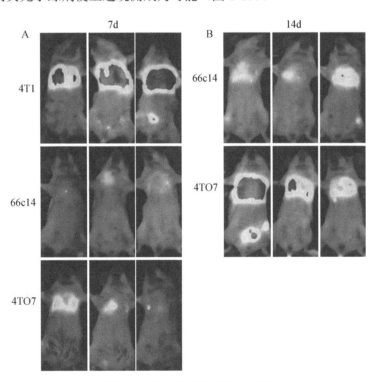

图 1-17　肺癌模型生物发光成像

BALB/c 小鼠尾静脉分别接种 4T1-Luc、66c14-Luc 和 4TO7-Luc 细胞后肿瘤的生长情况的活体成像：7 天图像（A）和 14 天图像（B）

2. 神经系统疾病

在应用活体光学成像技术进行神经系统相关疾病的研究中,常用的标记方法及应用领域包括：①利用萤光素酶基因或荧光蛋白基因作为报告基因,通过转基因技术体外转染神经干细胞等细胞,进行神经发育及细胞治疗的相关研究；②利用萤光素酶基因作为报告基因,标记神经系统疾病相关基因,构建转基因动物,进行神经系统疾病机理的研究；③利用功能性荧光探针监测神经系统疾病的发生发展（图 1-18）。

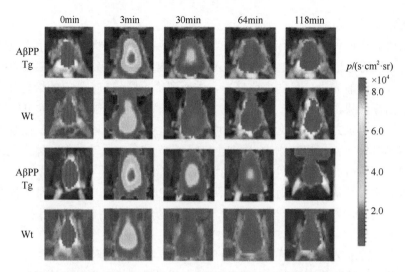

图1-18 阿尔茨海默病（AD）模型淀粉样蛋白荧光探针荧光成像

观测不同时间点β淀粉样蛋白（Aβ）荧光探针THK-265Tza在阿尔茨海默病小鼠模型脑部的荧光信号

3. 心血管疾病

应用小动物活体光学成像技术进行心血管疾病的研究主要集中在三个方面：①应用生物发光技术，研究细胞治疗心血管疾病的效果；②应用功能性荧光探针，了解疾病发展的分子机制和药物治疗心血管疾病的效果；③了解心血管疾病相关基因的作用及其治疗效果（图1-19）。

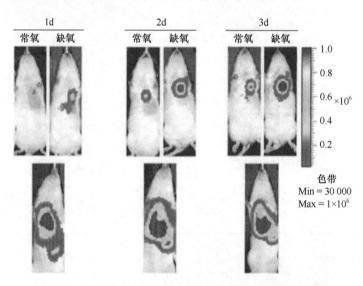

图1-19 萤光素酶标记的低氧报告基因载体生物发光成像

将萤光素酶标记的低氧报告基因载体系心肌内注射到小鼠心脏。利用间断性缺氧实验，观测低氧报告基因表达的变化。在心脏缺氧情况下，低氧报告基因表达升高；然而在常氧条件下，低氧报告基因表达下降

4. 干细胞治疗

干细胞研究是活体光学成像技术的应用热点。在活体光学成像实验中，常用于干细胞光学标记的方法包括：①利用萤火虫萤光素酶基因作为报告基因，通过转基因技术体外转染干细胞；②通过亲脂性荧光染料直接标记干细胞；③从已构建好的生物发光转基因动物中提取干细胞，所提取的干细胞即具备生物发光特性。总体来说，应用小动物活体光学成像技术进行干细胞研究主要集中于以下几个方面：①监测干细胞的移植、存活和增殖；②示踪干细胞在体内的分布和迁移；③应用于多能诱导干细胞、肿瘤干细胞等新兴研究（图1-20）。

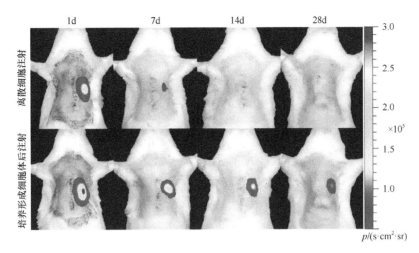

图 1-20　干细胞移植生物发光成像

生物发光标记的人羊水干细胞（hAFSC）在免疫缺陷型大鼠心肌的移植情况。上行：直接注入离散细胞；下行：体外培养形成后再注入

5. 感染性疾病

在应用活体光学成像技术进行感染性疾病的研究中，常用的标记方法及应用领域包括：①利用萤火虫萤光素酶基因、海肾萤光素酶基因或细菌萤光素酶基因标记细菌、病毒、真菌、寄生虫等病原体，在活体水平观测这些病原体在动物体内的感染情况及抗生素、疫苗等药物的治疗效果（图 1-21）。②利用萤光素酶基因或荧光蛋白基因标记免疫细胞，以及利用特定基因-萤光素酶基因转基因动物，观测病原体感染所引发的机体免疫应答及致病机理。

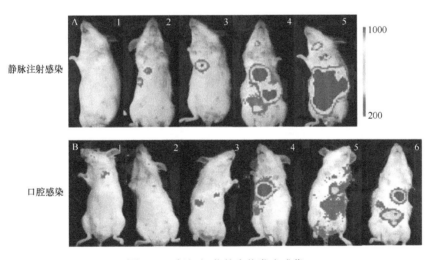

图 1-21　标记细菌的生物发光成像

应用细菌萤光素酶基因标记的单核细胞增多性李斯特菌，不同时间在小鼠体内的感染情况。A. 尾静脉注射；B. 口腔注射

（二）小动物活体成像技术操作

1. 制作动物模型

根据实验需要通过尾静脉注射、皮下移植、原位移植等方法接种已标记的细胞或组织。在建模时应认真考虑实验目的和选择荧光标记，如标记荧光波长短，则穿透效率不高，建模时不宜接种深部脏器和观察体内转移，但可以观察皮下瘤和解剖后脏器直接成像。深部脏器和体内转移的观察大多选用萤光素酶标记。

2. 动物准备

光学成像可选用注射麻醉和气体麻醉，注射麻醉可用三溴乙醇、水合氯醛、戊巴比妥钠腹腔注射。

气体麻醉可采用异氟烷吸入性麻醉药，麻醉诱导和复苏均较快。大小鼠的麻醉一般是 2%异氟烷与氧气混合使用。如果是生物发光成像，需在麻醉后注射荧光素底物。将荧光素腹腔注射动物约 1min 后，表达荧光素的细胞开始发光，10min 后其强度达到稳定的最高点，在最高点持续 20～30min 后开始衰减，最佳检测时间是从注射后 10min 开始。若将荧光素静脉注射，弥散快，但发光持续时间很短。荧光素的合适用量是 150mg/kg，即体重 20g 的小鼠需要 3mg 的荧光素。

3. 采集数据

荧光成像应先选择合适的激发和发射滤光片组合，将动物放入成像暗箱平台，待检测部位朝向上方 CCD 镜头，软件控制平台升降到一个合适的视野，自动开启照明灯（明场）拍摄第一次背景图。下一步，自动关闭照明灯，在没有外界光源的条件下（暗场）拍摄由小鼠体内发出的特异光子。明场与暗场的背景图叠加后可以直观地显示动物体内特异光子的部位和强度，完成成像操作。

4. 数据处理

小动物活体成像的图像处理软件除了提供含有光子强度标尺的成像图片，还能计算和分析发光面积、总光子数、光子强度等相关参数供实验者参考。

5. 注意事项

如果预实验时拍摄出的图片非特异性杂点多，需降低曝光时间；反之，如果信号过弱可适当延长曝光时间。但曝光时间的延长，不仅增加了目的信号，还对背景噪声也存在放大效应。同一批实验应保持一致的曝光时间，同时还应保持标本相对位置和形态的一致，从而减少实验误差。

在进行荧光成像时，实验者可选择背景荧光低且不容易反光的黑纸放在动物标本身下，减少金属载物台的反射干扰。动物体内的很多物质在受到激发光激发后，会发出荧光，产生的非特异性荧光会影响到检测的灵敏度。背景荧光主要是来源于皮毛和血液的自发荧光，皮毛中的黑色素是皮毛中主要的自发荧光源，其发光光线的波长峰值在 500～520nm，在利用绿色荧光作为成像对象时，影响最为严重，产生的非特异性荧光会影响到检测的灵敏度和特异性。动物尿液或其他杂质如果没有及时被清除，成像中也会出现非特异性信号。

第八节　实验动物影像图谱

了解常用实验动物的影像解剖结构，对进一步熟练掌握其主要器官的分布和正确的相互间体内位置，对实验动物的影像学研究，推广各种现代化动物成像技术的应用，准确诊断大鼠和小鼠的各种疾病表现以及研究肿瘤的生成与变化都极其重要。本节我们以应用最多的啮齿类实验动物为例，简述实验动物的 Micro CT 与 MRI 的解剖影像表现，由于篇幅所限，我们主要以横断面与冠状面图像进行展示，并通过三维 CT 图像介绍骨骼系统。

一、常用实验动物的影像解剖学基础

（一）解剖学与影像学基本切面

与解剖学一致，影像学里为正确说明实验动物各组织器官的位置，通常采用三个基本面（矢状面、横断面、冠状面）进行说明。

1. 矢状面

矢状面是与动物体长轴平行、与地面垂直的切面（图1-22），将动物体分为左、右两部分。

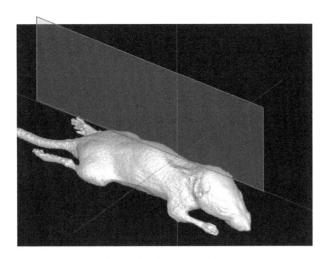

图 1-22 矢状面示意图

2. 横断面

横断面是与动物体长轴垂直、与地面垂直的切面（图 1-23），将动物体分为前、后两部分。

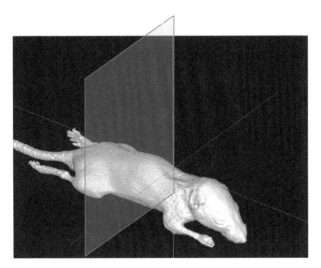

图 1-23 横断面示意图

3. 冠状面

冠状面是与动物长轴平行、与地面平行的切面（图 1-24），将动物分为背、腹两部分。

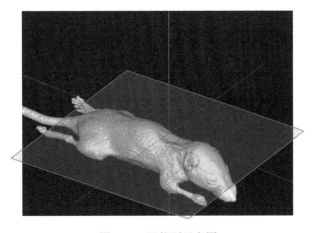

图 1-24 冠状面示意图

（二）解剖学与影像学常用术语

前，近头端；后，近尾端。背，水平面上方；腹，水平面下方。内，近正中矢状面一侧；外，远离正中矢状面一侧。浅，近体表一侧；深，远离体表一侧。此外，在头部靠近口的一侧称为近口端，远离口的一侧称为远口端。四肢的前面也称背侧，后面也叫掌侧（前肢）或跖侧（后肢）。四肢近躯干一端为近端，远离躯干一端为远端；近正中矢状面一侧称为内侧，远离正中矢状面一侧为外侧。

实验动物总体可分为：头、颈、躯干、四肢和尾5个部分。

1. 头

头包括颅部和面部。其中，颅部又分为枕部（两耳之间，颅部后方与颈部交接处）、顶部（两耳之间，枕部前方）、额部（两眼上方，顶部前方）、颞部（额部两侧，耳与眼之间）、耳部（包括耳郭与耳根）。面部又分为眼部（包括眼球与眼睑）、眶下部（眼部下方）、鼻部（包括鼻背与鼻侧）、颊部（颞部下方，颊肌所在部位）、咬肌部（颊部的后方，咬肌所在的部位）。

2. 躯干

躯干包括胸背部、腰腹部和荐臀部。胸背部包括背部（以胸椎为基础）、肋部（以肋骨为基础，后以肋弓与腹部分界）、胸部（以胸骨为基础，近头侧为前胸部，剑状软骨处为后胸部）。腰腹部包括腰部（背部的后方，以腰椎为基础）、腹部（腰椎以下，无骨支撑的部分）。荐臀部包括荐部和臀部，位于腰椎后方，荐部以荐骨为基础，是腰部的延续，臀部位于荐骨两侧。

3. 四肢

四肢分为前肢和后肢。前肢又分为肩部、臂部、前臂部和前脚部。前脚部包括腕部、掌部和前指部。后肢又分为股部、小腿部和后脚部。后脚部包括跗部和趾部。

二、小鼠 CT 全身影像

Micro CT 与临床 CT 不同，具有空间分辨率高和组织对比度差两种特性。作为空间分辨率最高的动物活体影像技术，体素可以达到 5μm 的分辨率，也就是以 5μm 的层厚进行断层，小鼠全身横断面图像多达上千张，我们仅选取代表性断层进行描述（图 1-25，图 1-26）。由于组织对比度较差，Micro CT 难以分辨脂肪、肌肉、肌腱、韧带、关节囊、滑膜囊、神经、血管等组织，胸腔与腹腔的器官也较难分清

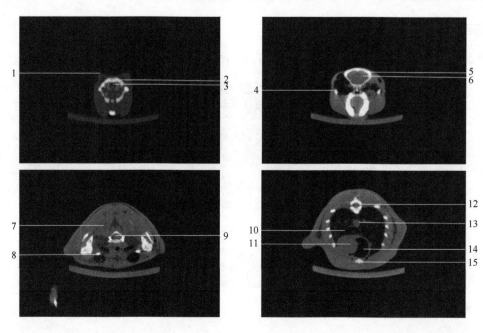

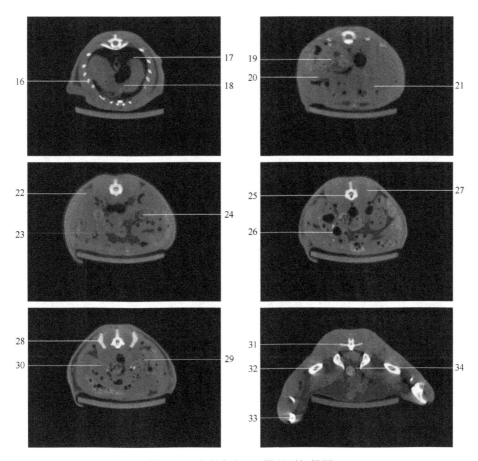

图 1-25　小鼠全身 CT 横断面扫描图

1. 耳；2. 额骨；3. 鼻道；4. 颧骨；5. 额叶皮层；6. 纹状体；7. 背横突间肌；8. 锁骨；9. 颈椎；10. 左肺；11. 左心室；12. 胸椎；13. 降主动脉；14. 右心室；15. 胸骨；16. 肋骨；17. 右肺；18. 肝；19. 胃；20. 脾；21. 肝左叶；22. 肾；23. 十二指肠；24. 小肠；25. 腰椎；26. 结肠；27. 腰大肌；28. 髂骨；29. 空肠；30. 回肠；31. 骶椎；32. 股骨；33. 胫骨；34. 直肠

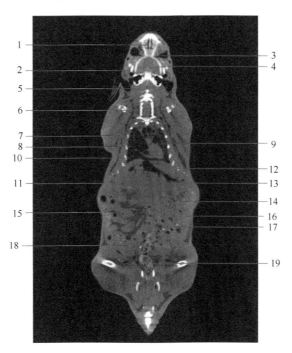

图 1-26　小鼠冠状面 CT 图像

1. 内鼻甲；2. 颧骨；3. 眼球；4. 大脑；5. 半棘肌；6. 脊椎；7. 右肺前叶；8. 右肺中叶；9. 左肺；10. 肝右下叶；11. 肝右外叶；12. 肝左外叶；13. 肝左中叶；14. 胃；15. 空肠；16. 脾脏；17. 盲肠；18. 结肠；19. 直肠

边界而识别出来，需要诊断者具有较强的解剖学基础。Micro CT 的特点决定了它的用途主要集中在骨疾病的研究中，并适用于多模态成像解剖定位。

在多种影像技术中，只有 CT 能够对骨骼结构清晰显像，Micro CT 的空间分辨率可以达到 10μm 的水平，既可以观察全身骨骼的发育与疾病的宏观表现，也可以对局部骨微形态进行统计分析（图 1-27，图 1-28）。

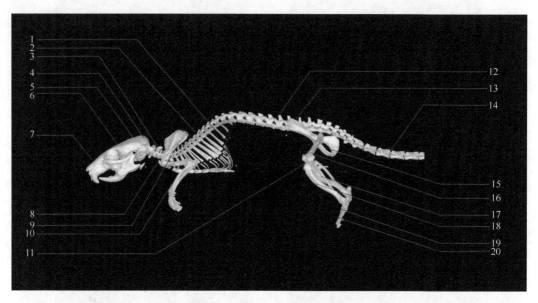

图 1-27　小鼠三维骨骼侧视图

1. 背肋；2. 胸椎；3. 颈椎；4. 顶间骨；5. 顶骨；6. 额骨；7. 鼻骨；8. 锁骨；9. 肩胛骨；10. 桡骨；11. 髋骨；12. 腰椎；13. 荐椎；14. 尾椎；15. 坐骨；16. 股骨；17. 腓骨；18. 胫骨；19. 跗骨；20. 趾骨。图 1-28 同

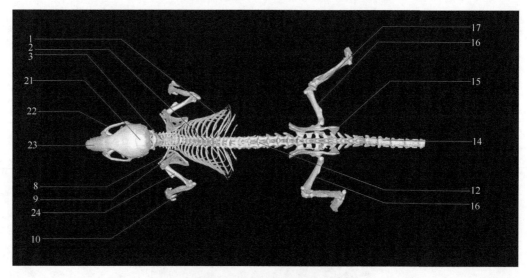

图 1-28　小鼠三维骨骼俯视图

21. 头骨；22. 颧骨；23. 鼻骨；24. 肱骨

1. 头骨

头骨位于脊柱的前端，主要由扁骨和不规则骨构成。以眼眶为界，将头骨分为颅骨和面骨两部分。颅骨围成颅腔，构成脑、眼、耳及嗅觉器官的保护壁。面骨形成口腔、鼻腔、咽腔和舌的支架。

（1）颅骨

颅骨主要由枕骨、顶间骨、顶骨、额骨、颞骨、蝶骨、筛骨构成。

枕骨：围在枕骨大孔四周，构成颅腔后壁及颅底后半部。30 日龄的大鼠仍保存有清晰的骨缝，有 4

块骨围绕在枕骨大孔的四周，60 日龄后愈合成一块；骨缝清晰，成年后愈合。顶间骨：大致呈六角形，比例较大，构成颅顶的后部。顶骨：构成颅腔顶壁的一对骨，呈长方形。额骨：位于顶骨前方的一块骨其间，其骨缝平直。颞骨：构成颅腔侧壁和腹侧壁，大鼠颞骨分鳞状骨、鼓骨、岩骨和乳突骨 4 个部分。蝶骨：构成颅腔底壁，分为基蝶骨、翼蝶骨、前蝶骨和眶蝶骨 4 个部分。前两者与枕骨连接，后两者构成眼窝底部，有视神经通过。筛骨：位于颅腔前壁，蝶骨前方，容纳大脑嗅球，有嗅神经通过。

（2）面骨

面骨主要由前颌骨、上颌骨、鼻骨、泪骨、颧骨、腭骨、犁骨、鼻甲骨、下颌骨和舌骨构成。前颌骨：构成面部的骨质基础，较发达，有切齿齿槽。上颌骨：构成面部的侧面，位于前颌骨的后面，有臼齿齿槽。鼻骨：构成鼻腔的顶壁，内侧面附着上鼻甲骨。泪骨：位于眶窝前下方，后与额骨相连。颧骨：与上颌骨的颧突和颞骨的颧突相接，共同形成颧弓。腭骨：位于上颌骨腭突的后方，鼻后孔的两侧。鼻甲骨：位于鼻腔两侧，分为上鼻甲骨 1 对和颌鼻甲骨 2 对，上鼻甲骨附着于鼻骨上，颌鼻甲骨附着于前颌骨的内侧壁，为卷曲呈迷路状的骨片。犁骨：位于鼻腔正中，蝶骨的前方，是构成鼻中隔的基础。下颌骨：左右下颌骨在前端以软骨结合相连，有臼齿齿槽。舌骨：位于两下颌骨之间，为舌的支架，包括中间的舌骨体、舌骨大角和舌骨小角。

2. 躯干骨

躯干骨包括脊柱及构成胸廓的肋骨和胸骨。

（1）脊柱

脊柱由颈椎、胸椎、腰椎、荐椎和尾椎组成。颈椎：所有实验动物的颈椎为 7 枚，第 1 颈椎（寰椎）由背弓和腹弓围成环，缺椎体和棘突，横突宽扁，其上的横突孔供椎动脉通过；第 2 颈椎（枢椎）棘突发达；其余 5 个颈椎短而宽，棘突低矮，横突上有横突孔，大鼠第 7 颈椎的横突孔小或缺。胸椎：大小鼠和豚鼠为 13 枚，一般接近颈椎的胸椎小，椎体的长度由前向后逐渐增加，椎管的直径较颈椎狭窄，棘突发达。腰椎：大小鼠和豚鼠为 6 枚，其每块椎体的长度基本一致，椎体发达，棘突和横突的长度越向后越长。荐椎：大小鼠和豚鼠为 4 枚，部分愈合形成一块荐骨，呈三角形，但每枚荐椎的形状可分辨，棘突低矮。尾椎：大鼠为 27 枚，小鼠为 27～29 枚，豚鼠为 6 枚，前 4～6 枚尾椎的形状与最后的荐椎相似，但椎弓逐渐消失，棘突、横突也逐渐变短、消失，第 6 尾椎以后逐渐失去椎骨的外形，形成圆柱状体。

（2）肋骨

大小鼠肋骨为 13 对，一般前 7 对肋骨经肋软骨与胸骨相连，为真肋；后几对肋骨的肋软骨不与胸骨相连，为假肋。

（3）胸骨

胸骨一般有 6 块，前 5 块胸骨与相应的肋软骨相连，而第 5 块胸骨又与第 6、第 7 肋软骨相连；第 1 胸骨片称为胸骨柄，又与锁骨构成关节；第 6 胸骨片称为剑状突，其后接一扁状剑状软骨。

三、大鼠 MRI 全身成像

由于 MRI 对软组织的分辨率高，灰阶层次丰富，图像清晰；对脑灰质、白质、脊髓、胸腔、腹腔、盆腔、四肢关节及血管等部位的解剖细节显示清晰，适用于全身各种疾病的影像观察。下面以 MRI 大鼠横断面 T1 图像为例介绍各组织器官（图 1-29）。

实验动物的内脏主要是指位于体腔内的器官。骨围绕形成的骨盆腔，以膈肌为界，前部为胸腔，后部为腹腔，末端为盆腔。

1）胸腔主要有心、肺、胸腺、气管、食管和大血管等主要器官。

2）腹腔主要有胃、小肠（十二指肠、空肠、回肠）、大肠（结肠、盲肠）、肝、脾、肾、输尿管、卵巢、输卵管、部分子宫和大血管等主要器官。

3）骨盆腔主要有直肠、输尿管、膀胱，雌鼠的部分子宫、阴道及雄鼠的输精管、尿生殖道。

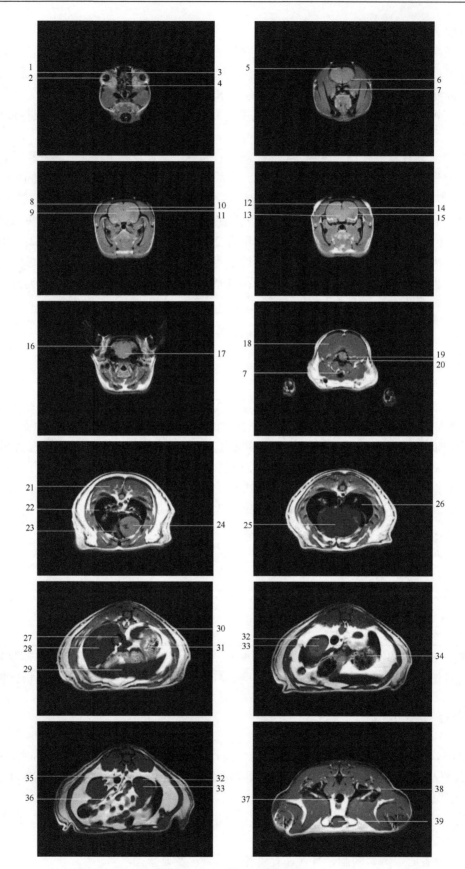

图 1-29　MRI 横断面全身图像

1. 巩膜；2. 玻璃体；3. 嗅球；4. 鼻道；5. 梨状皮层；6. 嗅沟；7. 气管；8. 梨状皮层前部；9. 尾状核；10. 胼胝体；11. 侧脑室；12. 扣带回皮质；13. 中脑；14. 海马；15. 梨状皮层后部；16. 小脑蚓部；17. 延髓；18. 颈阔肌；19. 脊髓；20. 颈椎；21. 背阔肌；22. 右肺；23. 左心室；24. 右心室；25. 肝；26. 左肺；27. 下腔静脉；28. 肝右叶；29. 肝左叶；30. 脾；31. 胃及内容物；32. 肾皮质；33. 肾髓质；34. 结肠；35. 肾周脂肪；36. 小肠；37. 直肠；38. 髂骨；39. 膀胱

第九节　3D打印与比较影像学

自1990年美国麻省理工学院的Sachs等首次提出了3D打印的概念以来，3D打印技术获得了蓬勃发展，广泛应用于生物医学、航空航天、建筑设计、文化产业、工业制造和军事装备等领域，特别是在生物医学领域，3D打印发挥着越来越重要的作用。

3D打印是相对于传统平面打印而言的，打印出来的物体是立体三维的。3D打印有效地将材料、生物、机械制造、信息处理、电子设备及工程设计等学科深度融合，突破了传统制造工艺受限于结构复杂性难以进行加工制造的困境。利用3D打印定制个性化产品，降低了生产成本，引领了一场新的工业革命。在生物医学领域，3D打印主要适用于小批量、高度定制的场合。广义生物3D打印是指直接为生物医学领域服务的3D打印。狭义生物3D打印是指操作含有细胞的生物墨水构建活体组织结构。广义生物3D打印可大致分为3个层次，分别是医疗辅具、植入物和载细胞打印。无论是广义的3D打印还是狭义的3D打印，在临床应用前和改进过程中都需要进行大量的动物实验。影像学一是可以为3D打印提供影像数据定制建模，二是比较影像是对各种打印植入物进行在体评价的最好方法之一。两者结合产生了大量3D打印与比较影像学结合的应用。其主要的应用也可按照广义生物3D打印分为三类：动物模型影像数据制作医疗辅具；动物模型影像数据制作植入物和3D打印植入物的临床前比较影像评价；载细胞打印临床前比较影像研究评价。

一、动物模型影像数据制作医疗辅具

3D打印与比较影像学结合产生的制作教学辅具的应用出现最早，已有很多应用于比较医学领域、兽医领域的教学工作中，包括在实验动物解剖学教学中使用3D打印模型等。3D打印技术已经结合医学影像开展应用。利用实验动物的CT、MRI等影像数据集生成三维模型，使研究者可以制作与活体完全一致的复杂的解剖结构，更好地显示复杂的解剖学、病理学结构，可用于比较医学教学。制作医疗辅具的3D打印方式主要为以下三种。

（一）熔融沉积建模

熔融沉积建模（FDM）是当今使用成本较低、应用最广的3D打印方法。FDM打印基于融化，并通过材料挤出进行。热塑性长丝在加热块中加热，并通过喷嘴挤出，以在印刷床上形成每个目标层。FDM是用于快速原型制作或打印大型物体的最受欢迎的制造技术之一。在大多数情况下，FDM打印需要支撑结构。但是，仔细规划打印方向可以显著减少支撑或在某些情况下不需要支撑。

（二）黏合剂喷射

黏合剂喷射（BJ）的3D打印方法可与将液体胶水施加到粉末薄层上的喷墨打印头配合使用。在选定的位置上将粉末状的基础材料胶黏，并随后铺上一层新的粉末薄层，即可逐层创建组件。黏合剂可以是多色的，因此可以实现自然的色彩再现。由于在粉末床中进行打印，因此不需要支撑结构。BJ可以与任何以粉末形式加工的材料（如金属、陶瓷、沙子或塑料）结合。

（三）立体光刻

立体光刻（SL/SLA/STL）、光敏聚合物喷射（多喷射或多喷射建模/MJ）和数字光处理（DLP）。SLA使用激光固化打印模型，而DLP使用紫外线（UV）对树脂进行固化。多喷射建模与喷墨打印类似，在该过程中，打印头将液态光敏聚合物喷射到构建平台上。SLA、MJ和DLP印刷品在印刷后均通过UV灯固化，以实现材料的最大强度。MJ可以同时喷涂数百个微小的液滴，并且可以用多种颜色和不同的材料进行喷涂，因此该方法快速准确。所有上述技术都需要支撑结构，以在主模型上打印成有角度的零件。

最早的比较医学辅具主要为兽医学教具，如犬的浅层屈肌腱和深层屈肌腱相互之间的关系较难理解，针对这一问题，Wilhite 等[9]制作了基于 CT 图像数据集的 3D 打印模型用于教学。对犬进行 CT 成像后，相应趾骨等骨骼被分割并从 Mimics（Materialise）输出，并在 3D Studio Max（Autodesk Inc.）（图 1-30A）中连接。通过基于解剖的数字模型添加了浅指和深指屈肌腱。组合的骨骼和肌腱模型以 OBJ 文件导出，并导入软件以在 3D 打印机上进行打印。由于采用了熔融沉积建模的方式，需要外部支撑，脚趾的方向使得浅层和深层屈肌没有外部支撑（图 1-30B）。FDM 打印为单色打印，因此需要将肌腱涂成相应的颜色，最终制作完成。

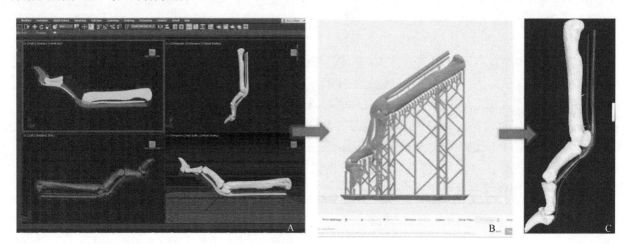

图 1-30　犬屈肌腱的 3D 打印流程
A. 基于 CT 图像进行三维建模；B. 设计打印模型；C. 打印后涂色

FDM 单色打印最适合骨骼模型或其他不需要真实感表面的模型，如果需要也可进行后期涂装。3D 打印数据可以从 CT 和 MRI 等影像技术数据集的原始数据中收集获取，也可以使用 3D 建模软件生成 3D 模型。模型的大小和复杂性可能会根据最终 3D 打印的用途而有所不同。这些模型可用于生产任意数量的重复标本，以在教室或实验室中进行解剖学指导。

二、动物模型影像数据制作植入物及其临床前比较影像评价

3D 打印植入物的两大主要领域为骨科植入物和心血管植入物。骨科植入物可以分为以下两类。①创伤类：主要用于对各类骨折损伤进行复位和固定，主要包含接骨板（锁定钢板和普通钢板）、髓内钉、螺钉、骨针等固定装置。②关节类：通常包含一些人工关节假体，用于置换或重建因骨科疾病造成的能力丧失的关节。血管植入物可分为人工血管和血管支架。这些植入物在研发过程中多应用比较影像技术进行评价。例如，为解决各种临床中复杂的骨缺损形状的植入物问题，使用三维（3D）打印技术的定制骨移植物成为新的标准。

Lee 等[10]建立一个复杂形状的骨缺损模型。其设计了一个兔颅骨 8 字形的骨缺损，在兔颅骨上钻出两个相连的直径 8mm 的 8 字形缺损进行造模，造模后进行了 3D 计算机断层扫描（CT）。使用 CT 数据生成了立体光刻文件，并制作了 3D 打印的聚己内酯骨移植物。在缺损发生后第 16 周，新骨形成的比率为 28.65%±8.63%。3D 打印的精确的骨移植物能够有效地提高骨移植物的准确性（图 1-31）。

三、细胞打印临床前比较影像研究评价

目前，载细胞打印仍处于实验室研究阶段，需要解决细胞存活、组织存活、功能性等一系列问题，具体包括水凝胶等生物材料成型精度能否达到组织要求、营养素输送能否满足细胞需求、堆叠细胞能否发挥整体生物组织的功能。目前，载细胞打印组织器官还在探索阶段，现阶段的研究多集中在开发新型生物墨水，载送生长因子、细胞等活性材料进行 3D 打印上。

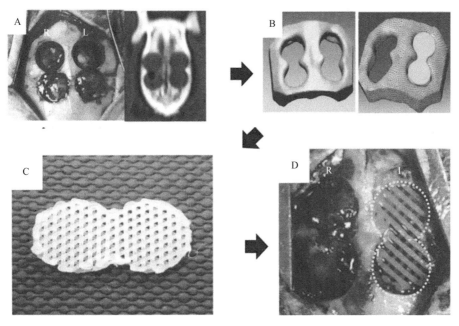

图1-31　3D打印植入物治疗复杂形状颅骨缺损

A. 造模后CT图像采集；B. 将CT图像转换为3D打印植入物；C. 聚己内酯植入物；D. 植入颅骨缺损处

例如，Chen等[11]3D打印了软骨细胞外基质（ECM）/甲基丙烯酸明胶（GelMA）/具有径向通道的外泌体支架，促进缺损区域中的软骨细胞迁移并可持续地释放外泌体，最终促进软骨缺损再生。生物墨水由外泌体、脱细胞的软骨基质ECM和GelMA水凝胶组成。采用立体光刻技术制造支架。使用兔模型缺损胫骨打孔造模，将支架植入缺损后，应用Micro CT动态评估了3D打印支架的软骨缺损修复能力（图1-32）。

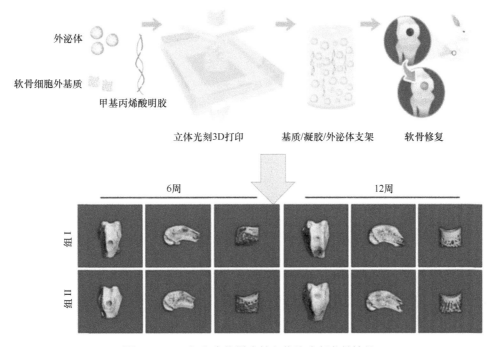

图1-32　3D打印生物墨水植入物治疗复杂骨缺损

作为一项革新的技术，3D打印技术在工艺上不断创新突破，为生命科学研究提供了强有力的工具，并创造了巨大的社会和经济效益。目前，3D打印技术与比较影像结合，在比较医学领域得到了一定应用，在可预见的未来将持续深入比较医学领域的各个方面，开启临床前研究个性化设计，最终促进医疗水平的提高，为人类健康事业提供广阔的空间。

参 考 文 献

[1] 申宝忠. 分子影像学[M]. 北京: 人民卫生出版社, 2007.

[2] Kiessling F. Small Animal Imaging: Basics And Practical Guide[M]. London: Springer Science & Business Media, 2010.

[3] Haacke E M, Brown R W, Thompson M R. 核磁共振成像物理原理和脉冲序列设计[M]. 北京: 中国医药科技出版社, 2007.

[4] 杨正汉, 冯逢, 王霄英. 磁共振成像技术指南[M]. 北京: 人民军医出版社, 2007.

[5] 潘中允. PET 诊断学[M]. 北京: 人民卫生出版社, 2005.

[6] 石明国. 现代医学影像技术学[M]. 西安: 陕西科学技术出版社, 2007.

[7] 张爱宏, 段学蕴, 曹铁生. 现代实用超声诊断学[M]. 北京: 中国医药科技出版社, 2006.

[8] 刘伊丽. 对比超声学[M]. 北京: 人民卫生出版社, 2006.

[9] Wilhite R, Wölfel I. 3D Printing for veterinary anatomy: an overview[J]. Anatomia Histologia Embryologia, 2019, 48(6): 609-620.

[10] Lee K G, Lee K S, Kang Y J, et al. Rabbit calvarial defect model for customized 3D-printed bone grafts[J]. Tissue Engineering Part C: Methods, 2018, 24(5): 255-262.

[11] Chen P, Zheng L, Wang Y, et al. Desktop-stereolithography 3D printing of a radially oriented extracellular matrix/mesenchymal stem cell exosome bioink for osteochondral defect regeneration[J]. Theranostics, 2019, 9(9): 2439.

第二章 神经系统疾病的比较影像

神经系统疾病复杂多样，且危害巨大，医学影像在神经系统疾病的临床诊断中具有极其重要的价值和地位。影像诊断技术主要包括 X 线平片、脑血管造影、椎管造影、数字减影血管造影（DSA）、CT、MRI 等。此外，核医学（PET、SPECT）检查方法和超声技术也已用于神经系统疾病的诊断。从传统的结构影像到最新的功能影像，影像技术对几乎所有神经系统疾病的定性诊断和定量评价具有不可替代的重要价值。

在比较医学研究中，神经系统疾病的研究也至关重要，多年来积累了多种类型的神经系统疾病动物模型。神经系统疾病动物模型是人为使动物在一定的致病因素（物理、化学、生物）作用下，造成动物神经组织、器官或全身一定程度的损害，出现某些类似人类神经系统疾病的功能、代谢、形态结构方面的变化或各种疾病，通过这种手段来研究人类疾病的发生、发展规律，为人类神经系统疾病的预防、治疗提供理论依据。神经系统疾病的创新动物模型对加速新靶点的识别和新疗法的开发至关重要。对于神经系统疾病动物模型，传统的研究技术手段是通过组织病理学、电生理学、行为学进行比较医学研究，具有一定的局限性。影像技术的进步使得 CT、MRI、核医学（PET、SPECT）、超声、光学成像技术对神经系统疾病动物模型的研究成为可能。

比较影像在神经系统疾病动物的研究中具有日益重要的价值和地位，随着比较影像技术的进步，其应用在神经系统疾病动物模型的研究中日益广泛。除了传统的医学影像诊断观察解剖形态的改变，影像技术为神经系统疾病动物模型的研究提供了新的思路和方式，能在生理、代谢水平研究神经系统疾病的发展过程，对攻克神经系统疾病与解密大脑认知、记忆功能具有巨大的推动作用。

第一节 阿尔茨海默病的比较影像

阿尔茨海默病（Alzheimer's disease，AD）是一种最常见的神经退行性疾病，以进行性认知障碍和记忆力损害为特征，严重危害人类健康。AD 的主要病理特征为大脑萎缩、脑组织内形成老年斑（senile plaque，SP）、神经原纤维缠结（neurofilament tangles，NFT）和脑血管淀粉样变性等。其多起病于老年期，潜隐起病，病程缓慢且不可逆。AD 的发病机制尚未清楚，且受多病因影响，目前发现的主要致病基因见表 2-1。

表 2-1 几种常见的神经退行性疾病和相关基因

基因名称	主要功能
APP	当 *APP* 基因发生突变时，导致其代谢异常，易被β分泌酶水解，并在 γ 分泌酶作用下形成游离β淀粉样蛋白（Aβ）。游离 Aβ具有细胞毒性作用，Aβ共聚体可形成不溶性的沉淀，最终导致 SP 的形成
PS-1、*PS-2*	PS 蛋白可通过其对 γ 分泌酶的作用来调节淀粉样前体蛋白（APP）的加工，导致 Aβ蛋白前体代谢异常，最终产生过量的 Aβ蛋白，引起 SP 的形成和神经元的退行性改变。此外，PS 蛋白也可通过干扰细胞的钙稳态增加细胞对损伤的敏感性来介导神经元的凋亡或死亡
ApoE	在脑内，*ApoE* 主要在星形胶质细胞和小胶质细胞中表达，在胆固醇的转运与神经元的细胞膜和髓鞘的修复中发挥重要作用。目前已公认 *ApoE* 等位基因 *ε4* 是 AD 的危险因素，与散发性和迟发家族性 AD 关系密切，并与 AD 发病率呈剂量依赖性关系
A2M	*A2M* 基因编码一种能调节 Aβ的降解和清除的蛋白酶抑制剂。当 *A2M* 基因发生突变时，可以减慢淀粉样蛋白的清除，从而导致这种蛋白质的堆积而产生毒性作用
Tau	TAU 蛋白是 AD 特征性病变——神经原纤维缠结（NFT）中异常的超微结构双股螺旋细丝（paired helix filament，PHF）的主要成分，除了高度聚积，该病理状态的 TAU 蛋白有过度磷酸化、糖基化、异常截断作用等异常修饰

一、阿尔茨海默病的临床影像表现

（一）阿尔茨海默病的 PET 临床影像表现

AD 的临床诊断主要根据临床表现作出痴呆的诊断，然后对病史、病程特点、体质检查、脊神经系统检查、心理测查与辅助检查的资料进行综合分析，排除其他原因引起的痴呆。常规神经影像学检查如 CT、MRI 等对 AD 的灵敏度和特异性均较低，局限地反映解剖结构的变化，如皮质性脑萎缩和脑室扩大，伴脑沟裂增宽等[1]。PET 技术可以使用 ^{18}F-FDG 对大脑功能成像进行脑糖代谢定量分析，是临床 AD 影像检查的标准之一。AD 患者的神经心理测验得分与皮层葡萄糖代谢减低的程度之间有相关关系，皮层的葡萄糖低代谢程度和认知功能损害的程度相关。使用 Aβ蛋白示踪剂 ^{11}C-匹兹堡化合物 B（^{11}C-PIB）进行 Aβ 蛋白靶向显像，可以对 AD 的早期诊断与进程进行评估，PET/CT 应用于 AD 影像诊断的灵敏度和特异性均较高。AD 患者脑 ^{18}F-FDG PET 的主要变化为颞顶区的低代谢。随着病情发展，这种代谢减低逐步向其他皮层和皮层下蔓延，额前联合新皮层区也受累，但仍以颞顶区（箭头所示）显著（图 2-1）。

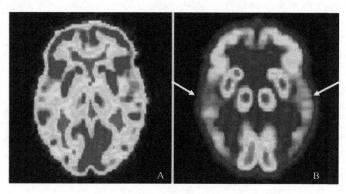

图 2-1　临床 AD 患者 ^{18}F-FDG PET 图像
A. 正常大脑 PET 图像；B. AD 患者大脑 PET 图像，箭头处表示皮层低代谢

（二）阿尔茨海默病的 MRI 临床影像表现

临床 AD 影像诊断一般用斜冠状位 T1WI 评价内侧颞叶和海马的萎缩。采用与海马长轴垂直的平行线，该线也可以采用与脑干平行定位。采用薄层扫描并通过重建获得全脑连续的三维矢状位 T1 图像。另外，矢状位重建可以很好地评价中线结构以及顶叶的萎缩，这些可能与某些神经退行性疾病有关。液体衰减反转恢复（FLAIR）图像常用来评价全脑皮层萎缩（GCA）、血管白质高信号和梗死。T2WI 常用于评估梗死，尤其是丘脑和基底节区腔隙性脑梗死，这些在 FLAIR 图像上很容易被漏诊。T2*WI 对发现淀粉样血管病中的微出血是必需的，还可以发现钙化和铁沉积。检查时还要注意区分判断 AD 与其他神经退行性疾病不同的影像表现，如额颞叶变性（FTLD）表现为（不对称的）额叶萎缩和颞叶萎缩；血管性痴呆（VD）表现为全脑萎缩、弥漫性白质病变、腔隙和涉及认知功能的区域梗死[1]。对大脑整体评价通常采用 T1WI、T2WI 观测脑形态与老年斑，多回波自旋回波（MSE）序列扫描并进行后处理获得 T2map（T2 图），采用血氧水平依赖的功能磁共振成像（BOLD）与弥散加权成像（DWI）序列以及弥散张量成像（DTI）序列对 AD 动物模型进行扫描以进行功能评价。靶向成像一般是以疏水性蛋白——β淀粉样蛋白（β-amyloid protein，Aβ）的斑块为诊断和治疗 AD 的关键性靶点。因在老年斑形成的过程中还伴随有一些顺磁性金属元素（Fe、Cu、Al）的共沉积，这些顺磁性金属元素可能就是老年斑成像的基础（图 2-2，图 2-3）。

AD 晚期广泛的皮质萎缩与其他类型的痴呆晚期无差别。在影像方面尝试能够在早期就作出 AD 的诊断，特别是海马和颞叶内侧，这里是 AD 开始的地方。MRI 在诊断 AD 上有双重作用：排除其他原因导致的认知功能障碍与尽可能地作出 AD 的早期诊断及早期治疗和建议。

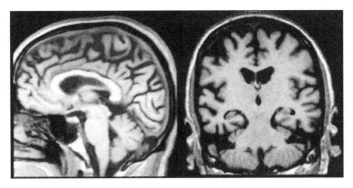

图 2-2　早老期 AD 患者正常的海马和顶叶严重萎缩

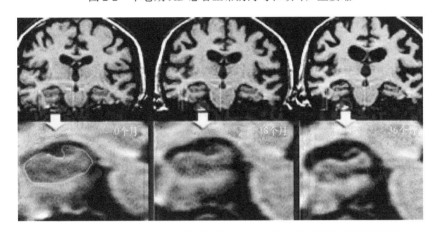

图 2-3　有 AD 家族史的患者冠状位 T1WI 表现出海马逐渐萎缩的进程

二、阿尔茨海默病动物模型的制备

由于 AD 的发病机制至今不明，因此研究并建立可靠的 AD 动物模型对探明 AD 的病因、发病机制及防治药物的开发与研究具有重要的意义。虽然完全理想的 AD 动物模型目前尚不存在，但各种 AD 动物模型在研究中得到了广泛的应用，对理解 AD 的病理机制和实验新的药物发挥了重要作用。可用于制备 AD 模型的动物种类很多，包括线虫（*Caenorhabditis elegans*）、果蝇（drosophila）、斑马鱼（zebrafish）、小鼠、大鼠、非人灵长类等。大鼠、小鼠是最常用的制备 AD 模型的动物，并且转基因大鼠、小鼠 AD 模型资源也最丰富（表 2-2）。

表 2-2　常用的大小鼠 AD 模型

模型名称	模型特点
4-VO 大鼠模型、2-VO 大鼠模型	4-VO 大鼠模型是永久性闭塞大鼠双侧椎动脉，可致海马等与大鼠智能相关的部位严重受损，而脑干部分维持正常的生理状态。优点是可高度模拟血管性痴呆（VD）的发病特点，生理指标稳定，病理表型明确，无明显肢体运动障碍。缺点是存活率较低，不利于长期研究。2-VO 大鼠模型是永久性结扎大鼠颈总动脉，造成慢性脑低灌注状态，从而使脑组织产生缺血缺氧性损害。优点是可高度模拟 VD 的部分发病特点，手术相对简单。缺点是存活率较低，模型动物生存期短，不利于长期研究
血栓法大鼠模型	选小于 200μm 的血凝块的悬液，于颈外动脉逆行插管注入栓子溶液，开放大鼠颈总动脉，使栓子进入颅内至大脑各动脉，造成多发性脑梗死。优点是可高度模拟 VD 的发病特点。缺点是操作较困难，不易控制梗死灶大小
铝元素中毒模型	对猫、大鼠或小鼠给予一定浓度的铝盐，造成记忆减退，可以用来建立 AD 的行为模型。优点是具有一定的 AD 病理表型，缺点是造模时间长
Aβ1-42 肽注射致痴呆模型	将 Aβ1-42 肽段注入动物海马区，可较好地再现 AD 的病理特征，该模型可用于研究 Aβ 肽聚积或沉积、神经毒性作用和小胶质细胞的炎性反应等，是临床前药效学评价的重要模型
自然衰老动物	大鼠、小鼠老年后，可出现学习记忆减退、脑组织出现淀粉样斑块和神经原纤维缠结的病理改变，与 AD 患者一致，可较好地再现 AD 病因的复杂性，是 AD 较好的动物模型。缺点是老年动物神经系统的神经化学方面的改变与 AD 不完全一致，实验周期长

模型名称	模型特点
快速老化小鼠	快速老化小鼠 SAMP8 和 SAMP10 快速老化亚系，伴随着快速老化出现学习记忆力障碍，是脑老化痴呆小鼠模型。SAMP8 脑中出现明显的 Aβ 肽沉积、碘酸雪夫染色（PAS）阳性颗粒状结构和海绵样变性。SAMP10 则伴有广泛性脑萎缩。P8 和 P10 是比较理想的研究脑老化痴呆的模型
TAU 蛋白转基因动物模型、TAU 蛋白基因敲入动物模型	将人类 TAU 蛋白基因转入动物基因组，形成可遗传的并可再现人类 AD 某些表型的动物。常见的有 TAUV337M、TAUR406W、TAUP301L 和 TAUP301 等几种 TAU 蛋白突变基因的转基因动物模型。通过基因打靶技术，将突变的 TAU 蛋白基因插入到动物基因组，形成仅表达外源 TAU 蛋白基因的动物，用于研究 TAU 蛋白基因突变和老年痴呆的关系
APP 转基因动物模型、APP 基因敲入动物模型	将 APP 基因转入动物基因组，形成可遗传的并可再现人类 AD 某些表型的动物。其主要用于研究老年斑的形成和淀粉样沉积对神经元的毒性。常见的有 APP V717F、APP K670N、APP M671L、APP K670N、APP M671L 等几种 APP 突变基因的转基因动物模型 通过同源重组，将人类 APP 基因整合到动物基因组的 APP 基因位点，形成表达人类 APP 基因或突变 APP 基因的动物，用于研究 AD
APPswe/PS1ΔE9 小鼠模型	将转瑞典突变型 APP 基因小鼠与转人 PS1ΔE9 突变基因小鼠杂交后形成的双转基因小鼠，具有 AD 行为特征和老年斑出现早的特点
载脂蛋白 E 基因敲除小鼠	通过基因打靶技术，将载脂蛋白 E 基因从动物基因组剔除，形成没有载脂蛋白 E 表达的动物，用于研究转载脂蛋白 E 的功能以及其和 AD 的关系

目前，建立 AD 模型的方法很多，但由于 AD 的发病机制和病变过程复杂，尚无能够全面再现、模拟 AD 病理、生化、行为等方面全部特征的动物模型。不同的模型，适用的 PET 示踪剂也相应不同，如胆碱能示踪剂 ^{11}C-MP4A 适用于评价胆碱能，^{11}C-PIB 适用于评价 Aβ 蛋白等。在应用中，根据选择的实验动物模型的疾病病理、生化特征选择相应的 PET 示踪剂。

APPswe/PS1ΔE9 双转基因痴呆小鼠模型：将转瑞典突变型 APP 基因小鼠与转人 PS1ΔE9 突变基因小鼠杂交后形成的双转基因小鼠，具有 AD 行为特征和老年斑出现早的特点，是利用 PrP-hAPP$^{K595N/M596L}$ 痴呆症小鼠模型和 PrP-hPS1^{dE9} 痴呆症小鼠模型杂交培育而成。双转基因小鼠是研究痴呆症的疾病模型，在 3 月龄出现认知行为学变化，5 月龄出现老年斑，12 月龄有大量老年斑形成（图 2-4）。与其他模型相比，其是近年来应用最为广泛的痴呆症小鼠模型[中国医学科学院医学实验动物研究所秦川实验室建立的 C57BL/6J-TgN (APP/PS1) ZLFILAS]。

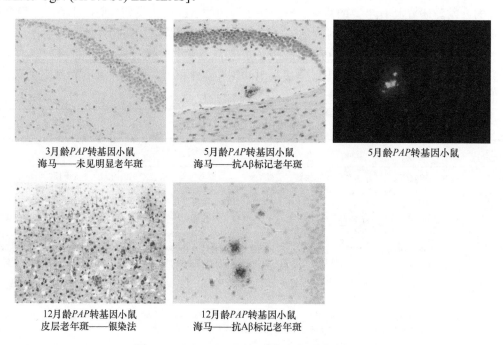

3 月龄 PAP 转基因小鼠 海马——未见明显老年斑	5 月龄 PAP 转基因小鼠 海马——抗 Aβ 标记老年斑	5 月龄 PAP 转基因小鼠
12 月龄 PAP 转基因小鼠 皮层老年斑——银染法	12 月龄 PAP 转基因小鼠 海马——抗 Aβ 标记老年斑	

图 2-4　APPswe/PS1ΔE9 小鼠老年斑病理图片

三、阿尔茨海默病动物模型的影像表现

（一）阿尔茨海默病动物模型的 PET 影像表现

在 AD 动物模型研究中，^{18}F-脱氧葡萄糖（^{18}F-FDG）是应用最早和最广泛的 PET 示踪剂，可观察动物脑内葡萄糖代谢以反映脑内神经元的相对活性。因 AD 的发病机制尚不明确，除了 ^{18}F-FDG，研究者还开发了多种其他靶点的 AD 示踪剂，如 Aβ 蛋白示踪剂 ^{11}C-匹兹堡化合物 B（^{11}C-PIB）、^{18}F-FDDNP 等，还有乙酰胆碱酯酶示踪剂、外周苯二氮卓受体示踪剂等。本书限于篇幅不逐一赘述，主要介绍 ^{18}F-FDG 的应用。

使用 ^{18}F-FDG 示踪剂研究基因工程 AD 大小鼠的糖代谢变化，该技术在对 AD 进程、动物模型、药物评估的研究方面有巨大潜力。AD 的典型特征是与脑新皮质相关部位（后扣带回、颞顶叶和额叶多元联合区等）的葡萄糖代谢受损，由于分辨率的限制和部分容积效应，单纯的 PET 图像并不容易准确地对相应组织进行定位，各组织之间没有清晰的边界。在 PET/CT 融合图像上，根据 CT 图像与解剖图谱，勾选相对准确的 ROI，然后对 PET 图像进行统计分析，可以相对准确得到额叶、颞叶的每克组织滞留率。具体步骤为在 PET/CT 融合图像选择相应层面，勾选额叶、颞叶皮层的 ROI，在长宽约 3.5mm×1.2mm 感兴趣区进行比较分析（图 2-5）。

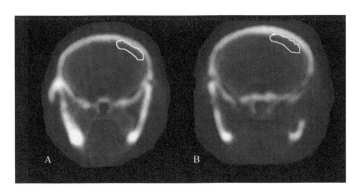

图 2-5　小鼠 Micro-PET/CT 融合图像额叶皮层、颞叶皮层 ROI 勾选
A. 额叶；B. 颞叶

应用举例：利用 Micro PET 观察安理申对 9 月龄 AD 小鼠脑葡萄糖代谢的影响。

对 9 月龄 AD 小鼠灌胃 3 个月给药干预，观察小鼠脑 ^{18}F-FDG 的摄取情况。结果显示，安理申治疗在额叶、颞叶、海马的 ^{18}F-FDG 摄取率平均值均高于模型组（图 2-6）[2,3]。

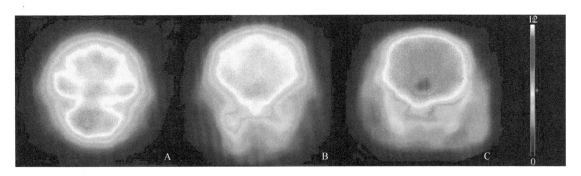

图 2-6　小鼠脑轴向 PET 影像
A. 正常对照组；B. 模型组；C. 安理申治疗组

应用举例：利用 Micro PET 观察三转 AD 大鼠模型大脑葡萄糖代谢的变化（图 2-7）。

在 PET/MRI 融合图像上，根据 MRI 图像与解剖图谱，勾选相对准确的 ROI，然后对 PET 图像进行统计分析，可以相对准确得到额叶、颞叶的每克组织滞留率。在 PET/CT 融合图像选择相应层面，勾

选颞叶、海马的 ROI 进行统计分析（图 2-8）。

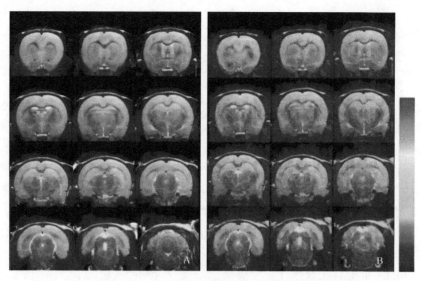

图 2-7　三转 AD 大鼠大脑冠状面 PET 影像
A. 对照组；B. 三转大鼠

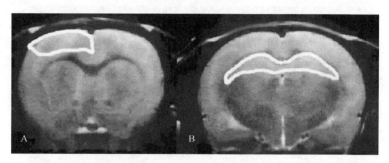

图 2-8　皮层（A）及海马（B）ROI 选取

（二）阿尔茨海默病动物模型的 MRI 影像表现

在 T2WI 图像中，大月龄 AD 动物模型可见明显点状低信号区，并且随着月龄增加，点状低信号区逐渐增多、变大，并且点状低信号区的出现远早于正常动物。利用 MSE 序列获得 T2map，定量计算 T2 弛豫时间，发现其在一定时期呈减小趋势，但变化不显著。

AD 转基因小鼠模型中斑块的直径是 5～200μm。梯度回波 T2*加权像会在所获得图像的大脑皮层产生敏感性伪影，而自旋回波 T2 加权像在发现小的斑块方面的能力优于梯度回波 T2*加权像，更重要的是铁的超顺磁作用会夸大 T2*加权像中斑块的大小。也就是说，自旋回波 T2 加权像在某种程度上主要反映斑块的大小，而梯度回波 T2*加权像更主要的是反映斑块中铁的含量。

通过 MRI 的扫描，在 AD 转基因小鼠的 T2 加权像上的海马、大脑皮层处发现了一些类圆形的低信号区。T2 加权像上发现的这些低信号区除可能是老年斑之外，还可能与脑血管、微血肿以及局部的神经纤维束相关。利用离体实验可以消除脑血管中的血液对成像结果的混淆。

目前，关于老年斑使 T2 加权像上产生低信号区的改变机制还不是很清楚。大多数研究认为其与老年斑内存在铁有关，而铁可以缩短 T2 时间，从而可以使老年斑在 T2 加权像上成像。在离体 AD 小鼠 MRI 图像上所见到的低信号区可以部分与老年斑和铁染色的结果相对应。在这种转基因小鼠模型上老年斑中含有的铁正是组织内源性对比度产生的来源。铁在 AD 发病机制中所起的作用还未明了。目前有证据显示，为了螯合脑组织内过多的铁，Aβ 作为一种螯合剂，与铁离子相螯合，以减少高浓度铁所带来的氧化损伤。这可能也是 Aβ 在脑内聚集，从而形成老年斑的原因之一。但是这种低信号区的改变也不能排除是由老年斑组织内水含量减少造成的。

利用 DWI 序列获得 ADC map（ADC 图），定量计算顶叶皮层和海马区的 ADC 值，在行为学改变后出现 ADC 值的明显下降，并一直呈持续下降趋势。在小鼠模型的皮层和海马区中所观察到的 ADC 值的下降，推测可能是由老年斑形成后神经胶质增生所引起的。活化的胶质细胞所分泌的一些大分子物质，导致了组织的黏度增加，同时，星形胶质细胞与小胶质细胞的体积和数目的增多，对水分子的弥散也会造成阻碍。

利用 DTI 序列获得各向异性分数（FA）图像，定量计算顶叶皮层和海马区的 FA 值，在行为学改变的同时出现 ADC 值的明显下降，并一直呈持续下降趋势。

APP/PS1 双转基因小鼠是比较常用的 AD 模型，与传统 AD 转基因小鼠 Tg2576 相比，由于 *PS1* 基因的引入，老年斑出现的时间缩短至 4 月龄，同时伴有神经胶质的增生，节省了实验的周期。以 *APP/PS1* 双转基因小鼠的 MRI 分析为例，用磁共振 T2WI 图像对不同月龄小鼠进行分析[4]。结果显示，1 月龄、3 月龄、5 月龄和 7 月龄 AD 转基因小鼠活体脑组织的 T2WI 成像未见明显低信号区。9 月龄 AD 转基因小鼠顶叶皮层及海马区可见少量点状低信号区（图 2-9A），11 月龄时点状低信号区增多（图 2-9B）。对照组（WT）各月龄小鼠脑组织内均未见明显点状低信号区（图 2-9C 和 D）。

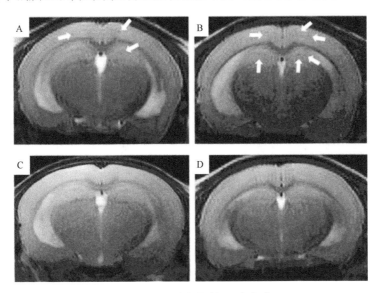

图 2-9　小鼠脑组织的 T2 加权像

A. 9 月龄 *APP/PS1* 小鼠模型；B. 11 月龄 *APP/PS1* 小鼠模型；C. 9 月龄正常对照小鼠；D. 11 月龄正常对照小鼠

用 MSE-T2map 对不同月龄小鼠顶叶皮层和海马区的 T2 弛豫时间进行分析，结果显示，在 1 月龄、3 月龄、5 月龄 *APP/PS1* 双转基因小鼠与对照组皮层和海马区的 T2 弛豫时间无明显差异。而从 7 月龄到 9 月龄，*APP/PS1* 双转基因小鼠皮层和海马区的 T2 弛豫时间有减小的趋势，但是随着年龄增加反而有所上升（图 2-10）。

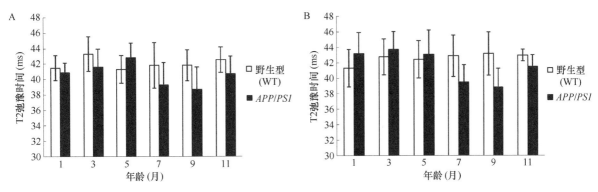

图 2-10　小鼠 T2 弛豫时间测定

A. 大脑顶叶皮层；B. 大脑海马区

利用 DWI 序列获得 ADC map（图 2-11），对不同月龄小鼠顶叶皮层和海马区的 ADC 值进行了对比分析，结果显示，在 3～5 月龄 *APP/PS1* 双转基因小鼠顶叶皮层和海马区的 ADC 值开始出现下降趋势；而从 7 月龄，*APP/PS1* 双转基因小鼠顶叶皮层和海马区的 ADC 值显著减小（图 2-12）。

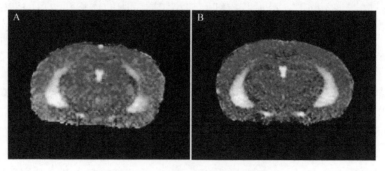

图 2-11　7 月龄小鼠 ADC 图像
A. 野生型（WT）小鼠；B. *APP/PS1* 小鼠

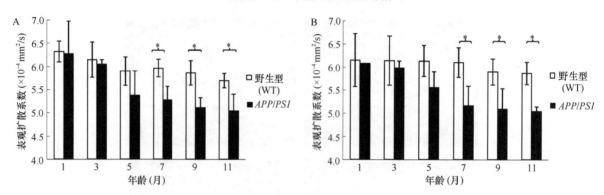

图 2-12　小鼠 ADC 值测定
A. 大脑顶叶皮层；B. 大脑海马区；*表示差异显著

利用 DTI 序列获得 FA 图像（图 2-13），对不同月龄小鼠顶叶皮层和海马区的 FA 值进行了对比分析，DTI 重建后的 FA 图像显示，从 5 月龄开始 *APP/PS1* 双转基因小鼠顶叶皮层和海马区的 FA 值明显减小（图 2-14）。

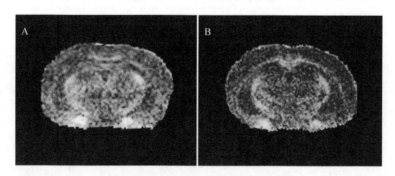

图 2-13　5 月龄小鼠 FA 图像
A. 野生型（WT）小鼠；B. *APP/PS1* 小鼠

AD 小鼠模型的活体 MRS 分析：高场强核磁设备可对动物模型进行活体 MRS 分析，在生物体内氢质子的磁共振信号最强，其在体内的含量也最高，因此活体 MRS 多用氢质子作为观察对象。在神经系统活体 ^{1}H-MRS 上可以分析的代谢物主要有 *N*-乙酰天门冬氨酸（*N*-acetyl aspartate，NAA）复合物、胆碱复合物（choline containing compound，Cho）、肌酸/磷酸肌酸（creatine/phosphocreatine，Cr）及乳酸（lactate，Lac）、谷氨酸（glutamate，Glu）、谷氨酰胺（glutamine，Gln）、γ-氨基丁酸（gama-aminobutyric acid，GABA）、牛磺酸（taurine，Tau）、肌醇（myo-inositol，mI）等。其化学位移分别为水（4.7ppm）、 mI（3.56ppm）、Tau（3.41ppm）、Cho（3.21ppm）、Cr（3.03ppm、3.95ppm）、Glx（Glu+Gln）（2.1～2.5ppm、3.76ppm）、（1.91ppm、2.31ppm、3.02ppm）、NAA（2.01ppm）、Lac（1.33ppm）。图 2-15 显示正常组小鼠海马几种代谢物的 ^{1}H-MRS 位移。

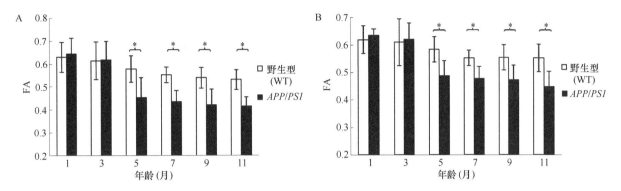

图 2-14　小鼠 FA 值测定

A. 大脑顶叶皮层；B. 大脑海马区；*表示差异显著

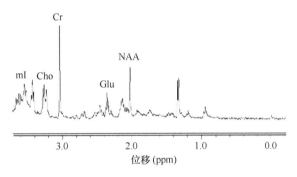

图 2-15　正常组小鼠海马代谢物 ^{1}H-MRS

在小鼠大脑左侧海马区选取 2.0mm×2.0mm×2.0mm 的感兴趣区（region of interest，ROI），从横轴位、冠状位、矢状位三个方向进行定位，注意避开周围侧脑室结构。对所选择的 VOI 进行匀场、抑水，获得抑水效果后选择单体素点分辨波谱（PRESS）序列进行波谱数据采集，TR=2500ms，TE=20ms，激励次数 1000 次，采集时间 40min，将原始数据传入工作站处理软件，经傅里叶变换获得波谱原始相位图，用谱线进行基线校正及相位调整，通过该波谱分析软件自动计算出各种代谢物峰下面积。测定的代谢物包括 NAA、Cr 复合物、mI 等。

与对照组相比，实验小鼠 6 月龄时 NAA 值降低比较明显，9 月龄时 NAA 值降低更明显；同时实验组小鼠的 mI 值在 6 月龄时即有比较明显的升高，且 mI 值随月龄的增长呈逐渐升高的趋势。进一步研究发现，早在 2.5 月龄时转基因小鼠的海马和脑体积就较野生型小鼠小，而且在这个年龄段的时候，转基因小鼠脑内还未出现老年斑的沉积。

Tg2576 小鼠 MRS 表现：对 Tg2576 小鼠进行 ^{1}H-MRS 分析，结果发现 18～20 月龄的 Tg2576 小鼠与同年龄野生型小鼠相比，其 NAA 峰和 Glu 峰的水平明显下降，同时 Tau 峰的水平有所升高。提取 Tg2576 小鼠的两侧额皮质作离体高分辨率磁共振波谱扫描后，进一步发现其谷胱甘肽（GSH）峰的水平下降。比较 APP/PS1 和 Tg2576 这两种转基因小鼠模型，结果发现均有 NAA 峰和 Glu 峰水平的下降，不同的是 Tg2576 主要是 Tau 峰水平的升高，而 APP/PS1 小鼠则是 Glu 峰水平的升高（图 2-16）。

静息态功能磁共振成像（rs-fMRI）利用对磁化率敏感的快速高分辨梯度回波的 MRI 技术，可以检测中枢神经系统在静止状态时不同脑区的低频活动，并通过分析低频活动的相关程度来推断神经网络连接的状态。有研究者[5]通过 rs-fMRI 对 Tg2575 和 PDAPP 小鼠纵向进行研究，以探讨 Aβ 对大脑功能连接的影响。Aβ 具有突触毒性，并在微观尺度上损害神经元功能，在 Aβ 沉积之前影响宏观尺度的大脑网络。两种转基因模型均显示 Aβ 沉积后的功能连接性降低，Tg2575 小鼠的早期抗 Aβ 治疗可预防功能连接超同步和相关的突触损伤与兴奋性/抑制性失衡。

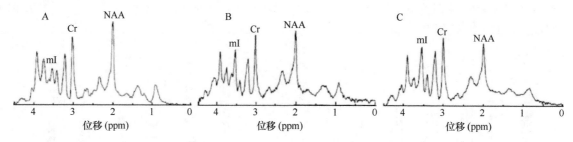

图 2-16 实验组与对照组小鼠的 ^{1}H-MRS
A. 对照组小鼠；B. 6 月龄 AD 小鼠；C. 9 月龄 AD 小鼠

四、比较影像

AD 动物模型比较影像与 AD 临床影像的检查基本一致，常规神经影像学检查如 CT、MRI 等对 AD 的灵敏度和特异性均较低，局限地反映解剖结构的变化，如皮质性脑萎缩和脑室扩大，伴脑沟裂增宽等。PET 技术可以使用 ^{18}F-FDG 对大脑糖代谢成像以进行脑功能成像的定量分析，AD 患者的神经心理测验得分与皮层葡萄糖代谢减低的程度之间有相关关系，皮层的葡萄糖低代谢程度和认知功能损害的程度相关。使用 Aβ 示踪剂 ^{11}C-PIB 进行 Aβ 靶向显像，使 AD 的早期诊断与进程评估成为可能。AD 患者脑的主要变化为颞顶区的低代谢。随着病情发展，这种代谢减低逐步向其他皮层和皮层下蔓延，额前联合新皮层区也受累，但仍以颞顶区为主。对 APPswe/PSΔE9 小鼠进行 ^{18}F-FDG PET 研究发现，模型的糖摄取特点为额叶、颞叶皮层糖摄取降低，同时颞叶糖摄取的降低要低于额叶，这与临床发现 AD 患者颞叶糖摄取降低显现较早且较为严重，随着病情加重会累及额叶是一致的。这说明 APPswe/PSAE9 双转基因小鼠模型符合人类 AD 发病时脑糖代谢降低的特点，与人类 AD 的进程相近。在 PAP 小鼠模型与 ATP 三转大鼠模型的 ^{18}F-FDG 研究中，结果均发现糖摄取变化特点为额叶、颞叶皮层、海马出现不同程度的糖摄取降低。由于 micro PET 技术限制，分辨率一般在 1.5mm 以上，大鼠大脑体积较大，可以较好地对照小脑区进行识别，三转 AD 大鼠模型较为适宜 PET 影像学的研究与评价。分子影像技术的出现对 AD 的研究起到了巨大的推动作用，PET/CT 应用于 AD 影像诊断的灵敏度和特异性均较高。

第二节　帕金森病的比较影像

帕金森病（Parkinson's disease，PD）是一种常见的中枢神经系统退行性疾病，在老年人中多见，平均发病年龄为 60 岁，40 岁以下起病的青年 PD 较少见。我国 65 岁以上人群 PD 的患病率大约是 1.7%。大部分 PD 患者为散发病例，仅有不到 10% 的患者有家族史。PD 以中脑黑质致密部多巴胺能神经元选择性变性缺失、残留黑质和蓝斑区出现路易小体为病理特征。患者由于多巴胺（dopamine，DA）合成减少，对纹状体的抑制减弱，使兴奋性神经递质的作用相对性亢进，而引起震颤、运动迟缓、肌强直和姿势平衡障碍等一系列胆碱能增多症状。PD 的发病原因目前尚不清楚，遗传因素、环境因素、兴奋性毒性、氧化应激、免疫异常等诸多因素可能参与了该病的发生。PD 的主要病理变化为黑质致密部的多巴胺能神经元进行性死亡，致使纹状体内的多巴胺水平下降。多巴胺属于抑制性递质，其水平下降即可引起胆碱能神经递质占优势，导致锥体外系运动功能障碍，如震颤、肌强直、运动过缓等表现。

一、帕金森病的临床影像表现

（一）帕金森病的 PET 临床影像表现

PET/CT 能选择性地对脑内代谢、神经递质、受体及转运体等的改变进行显像，为 PD 诊断提供客观依据。显像手段可分为多巴胺能显像及非多巴胺能显像。既往以多巴胺能显像应用较多，可客观地反映多巴胺能神经元的缺失程度。多巴胺能显像包括神经递质功能显像、多巴胺（DA）受体显像、突触前膜多巴胺转运蛋白（dopamine transporter，DAT）显像。DAT 显像是最具代表性的神经递质功能显像技术，常用的示踪剂为 ^{18}F-多巴（^{18}F-DOPA），基底节对 ^{18}F-DOPA 摄取的多少，能反映黑质、纹状体突触前多巴脱羧酶（dopa decarboxylase，DDC）的活性及多巴胺能神经元数目。PD 早期多巴胺快速减少，尤以壳核为主，且从壳核后部到前部呈梯度变化，在纹状体区表现为两侧不对称。PD 诊断中常用的示踪剂为 ^{18}F-FDG，有研究发现葡萄糖代谢活性的变化在 PD 早期即发生且随着疾病进程呈非线性变化。这些变化包括丘脑底核、苍白球、脑桥、运动皮质区域代谢增加，以及前额叶和顶叶区域代谢的下降（图 2-17）。有研究发现，^{18}F-FDG PET 可在 PD 出现临床症状前 5 年就检测到相应脑区的代谢变化。代谢显像可以用于测量脑部葡萄糖的代谢消耗。由于 PD 与其他退行性帕金森综合征脑部葡萄糖代谢变化的发生部位不同，因此其在鉴别诊断方面有较高的敏感性和特异性。早期 PD 患者可出现豆状核、丘脑和脑干代谢水平增高，中晚期 PD 患者尾状核代谢水平下降，背外侧前额皮质及后部皮质代谢下降，与 PD 患者伴发认知障碍有关[6]。

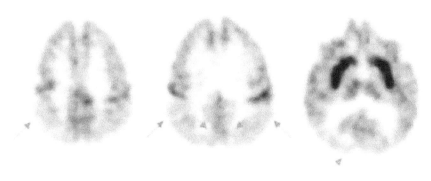

图 2-17 PD 患者 ^{18}F-FDG PET 图像

枕叶皮层葡萄糖代谢轻度下降，箭头所示为患者的枕叶皮层（左、中）与顶叶皮层（中、右）的代谢出现了下降，而基底核在此阶段并没有出现代谢下降

（二）帕金森病的 MRI 临床影像表现

MRI 检查对 PD 的临床诊断有一定的价值，早期更多的是为了排除其他疾患引起的类似于 PD 的症状。随着 MRI 技术的进步，神经影像的生物标志物可在中枢神经系统内，包括黑质（substantia nigra，SN）、脑干、基底节和皮质，检测出早期的神经病理改变，有助于早期诊断，且标志物摄取率与疾病进程相关，可监测疾病状态。MRI 影像分析新技术和造影剂已经可以区分较小脑区，监测出皮质损伤的改变（如厚度、容量和灰质密度）。定量影像技术包括弛豫时间、磁敏感加权成像、弥散和磁化传递成像等。波谱分析可评价脑代谢状态，脑白质纤维示踪成像可用于研究解剖连接性，rs-fMRI 可以对 PD 患者大脑功能与功能性连接变化进行评价（表 2-3）[7]。

二、帕金森病动物模型的制备

（一）偏侧 6-OHDA 注射 PD 模型

利用注射 6-羟基多巴胺（6-OHDA）的方法制备 PD 大鼠模型。方法：SD 大鼠（210～240g，3 个月龄，雌雄不限），用 1%戊巴比妥钠 30mg/kg 腹腔注射麻醉，平位固定大鼠头颅于动物立体定向仪上，剪去颅顶毛发，用 0.5%碘伏常规消毒后，把装有 6-OHDA 的微量注射器固定在立体定向仪上，针尖对准前囟，调整针尖位置于右侧黑质致密部（SNc）正上方，坐标为前囟后 5.0mm、矢状缝旁 1.6mm、软膜下 7.5mm，在 SNc 正上方准确定位，用牙科钻小心钻透颅骨，将微量注射器缓慢进针到预定深度，向靶点内注入 6-OHDA 溶液 15μg/3μl（含 0.2%抗坏血酸的生理盐水），注射速度为 1μl/min，注射后留针 10min，缓慢退针（1mm/min），术后缝合头皮。术后连续 6 周腹腔注射阿扑吗啡（apomorphine，APO）[0.5mg/(kg·周)]，若大鼠恒定转向左侧，且旋转圈数>210 圈/30min，则视为成功的 PD 大鼠模型。

表 2-3　MRI 技术对 PD 的成像特点

方法	技术	信息	PD 改变
结构性	T1、T2、IR、MT	形态学测量	SN：容量改变各异；皮质：容量和厚度轻度下降
神经黑色素	自旋回波 T1	含黑色素神经细胞成像	信号强度减弱
磁化传递成像	有 MT 脉冲的图像（MT），无 MT 脉冲的图像（M0）	脱髓鞘的程度，轴突密度	MT 比率下降，MTR=(M0−MT)/M0
弛豫时间	T2/T2*	脑内铁含量	因铁负荷而增加的敏感度
弥散成像	DTI	水在生物组织内的弥散	FA 下降
白质示踪成像	DTI	纤维束特异性重建	连接的可能性下降
功能性成像	静息态 BOLD fMRI	脑网络的功能性连接	感觉运动区功能连接下降，联络皮质功能连接增加
MR 波谱分析	^{1}H MRS	NAA、Cho、mI、GABA、Glx、GSH、Lac	代谢物含量有下降的趋势
	^{31}P MRS	能量代谢：ADP，磷酸肌酸 PCr/ATP	中脑 ATP 下降
灌注	ASL	局部脑血流量（rCBF）	皮质下降，基底节变化各异

（二）线刀损伤法偏侧大鼠模型

将大鼠麻醉后，固定于脑立体定向仪上，采用颅平位，消毒皮肤，切口并暴露颅骨，确定一侧内侧前脑束的坐标。在前图后 3.8mm、矢状线旁开 2.4mm 处，用牙科钻钻透颅骨，将牙科探针轻轻穿透硬脑膜，然后缓慢地将 Scoutern 线刀套管进到硬脑膜下 8.0mm，旋动旋钮，将线刀从针管中伸出 2.5～3.0mm，将线刀上移 3.0mm 再回到原处，重复 3 次，缓慢收刀，取出针管。术后抗感染治疗。

（三）除草剂小鼠模型

由于一些除草剂的结构与 1-甲基-4-苯基-1,2,3,6-四氢吡啶（MPTP）相似，因此其被认为是导致 PD 的环境因素。选 6 周龄 C57-BL6 小鼠，按体重 10mg/kg 将百草枯腹腔注入小鼠体内，每周 2 次，连续 6 周。每次注射后可观察到动物活动减少，一般 24h 后恢复。

（四）灵长类 MPTP 模型

选用体重 4.5～8.0kg、年龄 8～12 岁的成年恒河猴，对下肢静脉按 0.35～0.5mg/kg 注射 MPTP，第 1 天 3 次，第 2～3 天每日 2 次，1 周后出现类似于人类的 PD 症状，如瞬目减少、动作迟缓并减少、肢体发僵、震颤、吞咽困难等。

（五）鱼藤酮（rotenone）大鼠模型

利用鱼藤酮可抑制脑组织线粒体呼吸链复合体的活性，选择性引起黑质 D2 纹状体多巴胺系统变性的作用，来制备双侧鱼藤酮大鼠模型。也有研究选择用 Lewis 大鼠（300～350g），麻醉后将渗透微泵埋入其背部皮下，从下颌角静脉插管与微泵相连，每日 2～3mg/kg 灌注鱼藤酮，连用 5 周，大鼠表现为身体屈曲、运动减少，有时伴有强直、震颤和自发的旋转。

三、帕金森病动物模型的影像表现

（一）帕金森病动物模型的 PET 影像表现

1. 帕金森病动物模型 ^{18}F-FDG PET 影像表现

有研究者[8]将 6-OHDA 注入大鼠一侧黑质致密部，毁损其黑质-尾壳核多巴胺系统，建立帕金森病大鼠模型。^{18}F-FDG PET 在脑影像学中的表现为：毁损侧尾核、苍白核、海马、大脑皮层中糖代谢显著降低（图 2-18）。

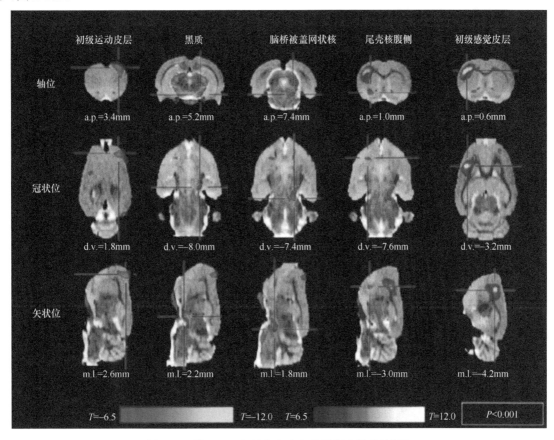

图 2-18　^{18}F-FDG 在帕金森病大鼠模型中的脑糖摄取

2. 帕金森病动物模型 ^{11}C-雷氯必利 PET 影像表现

用异氟烷麻醉后尾静脉注射 ^{11}C-雷氯必利（^{11}C-raclopride），可以直观地显示多巴胺 D2 受体的分布、密度及其变化情况以反映多巴胺功能[9]。1992 年，Hume 等就尝试使用 ^{11}C-雷氯必利评价大鼠脑中多巴胺功能，Opacka-Juffry 等探索性地使用临床 PET，用 ^{11}C-雷氯必利评价分别短期和长期给予左旋多巴的 SD 大鼠的多巴胺能。近年来 ^{11}C-雷氯必利已成为评价多巴胺能的经典示踪剂（图 2-19）。

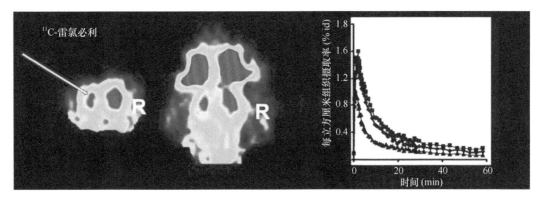

图 2-19　^{11}C-雷氯必利在 6-羟基多巴胺损伤的大鼠脑中的积聚

R. 右

3. 帕金森病动物模型 ^{18}F-FDOPA PET 影像表现

6-氟-L-多巴（6-[^{18}F]-fluoro-L-DOPA，^{18}F-FDOPA）可定量反映多巴脱羧酶在纹状体摄取、清除及

在中枢和外周血中代谢变化的规律，可直接或间接地了解中枢神经系统多巴胺的功能和活力。有报道[10]使用由 6-OHDA 诱导的 PD 大鼠模型进行 ^{18}F-FDOPA 显像，认为 ^{18}F-FDOPA 能有效反映黑质神经元的损伤情况，但非特异性摄取较高，认为其敏感度不如 ^{11}C-2β-甲酯基 -3β-(4- 氟苯基)- 托烷 [^{11}C-2β-carbomethoxy-3β-(4-fluorophenyl)-tropane，^{11}C-CFT]，即一种通过多巴胺转运蛋白（DAT）反映多巴胺能的突触前 DAT 配体。另一种多巴胺转运蛋白示踪剂 N-2-氟乙基-2β-甲酯基-3β-(4-氯苯基)去甲基托烷[^{18}F-2β-carbomethoxy-3β-(4-chlorophenyl)-8-(2-fluoroethyl)nortropane，^{18}F-FECNT]在普通小鼠和甲基-苯基-四氢吡啶（MPTP）诱导的 PD 小鼠模型中进行显像，与 ^{18}F-FDOPA 和 ^{18}F-氟-α-甲基酪氨酸（6-[^{18}F]-fluoro-l-m-tyrosine，^{18}F-FMT）相比，其图像质量和反映纹状体毁损的能力都远优于后两者。还有研究同时使用 ^{11}C-CFT 和 ^{11}C-PK11195 对 6-OHDA 诱导的 PD 大鼠模型显像，分别评估多巴胺能和活化胶质细胞，证实了神经炎症是 PD 多巴胺能降低过程的重要组成部分。Pellegrino 等[11]使用 6-OHDA 诱导的 PD 大鼠模型研究多巴胺 D2 受体与代谢型谷氨酸受体 mGluR（5）的表达，使用 ^{11}C-CFT 评价多巴胺转运蛋白状态，同时采用 ^{11}C-雷氯必利和 2-^{11}C-甲基-6-(2-苯乙炔基)-吡啶 [2-^{11}C-methyl-6-(2-phenylethynyl)-pyridine，^{11}C-MPEP]，分别评估多巴胺 D2 受体和 mGluR（5）的状态。影像表现与对侧的完整部分相比，^{11}C-CFT 与损伤部位中纹状体、海马和皮质的结合变少，采用 ^{11}C-雷氯必利、^{11}C-MPEP 可以在特定的纹状体、海马和皮质部位观察到多巴胺 D2 受体和 mGluR（5）的增量调节。同时，mGluR（5）表达百分比改变和多巴胺转运功能之间还存在一种负相关。代谢型谷氨酸功能和多巴胺功能相互依存并协同作用于行为控制，并且代谢型谷氨酸拮抗剂可能在多巴胺能退化时起到神经保护剂的作用。

（二）帕金森病动物模型的 MRI 影像表现

有研究者[12]使用 6-OHDA 分别毁损大鼠黑质及纹状体制备的偏侧 PD 动物模型行 T2 加权成像，黑质毁损 PD 大鼠术后第 3 周毁损侧黑质较对侧出现明显的低信号区，且随着时间的延长低信号区逐渐减小，至第 5 周已基本消失。纹状体毁损 PD 大鼠纹状体 MRI 表现与黑质毁损 PD 大鼠黑质 MRI 表现基本相同：假手术对照组大鼠术后第 3 周毁损侧黑质及纹状体未发现 MRI 低信号区，仅发现一条由创伤引起的细长状低信号带（图 2-20）。

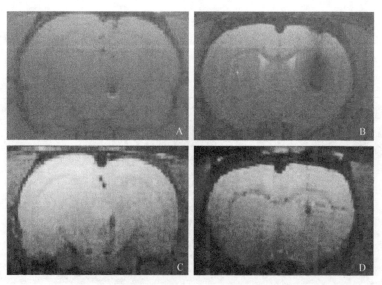

图 2-20　偏侧帕金森病动物模型行 T2 加权成像

A. 黑质毁损后 4 周；B. 纹状体毁损后 4 周；C. 黑质毁损后 5 周；D. 纹状体毁损后 5 周

PD 动物模型 MRI 波谱集中在 ^{1}H-MRS[13]，分别取 PD 大鼠模型双侧纹状体为感兴趣区，采用 PRESS 序列，观察 N-乙酰天门冬氨酸（NAA）、胆碱类化合物（Cho）、肌酸（Cr）等信号强度改变，以积分面积进行比较，计算 NAA/Cr 和 Cho/Cr 值。在 PD 动物模型纹状体 ^{1}H-MRS 中 NAA/Cr 明显小于正常对照组的纹状体 NAA/Cr（图 2-21）。在 ^{1}H-MRS 中检测的 NAA 是公认的反映神经元数量和功能良好的内标物，NAA 的减少可在一定程度上反映出神经元或轴突的破坏和缺失及功能异常。Cho 浓度的改变可反映细胞膜合成和降解的变化。Cr 浓度在各种病理状态下均保持相对稳定，故一般将 Cr 作为波谱的参照，检测脑组织中 NAA/Cr 和 Cho/Cr 值来反映 NAA 与 Cho 浓度。PD 大鼠模型毁损侧纹状体部位 NAA/Cr 值显著低于健侧，表明毁损侧纹状体存在神经元及轴突的破坏、缺失或功能异常。免疫组化结果显示，毁损侧大脑黑质致密部多巴胺能神经元数量较健侧减少，纹状体酪氨酸羟化酶（TH）阳性纤维的密度降低，这正说明了黑质多巴胺能神经元缺失造成向纹状体传递的神经递质减少，从而影响了纹状体神经元及纤维的正常形态结构和功能。

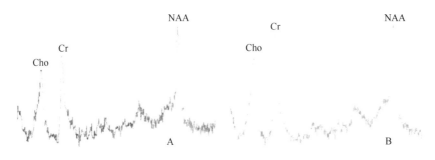

图 2-21 帕金森病动物模型纹状体 ^{1}H-MRS

A. 正常对照组；B. 帕金森病大鼠模型

四、比较影像

PD 动物模型比较影像与 PD 临床影像检查基本一致，常规神经影像学检查 CT、MRI 评价结构改变，PET 技术应用 ^{18}F-FDG、^{11}C-雷氯必利等评价脑功能改变。PD 动物模型在病灶的影像表现与临床基本一致，结构成像表现为黑质、纹状体的 T2 信号降低，功能成像表现为相应脑区功能下降。但之前建立的 PD 动物模型都是使动物在短时间内出现 PD 症状或病理变化，较难模仿 PD 这一神经系统的慢性疾病的自然进程。在使用 PET/CT、MRI 影像技术进行动物模型检测时，也只能发现相应造模导致症状和病理改变的影像学表现，这些表现与临床相应症状的影像表现是一致的，但是对整个 PD 疾病进程的影像模拟还有所欠缺。因此，应用比较影像技术，获得更为理想的 PD 动物模型，开发更多 PD 靶向探针，将进一步深入推进对 PD 发病机制的研究及实验治疗。

第三节 癫痫的比较影像

癫痫（epilepsy）是以由脑神经元异常放电所引起的短暂性中枢神经系统功能失常为特征的慢性脑部疾病，大多伴有脑血流、脑代谢及神经递质等一系列的生理生化改变，具有突然起病、反复发作的特点。癫痫源包括癫痫病理灶和致痫灶。癫痫病理灶是指脑内的形态学异常，可直接或间接导致脑电图（electroencephalogram，EEG）痫性放电及临床痫性发作，是癫痫发作的病理基础。而致痫灶是指脑电图上出现的一个或数个最明显的痫性放电部位，它可能是由癫痫病理灶的挤压或局部缺血导致皮层神经元减少及胶质增生而形成的。大量研究表明，直接导致癫痫发作的并非癫痫病理灶，而是致痫灶；单个癫痫病理灶（如肿瘤、血管畸形）的致痫灶多位于癫痫病理灶的边缘，而范围较广的病变（如颞叶内侧硬化及外伤后瘢痕等）的致痫灶常被包含其内，有时则在远离癫痫病理灶的同侧或对侧脑区。

一、癫痫的临床影像表现

由于癫痫发作具有突发性，因此降低了脑电图检查的阳性率；而其他一些有创性检查如皮层脑电图难以被患者接受。而影像检查作为无伤创性检查方法，能对脑血流、能量代谢、神经受体、基因表达等进行活体显像，从分子水平反映活体内的生理生化改变，在癫痫病灶的准确定位、研究癫痫发病机制、开发新型抗癫痫药物等方面起着重要作用。

（一）癫痫的 PET 临床影像表现

癫痫的临床 PET 诊断以 PET 葡萄糖代谢显像为主[14]，在癫痫发作期，由于致痫灶过度放电，大量神经元细胞膜产生快速反复去极化，能量消耗增加，导致局部脑血流和葡萄糖代谢增多，PET 显像表现为高代谢灶（图 2-22，图 2-23）。

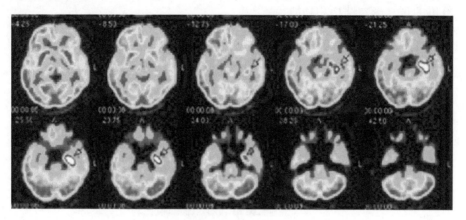

图 2-22 癫痫患者发作期 ^{18}F-FDG 代谢
显示左侧颞叶内侧皮质典型表现为高代谢灶

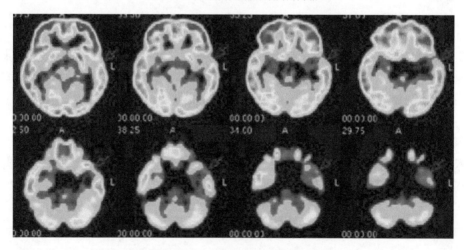

图 2-23 癫痫患者发作间期 ^{18}F-FDG 代谢
显示左侧颞叶（底面为主）典型表现为低代谢灶

（二）癫痫的 MRI 临床影像表现

在临床上，MRI 是显示癫痫病灶首选和最常用的影像方法，常规 MRI 可显示 70%的部分发作性癫痫患者的致痫灶，对于适宜行外科手术治疗的部分难治性发作性癫痫患者，常规 MRI 可检测出 80%的脑结构异常，对手术有极大的指导意义。然而，MRI 对一部分致痫灶不敏感，许多有明确癫痫病史的患者的 MRI 表现可以完全正常，国内外研究发现弥散张量成像（DTI）可以发现常规 MRI 阴性的致痫灶，作为常规 MRI 的辅助检查手段应用于临床。在癫痫患者常规 MRI 图像中，T1WI 表现为低信号，T2WI 呈高信号（图 2-24）。

二、癫痫动物模型的制备

癫痫的特征为脑神经元突发性异常高频率放电并向周围弥散，发病率很高。目前，研究人类癫痫发病机制、探索癫痫治疗策略、筛选新的抗癫痫药物仍主要依靠实验动物模型。实验性癫痫动物模型与人类的癫痫发作存在相似性，其机制也接近人类发作时的病理生理状态。现已有多种常用的癫痫动物模型制备方法。

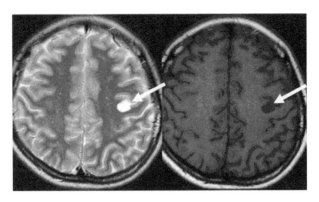

图 2-24 癫痫患者 MRI 图像的致痫灶（箭头所示）
左.T2WI；右.T1WI

（一）毛果芸香碱癫痫大鼠模型

在给予大鼠毛果芸香碱的前一天晚，按 127mg/kg 的剂量通过灌胃给予大鼠锂剂，12～14h 以后，按 1mg/kg 的剂量通过腹腔注射甲基化东莨菪碱以拮抗毛果芸香碱引起的外周拟胆碱效应。3min 以后，向大鼠腹腔注射毛果芸香碱，每半个小时注射一次，每次 10mg/kg，癫痫状态在毛果芸香碱注射后 15～40min 发作。

（二）戊四氮法癫痫大鼠模型

采用戊四氮方法制备癫痫大鼠模型，腹腔或静脉注射戊四氮（pentylenetetrazol，PTZ）诱发癫痫是制造泛发性癫痫动物模型的常用方法之一。制作方法：体质量为 180～200g 的清洁级 SD 雄性大鼠，自然光照循环，恒温，自由进食、进水。将 PTZ 用生理盐水配制成浓度为 0.7%（质量比）的溶液。对 SD 大鼠每 48h 腹腔注射戊四氮溶液 [35mg/(kg·周)]，连续注射 14 次获得 PD 大鼠模型。

（三）点燃大鼠模型

点燃是指给予某一脑区重复的亚惊厥强度的刺激（通常是电刺激）造成正常动物强直-阵挛性惊厥的过程。以电刺激杏仁核（各类动物均可，常用大鼠），在杏仁核植入双极电板，手术后 1 周，每天给予电刺激（常规为 0.2～1.0mA、60Hz、1～2s），1～2 周可记录到对电刺激产生的后放电，之后放电逐渐趋于延长、复杂化，此时，可称为点燃建立。点燃一旦建立，这种脑细胞及惊厥行为的敏感性可长期维持。

（四）遗传性失神性癫痫大鼠模型

遗传性失神性癫痫大鼠（GAER）由一种 Wistar 大鼠种系杂交而成，经 3 次交配以后，100%的成年大鼠有自发性惊厥，其特点为瞪眼、运动停止、跌倒、摆动样抽动。EEG 表现为发作时 7～11Hz 的棘波放电，持续 0.5～40s，发作间期正常。GAER 的自发性惊厥与年龄有关，随着年龄增长，惊厥频率增多。

三、癫痫动物模型的影像表现

（一）癫痫动物模型的 PET 影像表现

1. 癫痫动物模型的 ^{18}F-FDG PET 影像表现

在癫痫的葡萄糖代谢显像中，癫痫发作期由于致痫灶过度放电，大量神经元细胞膜产生快速反复去极化，能量消耗增加，导致局部脑血流和葡萄糖代谢增多，PET 显像表现为高代谢灶。但是，由于 ^{18}F-FDG 合成过程复杂、药物半衰期短，而癫痫发作具有不确定性，因此想在第一时间捕捉到发作期表现并不容易，这对癫痫发作期 PET 的葡萄糖代谢显像研究有较大影响。而在临床前研究中，由于动物模型发作的可控性，应用 Micro PET 就可以较好地解决这一问题。Micro PET 对观察神经元活性变化有非常重要的作用。这项技术有独特的价值，可以体外评估癫痫持续状态最初葡萄糖高代谢的程度与癫痫严重程度和随后病理变化范围的关系。

有研究[15]用 Micro-PET 观察急性癫痫发作期葡萄糖的代谢变化情况。对大鼠注射 ^{18}F-FDG 后使用海人藻酸（kainic acid，KA）诱发癫痫持续状态，经过 45min 吸收后用 Micro PET 进行扫描，结果发现，癫痫持续状态时，葡萄糖代谢在几个重要脑区明显增高，主要集中在背侧和腹侧海马以及内嗅皮层、中间隔，梨状皮层和扣带回皮层也有增高。按癫痫发作的严重程度，背侧和腹侧海马葡萄糖代谢增加 1.6～2.3 倍。

另有研究[16]采用小动物 ^{18}F-FDG PET 来观察高频电刺激丘脑前核和化学毁损丘脑前核对大鼠局部脑葡萄糖代谢的影响，评价 DBS 或毁损对葡萄糖代谢的作用。结果发现，对双侧丘脑前核 DBS 后，标准化葡萄糖代谢率在双侧丘脑前核区丘脑和海马中明显增高。双侧丘脑前核 DBS 也明显降低了扣带回和额叶皮层（包括运动皮层）的标准化葡萄糖代谢率（图 2-25）。

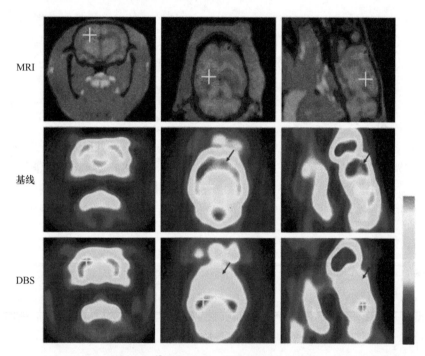

图 2-25　[18]F-FDG PET 显像融合 MRI 图像

由上至下、由左至右分别为 MRI、Micro PET 基线图像和双侧 DBS 治疗的冠状、轴向和矢状视图，双侧刺激增加了海马体中的葡萄糖摄取，并减少了额叶皮层中的葡萄糖摄取

2. 癫痫动物模型的 ^{11}C-FMZ PET 受体显像影像表现

氨基丁酸（GABA）是脑内含量较高的抑制性神经递质，其功能受损可使神经元兴奋性相对增高而产生异常放电，导致癫痫发作。中枢性苯二氮卓（central benzodiazepine，cBZ）受体与 GABA 的 A 型受体（GABAA）、氯离子通道偶联组成 GABAA/cBZ 受体复合体，[11]C-氟马西尼（[11]C-flumazenil，[11]C-FMZ）是 cBZ 受体可逆的高度特异性拮抗剂，可用于 PET 显像以反映 GABAA 受体密度，对癫痫进行定位诊断。[11]C-FMZ PET 所示的致痫灶范围明显大于 MRI 所示的结构损伤区，小于 ^{18}F-FDG PET 所示的葡萄糖低代谢区。有研究者观察了颞叶癫痫动物模型在癫痫过程中的 GABAA/cBZ 受体复合体的变化。他们在大鼠杏仁核团癫痫动物模型，通过颈静脉插管给予 ^{11}C-FMZ，在股动脉采动脉血，结果发现大鼠杏仁核点燃后受体密度下降了 36%，但亲和力却没有改变。[11]C-FMZ 的缺点是半衰期很短。

3. 癫痫动物模型的 ^{18}F-FFMZ 显像影像表现

用 Micro PET 来观察氟代氟马西尼（^{18}F-fluoroflumazenil，^{18}F-FFMZ）标记的 GABAA/cBZ 受体复合体。结果发现，海马（高密度 GABAA/cBZ 分布区）在最初 10min 的摄取期受体密度较全脑增高了10%，桥脑（低密度 GABAA/cBZ 分布区）在经过 25～30min 的扫描后受体密度较全脑下降了约 20%。但在预饱和实验和替代实验中却发现了检测信号的高度非特异性，已有研究表明 ^{18}F 标记的 FMZ 的类似物有较低的非特异性结合率，可能成为显像及定量研究 cBZ 受体在大鼠脑内分布的很好的工具。

（二）癫痫动物模型的 MRI 影像表现

在癫痫动物模型的研究中应用较多的是 T1WI、T2WI、DTI 序列，可观察到癫痫模型海马背侧、海马腹侧上部、海马腹侧下部、海马后部、顶叶皮层、颞叶皮层的 T2 弛豫时间在造模后的短时间出现显著升高，然后逐渐降低到基线水平。

应用 DTI 技术研究用毛果芸香碱诱发的 SD 大鼠的癫痫实验发现，在癫痫后 3min 顶叶皮层、颞叶、梨状皮层、海马、杏仁核和丘脑的 ADC 值出现明显的暂时性升高，持续了 10min，ADC 值升高到其基线的 105%～134%，然后开始逐渐下降，15min 以后 ADC 值的下降是早期细胞毒性水肿的后果。这些改变通常是因为细胞的肿胀和细胞支架的改变，这些都限制了水分子的自由运动。用毛果芸香碱诱导的癫痫大鼠除了胼胝体和丘脑腹侧、海马背侧在癫痫后第 6 个月时 FA 值大小与基线值没有明显的差异，梨状皮层、顶叶皮层和颞叶皮质及海马腹侧与后部的 FA 值均有不同程度的下降。癫痫后 6 个月海马背侧的 FA 值与癫痫前相比改变不明显，而海马后部、海马腹侧上部和下部 FA 值在癫痫后 6 个月均明显下降，可能与这些部位含有的颗粒细胞少，而 CA3 区细胞多有关。

用海人藻酸（KA）诱导的癫痫大鼠模型[17]也在癫痫后 6 个月发现内嗅皮层等部位的 FA 值明显下降，并通过组织染色在这些部位发现了明显的细胞丢失和有髓轴突萎缩变细、密度下降，推测这些改变与 FA 值的下降有关。同时，用该方法诱导的癫痫大鼠模型在第 6 个月丘脑 FA 值明显增高（图 2-26）。而用毛果芸香碱诱导的癫痫大鼠丘脑腹侧在癫痫后第 6 个月 FA 值与癫痫前相比没有显著差异，这些可能与用毛果芸香碱诱导的癫痫动物模型所导致的丘脑损伤较 KA 诱导的癫痫动物模型要轻有关。

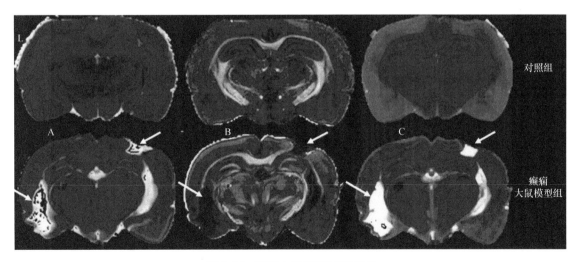

图 2-26　癫痫大鼠模型 MRI 图像
A. ADC 图像；B. FA 图像；C. T2map 图像

利用戊四氮法建立大鼠癫痫模型，然后进行癫痫大鼠模型 ^{1}H-MRS 分析[18]。模型组大鼠海马的N-乙酰天门冬氨酸/肌酸（NAA/tCr）值显著低于对照组大鼠的海马 NAA/tCr 值（图 2-27）。NAA 几乎完全分布于神经元胞体和突触当中，其含量不仅能够反映神经元的数量，也是反映神经元功能和状态的重要指标。颞叶癫痫患者海马 NAA/tCr 值明显降低，且伴有海马体积缩小，可能是由神经元的丢失或者

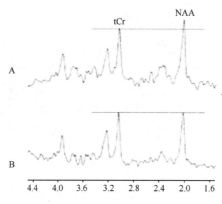

图 2-27　癫痫大鼠海马 ¹H-MRS 图像

神经元功能改变引起的。戊四氮（PTZ）诱导癫痫大鼠的海马出现了 NAA/tCr 值的显著降低，提示 PTZ 给药可能造成了大鼠海马神经元损伤，这点也得到了苏木精-伊红染色（HE 染色）结果的印证。反复的癫痫发作会造成脑组织损伤的累积效应，强直-阵挛发作造成的损伤更为严重。因此，给药后大鼠海马 NAA/tCr 值的下降可能正是发作累积效应和高强度发作所造成的海马损伤的反映，也作为疾病发展的参考指标。

四、比较影像

癫痫动物模型影像学研究多应用常规神经影像学检查 MRI、CT 评价结构改变，应用分子影像学检查 PET（应用 ¹⁸F-FDG、¹¹C-FMZ 等）评价脑功能改变。癫痫动物模型在病灶的影像表现与临床基本一致，结构成像 MRI 表现为病灶的 T1WI 为低信号，T2WI 呈高信号，功能成像 PET 表现为发作期为高代谢灶，发作间期为低代谢灶，MRI 表现为不同造模方式的病灶 FA 值出现不同程度的下降，波谱病灶 NAA/tCr 值降低。虽然癫痫动物模型与人类的癫痫在发病机制、发作形式和表现上均存在许多本质的差别，但是其相应疾病的比较影像表现与临床影像表现基本是一致的。因为部分癫痫模型的发作是可控的，相对于临床影像，癫痫动物模型的影像学研究能更好地对发作期与发作间期分别进行检测和研究，能针对性地进行癫痫治疗方法和新药物在体药效的评估，促进了癫痫研究的发展。

第四节　抑郁症的比较影像

抑郁症是一种常见的情感性精神疾患，在临床上呈慢性、反复性发作，症状可有情绪低落、食欲和睡眠障碍、自杀意识等。抑郁症是全世界排名第 4 的致残疾病，为全球主要精神卫生问题之一。越来越多的研究表明，抑郁症实质上是一种慢性且易复发的精神疾病。其发病机制尚不明确，存在多种假说。

一、抑郁症的临床影像表现

（一）抑郁症的 PET 临床影像表现

部分研究者认为大脑的神经化学机制和与情感调节有关的神经通路的变化是介导抑郁症状的最终因素，神经影像的代表影像技术——PET 影像技术逐渐成为抑郁症研究的有效工具。早期研究在抑郁症患者中观测到前额叶皮质葡萄糖代谢下降，也有文献报道采用 ¹⁸F-FDG PET 技术研究显示经帕罗西汀治疗后，抑郁症患者右侧海马及海马旁回的葡萄糖代谢率下降。在应用 PET 影像技术对抑郁症患者的研究中，在代谢层面发现了一些脑区的代谢变化，受体显像可以示踪一些抑郁症相关蛋白，为抑郁症的诊断和治疗提供重要的参考意见，但抑郁症是一种复杂的神经性疾病，需要进一步深入研究。

（二）抑郁症的 MRI 临床影像表现

在临床上，MRI 的结构影像与功能影像均广泛应用于抑郁症研究中，MRI 结构影像学发现，抑郁症患者多个脑区灰质体积减小，如大脑中调节情绪和动力产生的前扣带回，以及右侧额中回、额下回，抑郁症自杀患者也存在额叶-纹状体环路相关脑区的异常。功能影像学 DTI 研究发现抑郁症患者大脑额叶、顶叶、枕叶白质微结构的改变（图 2-28）。抑郁症患者无论是老年还是青年均存在脑区的连接异常。BOLD 研究发现抑郁症患者的严重程度与部分脑区的活动度和连接强度相关。

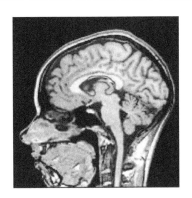

图 2-28　抑郁症患者的大脑矢状位 MRI 图像

二、抑郁症动物模型的制备

（一）大鼠行为绝望抑郁模型

健康雄性 Wistar 大鼠，体重 160～180g。将大鼠放入水深 15cm 的玻璃圆缸（高 40cm、直径 18cm），水温 25℃，使其游泳 15min，32℃下烤干。24h 后重新将动物放入上述环境中游泳 5min，测定动物在 5min 内累积漂浮不动状态的时间。动物不动行为的评判标准为大鼠微卷躯体，但保持垂直姿势，鼻孔露出水面。强迫大鼠游泳，使之产生行为绝望抑郁。该模型可信度较高，除 5-羟色胺（5-HT）再摄取抑制剂之外，该模型可用于多数抗抑郁药的评价。

（二）大鼠习得性无助模型

给予大鼠持续性电刺激，当动物置于一种不可逃避的厌恶刺激环境时，会产生一种绝望行为，表现为对刺激不再逃避，并且干扰了以后的适应性反应。经过不可避免的电刺激，动物脑内儿茶酚胺水平降低，并可出现活动性降低、攻击性减少、食欲下降和体重减轻等症状，被公认为一种抑郁状态。抗抑郁药可以对抗这种状态。

（三）大鼠嗅球切除模型

用探针向下向前破坏嗅球后用真空泵将其吸出。动物嗅球切除后可出现许多行为学改变，如自发活动增加、学习记忆功能降低、应激反应增强、进食和性行为改变等，这些可能与改变了不同脑区 5-HT 能系统功能有关。

三、抑郁症动物模型的影像表现

（一）抑郁症动物模型的 PET 影像表现

抑郁症动物模型的核医学影像特征为脑功能的下降，研究者对多种抑郁症大鼠模型行 ^{18}F-FDG PET 显像以研究其不同脑区的功能变化。对脊髓损伤的抑郁症大鼠模型进行 ^{18}F-FDG PET 扫描研究，得到了抑郁症大鼠模型脑 FDG 代谢差异图，可发现大脑皮层前额叶皮质、扣带回、嗅球、梨形皮质、中脑下丘、胼胝体压部后区等脑区为特异性改变脑区。

对大鼠行为绝望抑郁模型 ^{18}F-FDG 的成像，显示前额叶皮层、丘脑的 ^{18}F-FDG 摄取率显著下降，海马和小脑中出现 ^{18}F-FDG 摄取率较为轻微下降。

研究者还运用 ^{18}F-FDG PET 技术开展了慢性温和应激抑郁模型大鼠脑内葡萄糖代谢变化的研究，结果显示 4 周的慢性温和应激导致大鼠左侧听觉皮层的激活，而造成左侧梨状皮质、左侧下丘、隔核及中脑导水管周围灰质的失活。可以发现，在不同造模方式的抑郁症模型的 ^{18}F-FDG 研究中，其发生相应摄取降低的脑区是不同的，这些结果有助于对抑郁症病因有更好的理解，同时也为复发性抑郁症的研究提供了新思路。

（二）抑郁症动物模型的 MRI 影像表现

对习得性无助大鼠抑郁症模型进行脑形态学研究，采用多回波自旋回波（MSE）序列获得不同回波时间的 T2WI 图像。MRI 海马容积分析：在 T2WI 图像上，将窗宽、窗位调至脑灰白质对比清楚，用鼠标逐层描绘出双侧海马的范围，计算机自动计算出范围的面积，并分别计算出两侧海马的体积。另外，选择相同部位的磁共振网片进行大鼠大脑纵裂深度的测量。

通过 MRI 图像（图 2-29），结果发现抑郁症模型前后不同层面的 T2WI 图像中大脑纵裂明显增宽、加深，海马容积显著减小，但双侧海马容积减小的程度有所不同，这可能与生物种属的不同或慢性应激过程的长短有关。这说明习得性无助大鼠抑郁症模型存在明显的脑萎缩，并且大鼠左侧海马容积缩小较右侧明显，存在着偏侧性。

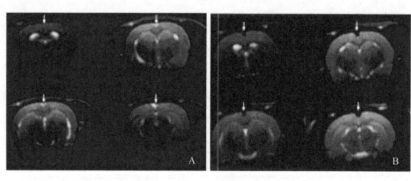

图 2-29　抑郁症大鼠模型 MRI 图像

A. 正常大鼠前后不同层面的 T2WI 图像，显示正常的大脑纵裂（箭头）；B. 抑郁症大鼠模型前后不同层面的 T2WI 图像，显示大脑纵裂明显增宽

抑郁症动物模型的 MRS 波谱分析[18]：观察抑郁症大鼠前脑、下丘脑区 ^{1}H-MRS 的变化，结果发现前脑和下丘脑区 NAA/Cho、NAA/PCr 和 NAA/（Cho+PCr）值显著降低（图 2-30）。NAA 只存在于神经元中，被看作神经元的标志峰，其水平的降低被作为神经元丢失或损伤的信号。通过光镜和电镜观察，结果也证明在前脑和下丘脑区有神经元的损伤与丢失。因此可以认为，抑郁症大鼠前脑和下丘脑区有神经元的丢失与损伤，这可能是引起脑萎缩的原因之一。

研究提示长期应激可造成抑郁症大鼠模型前脑和下丘脑区的器质性改变。前脑和下丘脑区神经元损伤与丢失可能是动物抑郁行为的重要病理学基础。

母婴分离大鼠抑郁症模型与慢性不可预见的温和应激结合孤养大鼠抑郁症模型的 BOLD 脑功能影像表现[20]：在 7T MRI 下开展了 BOLD 研究，结果发现母婴分离大鼠抑郁症模型较非母婴分离组出现一些脑区活性增强，按照增强程度递减的顺序依次为双侧岛叶、下丘脑、边缘系统、海马、额叶等，母婴分离大鼠抑郁症模型活性增强的脑区主要有岛叶、下丘脑、边缘系统、海马、额叶、杏仁核等，慢性不可预见的温和应激结合孤养大鼠抑郁症模型活性增强的脑区主要有海马、颞叶、丘脑、边缘系统、杏仁核等，这与既往对抑郁症患者的 fMRI 研究相一致，进一步提示抑郁症患者神经解剖环路（边缘系统-皮质-纹状体-苍白球-丘脑环路）可能存在功能异常（图 2-31）。

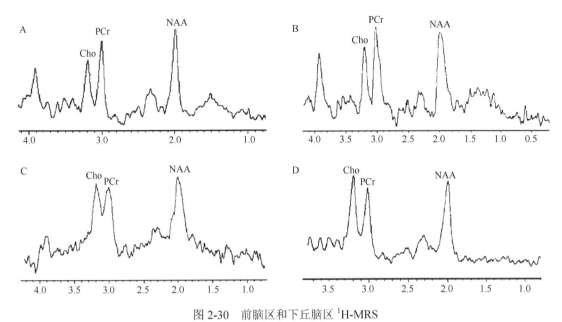

图 2-30　前脑区和下丘脑区 ¹H-MRS

A. 正常组前脑区；B. 抑郁症动物模型前脑区；C. 正常组下丘脑区；D. 抑郁症动物模型下丘脑区

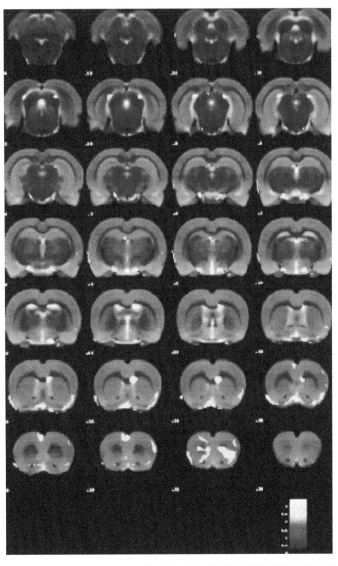

图 2-31　母婴分离大鼠抑郁症模型较正常对照组活性增强脑区的统计图

颜色越黄表示差异越大

四、比较影像

抑郁症动物模型影像学评价应用常规神经影像学检查 MRI 评价结构改变，PET 技术应用 ^{18}F-FDG 与 MRI 应用 BOLD 等评价脑功能改变。抑郁症动物模型在病灶的影像表现与临床基本一致，结构成像 MRI 表现为 T1WI、T2WI 图像中大脑纵裂明显增宽、加深，海马容积显著减小，但双侧海马容积减小的程度不同。功能成像 PET 表现为前额叶皮质、扣带回、嗅球、梨形皮质、中脑下丘、胼胝体压部后区等脑区存在不同程度的功能下降，MRI 表现为动物模型双侧岛叶、下丘脑、边缘系统、海马、额叶脑区活性出现程度递减的增强，波谱分析发现前脑和下丘脑区 NAA/Cho、NAA/PCr 和 NAA/（Cho+PCr）值显著降低。抑郁症的发病机制尚不明确，抑郁症动物模型在研究抑郁症发病机制和治疗方案上起到了重要作用，以往抑郁症动物模型只能通过行为学手段进行评价，比较影像学在研究动物模型的抑郁神经通路的规律，发现抑郁症发病特异性脑区中有着不可替代的巨大优势。抑郁症动物模型的 PET 与 MRI 影像表现与临床基本一致，但在不同造模方式的抑郁症动物模型的 ^{18}F-FDG 研究中，发生相应摄取降低的脑区是不同的，这些结果有助于对抑郁症病因有更好地理解，对探索抑郁症的发病机制有巨大帮助，也促进了抑郁症药物的研发。

第五节　精神分裂症的比较影像

精神分裂症是一组病因未明的重性精神病，多在青壮年缓慢或亚急性起病，临床上往往表现为症状各异的综合征，涉及感知觉、思维、情感和行为等多方面的障碍以及精神活动的不协调。遗传、大脑结构异常、妊娠期问题及后天环境因素都可能与精神分裂症的发病有关，但确切的发病机制尚未完全明确。精神分裂症多在青年和中年时期发病，且男性和女性的患病率接近，但男性一般发病较早。

一、精神分裂症的临床影像表现

（一）精神分裂症的 PET 临床影像表现

早期学者提出了精神分裂症的额叶-纹状体功能缺陷假说。应用 ^{18}F-FDG 对精神分裂症进行 PET 的研究资料，多数均发现额叶、基底神经节和颞叶 3 个脑区的葡萄糖代谢较枕叶、小脑或白质低。其他脑血流图、EEG 研究资料亦支持患者有额叶功能缺陷的说法。认知功能损害是精神分裂症的核心症状之一，主要涉及注意力、记忆、抽象思维和信息整合等方面的障碍。目前认为，其病理学基础可能是前额叶、纹状体-丘脑、颞叶相互之间连接功能的紊乱。有学者应用 ^{18}F-FDG PET 也发现，精神分裂症患者的前额叶皮层、前扣带回 ^{18}F-FDG 代谢减低（白色箭头），而基底节区、丘脑及颞叶则代谢增高（红色箭头），从而间接印证了该理论（图 2-32）。

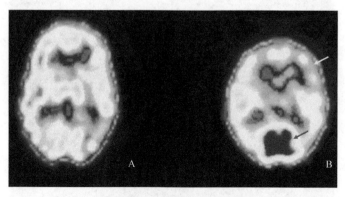

图 2-32　精神分裂症模型 ^{18}F-FDG PET 影像
A. 正常人；B. 精神分裂症患者

（二）精神分裂症的 MRI 临床影像表现

临床结构成像 MRI 对慢性精神分裂症患者大脑结构异常比较一致的发现是大脑体积减小，第三脑室及侧脑室扩大，额叶、颞叶及其内侧结构和前扣带回的灰质减少，也有发现表明顶叶、枕叶和丘脑的灰质减少，在 T2WI 图像上能明显看到精神分裂症模型的脑室扩张。而脑白质的改变需要通过弥散张量成像（DTI）来检测。DTI 作为一种非常重要的无创、活体研究大脑白质纤维完整性的影像学手段，已被广泛应用于精神分裂症的研究中，许多研究都发现大脑某些区域的白质及一些连接纤维束的 FA 值都较正常人降低，而 FA 值是 DTI 的一个重要的指标，FA 值的降低说明白质纤维的连贯性及髓鞘的完整性都有一定程度的破坏，髓鞘的破坏可能导致神经信号传递的异常，从而导致一些相应的精神神经症状。一些研究人员运用 DTI 技术研究精神分裂症患者的胼胝体发现，其会出现不同程度的 FA 值的降低，他们认为这一 DTI 结果提示了精神分裂症患者的胼胝体有髓神经纤维的髓鞘完整性受到破坏，从而导致了经胼胝体的信号传导异常，进而表现出了一些精神分裂症的症状。胼胝体从前到后分为 5 个亚区：膝部、前体部、后体部、峡部及压部，连接双侧的前额叶、顶叶、颞叶及枕叶的脑区，对双侧大脑半球的信号传递和信息处理起着十分重要的作用。临床影像学研究发现精神分裂症患者的胼胝体各个亚区都出现 FA 值的降低，提示胼胝体各个亚区出现了有髓神经纤维完整性的异常。

fMRI 通过测量局部脑区中脱氧血红蛋白浓度的改变来间接表明大脑神经元的功能，在 BOLD 静息态临床研究中，比较一致的发现是精神分裂症患者额叶和颞叶的功能活动出现异常。对脑结构网络比较一致的发现是精神分裂症患者额叶与颞叶核心节点数量减少和平均最短路径增加，即全局效率降低。脑功能网络研究的主要发现有全局网络属性的显著改变，特别是有偏向于随机网络属性的趋势，以及核心节点的异常主要分布于额叶和颞叶。

二、精神分裂症动物模型的制备

一般认为多巴胺和谷氨酸盐这两种中枢神经递质的传导失调是导致精神分裂症发生的主要原因，常见的中枢神经递质传导失调模型也以这两种神经递质的人为干预失调模型为主，另外 5-羟色胺、甘氨酸、P 物质和缩胆囊素等神经递质或神经调质以及心理因素等也参与了精神分裂症的致病过程，与之相关的模型也在不断完善中。

（一）以多巴胺传导失调为基础的动物模型

方法：成年雌性 Wistar 大鼠，体重 280～320g。苯环己哌啶（phencyclidine，PCP）溶于 0.9%的生理盐水。每日腹腔注射 PCP 7.1μmol/kg（2.0mg/kg），连续注射 3d。

精神分裂症的多巴胺假说认为，精神分裂症的症状是由脑内多巴胺过剩所致。精神分裂症的多巴胺假说主要限定于中脑边缘多巴胺系统，并认为它与精神分裂症发生的病理机制的关系更密切，此模型具有良好的病因学效度和预测性效度。

（二）以谷氨酸盐传导失调为基础的动物模型

方法：雄性 BALB/c 小鼠，体重（20±2）g。地卓西平马来酸盐（MK-801）溶于生理盐水。先配置成 5mg/ml 的储备液，之后按比例稀释成 0.025mg/ml 浓度的工作液，腹腔注射给药,给药浓度为 10ml/kg。

近年来，以谷氨酸盐失调为基础的精神分裂症假说受到了广泛的重视。越来越多的 Pubmed 证据表明，精神分裂症发生的病理机制可能与谷氨酸盐神经传导功能低下有关。试图模拟这一机制的动物模型研究发现，基于此假说所诱发的动物的行为及病理性障碍与精神分裂症患者的症状具有相似性，如患者的精神运动性激越与动物的自发性运动的增加，双方共有的刻板行为症状，感觉运动门控障碍，社会性行为的减少，前脑皮质多巴胺释放减少等。

三、精神分裂症动物模型的影像表现

（一）精神分裂症动物模型的 PET 影像表现

对母体免疫刺激（MIS）大鼠模型的精神分裂症行 ^{18}F-FDG PET 评价[21]，使用多肌胞苷酸（poly I：C）尾静脉注射造模，发现葡萄糖代谢统。35d 时额叶皮层、小脑、中脑导水管周围灰质及海马等脑区出现了不同程度的葡萄糖代谢下降，丘脑出现了升高（图 2-33）。

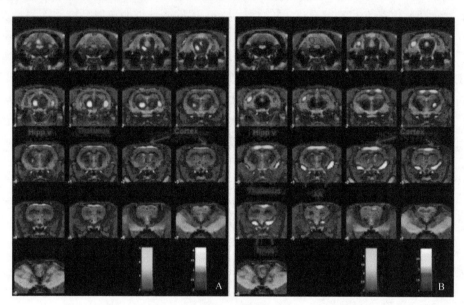

图 2-33　大鼠精神分裂症模型 ^{18}F-FDG PET 显像
A. 假手术组；B. poly I：C 组

（二）精神分裂症动物模型的 MRI 影像表现

对精神分裂症小鼠模型行 T2WI、DTI 成像[22]，精神分裂症模型的脑室出现明显扩张（图 2-34，黄色标记），并且与正常对照组有显著差异。DTI 研究在精神分裂症小鼠模型上也发现胼胝体脱髓鞘的改变，精神分裂症模型胼胝体内纤维完整性破坏导致的 FA 值的降低，这可能是由轴突的死亡、轴突膜的破坏或髓鞘的破坏引起的。

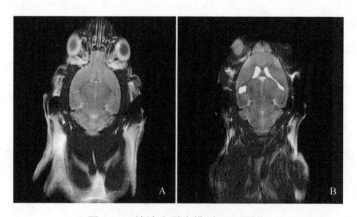

图 2-34　精神分裂症模型 MRI 图像
A. 正常对照组 T2WI 图像；B. 模型组 T2WI 图像

四、比较影像

精神分裂症动物模型影像学评价应用常规神经影像学检查 MRI 评价结构改变，PET 技术应用

^{18}F-FDG、MRI 应用 DTI 等评价脑功能改变。精神分裂症动物模型在病灶的影像表现与临床基本一致，结构成像 MRI 表现为 T1WI、T2WI 图像中脑室扩张。功能成像 PET 表现为额叶皮层、小脑、中脑导水管周围灰质、海马等脑区出现了不同程度的葡萄糖代谢下降，丘脑出现升高，MRI 表现为胼胝体 DTI FA 值降低。精神分裂症是一种多因素的疾病，目前对其病因的认识尚未很明确。精神分裂症动物模型的造模以多巴胺、谷氨酸盐、5-羟色胺、甘氨酸等中枢神经递质的人为干预失调模型为主，在不同层面复制精神分裂症的症状。其影像检测以 MRI 与核医学为主，MRI 可以检测动物模型脑形态变化和白质损伤情况，核医学则对脑功能进行评价，进一步的比较影像研究集中在更为准确、敏感地评价脑功能变化的方向。

第六节　脑卒中的比较影像

脑卒中又称中风或脑血管意外（cerebrovascular accident，CVA），是由脑部血液循环障碍导致的以局部神经功能缺失为特征的一组疾病，包括颅内和颅外动脉、静脉及静脉窦的疾病，但以动脉疾病为多见。因此，凡是能造成脑部血液循环障碍（血管狭窄、梗死、破裂等）的因素均可诱导脑卒中的发生。缺血性脑血管病（ischemic cerebrovascular disease，ICVD）占所有急性脑血管疾病的 80%～90%，具有发病率、致残率、病死率高的特点，已成为严重危害人类健康的疾病之一。导致脑缺血的常见病因有：①血管壁病变所致的血流动力学改变，以高血压性动脉硬化和动脉粥样硬化所致的血管狭窄最常见；②其他原因引起的血流动力学改变，如血压的急骤变化、心脏动力学因素等；③血液流变学的改变，如高黏血症和凝血机制的异常；④其他病因，如空气、脂肪等栓子以及脑血管受压、外伤、痉挛等。

一、脑卒中的临床影像表现

脑卒中的临床诊断以 MRI 和 CT 为主，脑梗死（缺血性脑卒中）CT 早期的表现为岛带征，岛带（岛叶皮质、最外囊、屏状核）灰白质界面消失，豆状核轮廓模糊或密度低，脑组织密度减低、灰白质界限消失、脑回肿胀、脑沟变浅。但 Micro CT 由于软组织识别能力较差，一般不用于脑卒中的研究。

（一）脑卒中的 MRI 临床影像表现

MRI 在急性脑梗死的早期诊断中有较大优势。除了常规的 T1WI 和 T2WI，DWI 可非常敏感地发现脑部早期改变，从而可及早判断是否发生了脑损伤。在发病后 3～6h，其已经能够确定发生脑损伤的区域。图 2-35 是人左侧大脑中动脉支配区脑梗死 MRI 图像。在 T1WI 图像中缺血区为略低信号，在 T2WI 图像中缺血区为高信号，而在 DWI 图像上病灶呈高信号，因此利用 T2WI 以及 DWI 可清晰地显示慢性脑缺血大缺血区的范围。

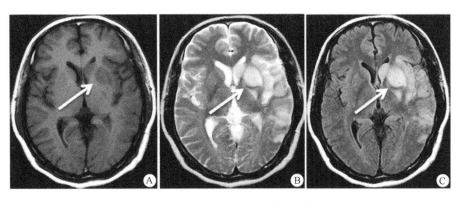

图 2-35　人左侧大脑中动脉支配区脑梗死 MRI 图像

A. T1WI；B. T2WI；C. DWI

在临床上，脑梗死早期主要的病理变化是细胞内水肿，细胞外水分子进入细胞内，使细胞内外水分子比率改变，局部细胞内水分子弥散减弱，而总的含水量不变。在缺血发生的数分钟内，脑组织能量代谢受到破坏，Na^+/K^+-ATP 酶和其他离子泵发生衰竭，从而使细胞内外的离子失去平衡，大量的细胞外水分进入细胞内，引起细胞内水分增加，细胞外水分减少，细胞外间隙扭曲变形。DWI 对细胞毒性水肿的存在有高度敏感性，可以发现超急性期小型以及多发的梗死灶，对急性期或超急性期的梗死灶具有很大的确诊价值，被认为是早期诊断急性脑梗死最敏感的成像方式。急性期的梗死灶细胞外水分减少、细胞外间隙扭曲变形可引起弥散受限，弥散速度减慢而在 DWI 上形成高信号，并可被表面扩张系数量化而表现为 ADC 值减低[23]。

（二）脑卒中的 PET 临床影像表现

因为 PET 在神经系统疾病，尤其是在其早期病理生理学变化和治疗结果的随访方面有重要作用。在脑梗死的诊断中，PET 通过测定血流动力学指标[脑血流量（CBF）、脑血容量（CBV）]和脑糖代谢指标来评价缺血病变的状态。局部脑葡萄糖代谢减低与临床症状、体征密切相关，故脑葡萄糖代谢显像能反映脑功能改变，并为治疗选择提供依据。^{18}F-FDG PET 显像诊断率高，能够超早期确定病变部位、范围及缺血性半暗带大小，并能够超早期鉴别脑梗死和短暂性脑缺血发作（TIA），目前被认为是诊断脑梗死及判断其预后的敏感方法。PET 主要用于准确识别"半暗带"组织的状态和范围（图 2-36）。

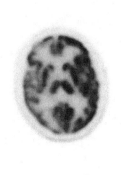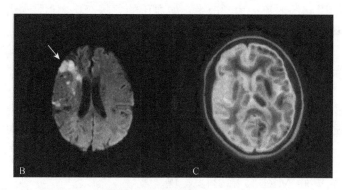

图 2-36　脑卒中 PET 临床 PET/CT 图像

A. 轴向 PET 图像显示大脑右半球皮质和皮质下葡萄糖代谢显著减少；B. 在轴向 DWI 上，额叶病变显示出高信号，表明显著的弥散限制（箭头）；
C. 与该患者的 FSE T2WI 融合的轴向 ^{18}F-FDG PET 显示代谢减退的右半球梗死

二、脑卒中动物模型的制备

常用的脑卒中动物模型有全脑缺血模型、局灶性脑缺血模型及高血压脑动脉硬化性脑卒中动物模型。大鼠是制备脑卒中模型的常用动物，其优势在于大鼠脑血管的解剖特点比较接近人类，且生理、生化、形态及药理等方面的实验资料比较丰富，有利于进行研究和比较，比小鼠大脑体积更大，在生理和影像学等分析时表现比小鼠好。

（一）全脑缺血模型

1. 二支动脉阻断法

采用二支动脉阻断法复制的模型，能进行缺血再灌注损伤的研究，模拟了临床上休克、心功能不全、脑血管严重狭窄或阻塞合并血液低灌注引起的脑循环障碍，造成不同程度的脑组织缺血损伤。本模型适于探讨人类缺血性脑损伤的发病规律，评价抗脑缺血药物的疗效等。缺点是不能在清醒动物上复制模型，无法研究血管狭窄后行为学的变化；脑缺血时限长，有时导致脑缺血后抽搐、癫痫等并发症的发生；且由于低血压状态，可能干扰其他器官、组织的供血和实验结果。

2. 四支动脉阻断法

利用阻断双侧颈总动脉和双侧椎动脉，即四支动脉阻断法实现全脑缺血，首先分离双侧颈总动脉，放入套扣并外置备用，然后电凝或结扎双侧椎动脉，可根据实验需要经外置套扣阻断双侧颈总动脉，并于一定时间后开放而实现再灌注。常用动物为大鼠，也可用猴和兔等。本模型是一个能够导致严重大脑缺血、具有较强可复制性的诱发模型，为目前国际公认的血管性痴呆模型的制备方法，也可用于神经保护药的研究。本模型的优点是缺血完全，检验缺血是否成功的指标明确，且可进行缺血再灌注研究。缺点是手术复杂、成功率低、个体差异大，术后存活率为50%~80%。在手术过程中翼突孔的区分是完全阻断侧椎动脉的关键，在翼突孔前上方有一小切口，若肌肉分离不完全，易将该切口误认为是翼突孔，若在此处烧灼，不但不能完全阻断侧椎动脉，而且易烧伤脊髓甚至脑干，引起动物立即死亡。

（二）局灶性脑缺血模型

大脑中动脉（middle cerebral artery，MCA）是人类脑卒中的多发部位，大脑中动脉栓塞（middle cerebral artery occlusion，MCAO）模型被普遍认为是局灶性脑缺血的标准动物模型，主要方法有线栓法、电凝法、光化学法和血栓法。

1. 线栓法

线栓法为分离暴露动物颈部血管，从颈外动脉或颈总动脉分叉处插入尼龙线，进入颈内动脉，阻断大脑中动脉起始端及其所有侧支的血液供应，导致大脑中动脉区局灶缺血。使用线栓法复制的局灶性脑缺血模型，被认为是唯一能观察到再灌注的局灶性脑缺血模型。线栓法的优点为无须开颅，动物损伤小，大脑中动脉闭塞效果较为理想。

2. 电凝法

电凝法为切断大脑中动脉起始部至大脑下静脉之间或嗅束内侧2mm至大脑下静脉之间的一段大脑中动脉后，可阻断豆纹动脉及近端小皮质支的侧支血流，在基底核区和皮质形成较恒定的梗死灶，梗死发生率可达100%。该方法重复性好，缺血效果可靠，是经典性缺血模型。该模型表现严重的神经功能缺失体征，且与梗死范围有显著相关性，从而为研究不可逆性脑缺血提供了可靠的动物模型，在一定程度上模拟了人类一侧大脑半球缺血性梗死的情况。开颅手术干扰了脑脊液动力学，易感染、创伤大，且闭塞后无法进行再灌注损伤。

3. 光化学法

光化学刺激可造成严重的血管内皮损伤，在短时间内光照区内的血管即可有完全性血栓形成，进而形成局灶性的梗死灶，模拟了人类脑血栓形成的动态过程，符合目前临床治疗理论的新发展，为临床治疗提供了有效的实验工具。这一模型在硬脑膜外操作，不影响颅内压和颅内环境；模型存在反复缺血再灌注现象，在研究血栓形成的缺血再灌注方面有独一无二的优势。不足之处为光敏物质对血液系统有影响，微血管明显损伤、血-脑屏障早期开放、血管源性脑水肿均为大血管闭塞的非典型表现，而非人类脑血栓形成的表现特征。

4. 血栓法

血栓法为抽取动物血液后加入凝血酶制作血栓，再将血栓和磷酸盐缓冲液注入颈内动脉造模。该方法可显著而持久的供血中断，并形成范围恒定和边界清楚的梗死灶，造模成功率达80%以上。血栓法类似人类的自然梗死现象，手术创伤小、成功率高。血栓富含纤维蛋白，既适用于介入治疗和溶栓降纤治疗的研究，也适用于局灶性脑缺血药物保护机制的研究，以及血小板微血栓形成后的脑病理改变的研究。该模型相对于线栓法和光化学法更贴近临床上的脑栓塞。缺点是不易预见缺血部位和范围，不能再通，栓塞动脉对侧也可能受累，并可能导致外源性物质引起的炎症反应等。

（三）高血压脑动脉硬化性脑卒中动物模型

自发性高血压大鼠（spontaneously hypertensive rats，SHR）是 Wistar 背景自发突变高血压大鼠，高血压发病率 100%，一般在出生后血压随鼠龄而逐渐升高，3 个月龄后会逐渐出现脑、心、肾等器质性损害。SHR 和肾性高血压动物都能产生长期稳定的高血压，SHR 的高血压发展过程、发病机制及并发症与人类原发性高血压有许多相似之处，是一种遗传性高血压模型，随着鼠龄的增长而产生自发性脑卒中。SHR 脑动脉的毛细血管通透性增加的结构基础可能是某种化学介质引起内皮细胞收缩或影响内皮细胞连接之间的蛋白质-多糖复合物，从而导致内皮细胞紧密连接的短时间开放，这样就使大量血浆物质进入血管壁中层。当皮质脑血流量低于原有的 10% 时，组织学和电镜的观察均证实脑皮质已出现梗死的病理变化。由此可知，高血压动物由于已存在脑血管的病理变化，卒中发生后其脑的损害程度和不可逆程度都比正常动物严重得多。SHR 适合出血性脑卒中的研究，而肾性高血压动物更有利于脑梗死的研究。

三、脑卒中动物模型的影像表现

（一）脑卒中动物模型的 PET 影像表现

1. 脑卒中动物模型的 ^{18}F-FDG PET 影像表现

^{18}F-FDG PET 多用于脑卒中动物模型的研究，早期对脑梗死大鼠模型进行 PET 检测，提示了梗死范围从半暗带的中心向外周逐渐扩展的过程。急性期缺血区可见清晰的梗死核心区和半暗带。5d 后缺血性半暗带区域显示不清，并与炎症引起的高信号区重叠，提示因为由炎症引起的 ^{18}F-FDG PET 高摄取的影响，^{18}F-FDG PET 不适用于脑缺血的晚期研究。应用 ^{18}F-FDG 对疗效进行评价，检测大鼠脑缺血区域经治疗后的葡萄糖代谢摄取值的变化，结果证实了脑梗死后缺血的大脑局部的葡萄糖代谢与梗死灶的大小成反比，早期的治疗可以部分地减轻缺血区的葡萄糖代谢下降，从而提示在活体状态下显像可以早期判断动物脑梗死后的治疗效果（图 2-37）[24]。

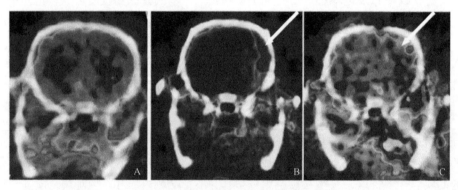

图 2-37　^{18}F-FDG PET 大鼠脑横断面图像

A. 假手术组；B. 脑卒中组；C. 治疗组，anti-CKLF1 抗体治疗对葡萄糖代谢活动的影响。如 Micro PET 图片所示，假手术组左右脑对葡萄糖的摄取一致（A）。短暂性大脑中动脉栓塞的大鼠右半球出现糖代谢降低（白色箭头）（B）。进行 anti-CKLF1 抗体治疗后阻断了糖代谢的降低（C）

2. 脑卒中动物模型的 ^{18}F-FMISO PET 乏氧显像影像表现

临床研究已经将 ^{18}F-FMISO 应用于急性脑梗死乏氧显像。^{18}F-FMISO 在低氧水平能被还原而与大分子共价结合进而滞留在低氧但仍有代谢活性的神经细胞内。显像结果发现乏氧组织在梗死短时间内主要集中在梗死中央区，随着梗死时间的延长逐渐向外周扩展，这些发现对急性脑梗死有重要的病理生理和治疗价值。使用 ^{18}F-FMISO 大鼠大脑中动脉栓塞模型进行观察，放射自显影结果发现，大脑中动脉栓塞后 1h 后，在脑梗死较轻时就已经发现在整个中动脉区域 ^{18}F-FMISO 结合明显增加；5h 后结合部位主要集中在梗死核心的周边，并且较对侧半球有所减少；24h 已经很少有 ^{18}F-FMISO 的蓄积，梗死范围则明显扩大。^{18}F-FMISO 在大鼠大脑中动脉栓塞模型上的结合方式与在人类上见到的是一致的，可作为监测缺血性半暗带的很好的影像标志物。

（二）脑卒中动物模型的 MRI 影像表现

脑卒中动物模型的 MRI 扫描一般选用自旋回波（SE）序列、快速自旋回波（FSE）序列获得 T1WI 和 T2WI，以及弥散加权成像（DWI）和灌注加权成像（PWI）等技术。

对由线栓法制备的健康 SD 雄性大鼠局灶性脑缺血模型进行 T2WI 和 DWI 分析。急性期：在动物栓塞 1h 时，在 DWI 图像上局灶性脑缺血均显示高信号，高信号面积和强度随时间延长不断增加，但显示的梗死范围欠清，边界模糊，解剖定位不准。在 T2WI 像上，多数在栓塞后 2h 显示高信号区，能清晰显示缺血部位（图 2-38，白色箭头）。

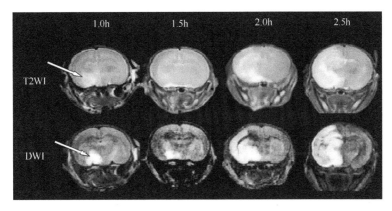

图 2-38 局灶性脑缺血模型急性期 MRI 图像的变化情况

在以线栓法制备的脑卒中大鼠模型栓塞后即刻行磁共振血管成像（MRA）[25]，大鼠大脑中动脉血流信号消失，拔线后大脑中动脉血流信号恢复，2h 扫描时 DWI 图像上为阻塞侧大脑中动脉局部供血区有少许片状高信号影，4h 时 DWI 图像高信号区域范围扩大，其余各组在 6h、12h 和 24h 观察，均在相应脑区出现 T2WI 和 DWI 图像的高信号，T1WI 表现为脑组织肿胀，DWI 和 T2WI 脑梗死区域范围随时间延长而扩大（图 2-39）。

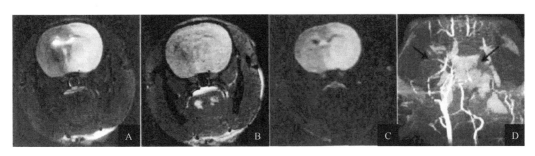

图 2-39 线栓法脑缺血模型造模 12h 后 MRI 图像
A. T2WI；B. T1WI；C. DWI；D. MRA 血管成像

暂时性大脑中动脉闭塞脑缺血大鼠模型造模 3h、再灌注 3h、再灌注 21h 后，DWI 和 ASL（FAIR-PWI）对照图像见图 2-40[26]。造模后 3h：DWI 图像中右侧大脑半球（缺血侧）信号明显增高；FAIR-PWI 图像中右侧大脑半球（缺血侧）灌注增高，高灌注面积小于 DWI 病变面积，且大脑表面的皮质灌注高于深部的基底节区（图 2-40A、B）。再灌注后 3h：DWI 图像仍可见右侧（缺血侧）的高信号，其面积较缺血 3h 时缩小；FAIR-PWI 图像可见血流灌注量进一步增加，皮质和基底节区局部脑血流量（rCBF）值的差异有显著性，但高灌注面积较缺血 3h 有所缩小（图 2-40C、D），仍小于 DWI 高信号面积。再灌注 21h：DWI 图像示右侧（缺血侧）的高信号面积进一步缩小；FAIR-PWI 图像可见高灌注面积也进一步缩小，与 DWI 高信号面积的差异仍有显著性，灌注量较再灌注 3h 时有所减少，皮质和基底节区 rCBF 值之间的差异无统计学意义（图 2-40E、F）。

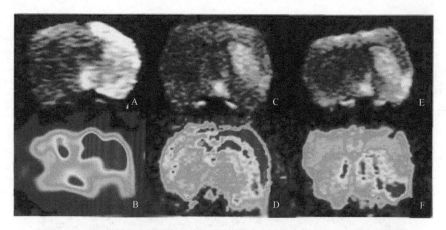

图 2-40　脑缺血大鼠模型缺血及再灌注的 DWI 和 ASL（FAIR-PWI）图像

A. 缺血 3h DWI 图像；B. 缺血 3h ASL（FAIR-PWI）图像；C. 再灌注 3h DWI 图像；D. 再灌注 3h ASL（FAIR-PWI）图像；E. 再灌注 21h DWI 图像；F. 再灌注 21h ASL（FAIR-PWI）图像

　　线栓法大鼠脑缺血模型的 MRI 动态观测（图 2-41）发现，在造模前及造模后 1d、3d、7d、14d 和 21d 的 T2WI 图像中，造模后 1d 为脑缺血急性期，T2WI 中出现大面积高信号区；3d 时，T2WI 信号强度有所减弱，面积也有所减小；在 7～21d，梗死区面积即 T2WI 高信号区面积逐渐增大，信号强度逐渐增高，呈现慢性脑缺血。

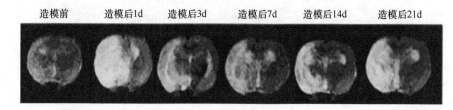

图 2-41　线栓法大鼠脑缺血模型造模前及造模后 1d、3d、7d、14d、21d 的 MRI T2WI 图像

　　在微血栓栓塞大鼠模型造模 5 个月后，对该模型进行 MRI 扫描，可以发现模型发生显著的脑栓塞，主要为皮层和海马，T1WI 图像可见缺血区为略低信号，T2WI 图像中缺血区为显著高信号，因此利用 T2WI 可清晰地显示慢性脑缺血大鼠模型的缺血区范围（图 2-42）。

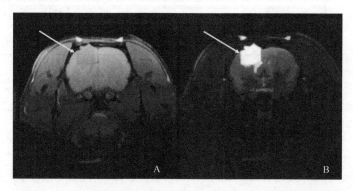

图 2-42　微血栓栓塞大鼠模型造模 5 个月后脑缺血模型 MRI 图像

A. T1WI；B. T2WI

四、比较影像

　　脑卒中动物模型影像学评价应用常规神经影像学检查 MRI 评价结构改变，PET 技术应用 ^{18}F-FDG、[18]F-FMISO 等及 MRI 应用 DWI 等评价脑功能改变。脑卒中动物模型在病灶的影像表现与临床基本一致，结构成像 MRI 表现为在 T1WI 图像中缺血区为略低信号，在 T2WI 图像中缺血区为高信号。功能成像

PET 表现为梗死范围的半暗带代谢不同程度降低，MRI 的 DWI 图像上病灶呈高信号。值得注意的是，脑卒中动物模型的影像研究多应用 MRI 与核医学技术，这与临床广泛应用 CT 不同，Micro CT 无法清楚显示脑卒中病灶。研究多在手术造模的大鼠中开展，这是因为大鼠脑血管的解剖特点比较接近人类，影像表现也因影像设备分辨率的限制较小鼠的更好。其 MRI 和核医学表现与临床基本一致，MRI 的 T1WI 和 T2WI 及 DWI 序列成像能清晰显示慢性脑缺血的缺血区范围，核医学则对早期脑卒中的发现及治疗后的效果评价更为敏感。

第七节　脑积水的比较影像

脑积水是一种以颅内脑脊液容量增多、脑室系统扩大为主要特征的疾病。它是一种最常见的先天性疾病。人类先天性脑积水的发病率达到了 1‰。目前认为脑积水产生的原因主要在于脑脊液产生过剩、脑脊液循环障碍、脑脊液吸收不良等三方面。其发生率很高、治愈率很低，发病机制主要为脑脊液分泌过多及脑脊液循环通道梗阻，后者尤为重要，可发生于脑出血、感染、占位及发育障碍等，其中以脑出血后慢性脑积水尤为常见，可致神经功能缺失、生命质量严重下降甚至死亡。脑积水是脑出血后的常见并发症之一，发生率高。据统计，国外有 3%～10% 的脑出血患者合并有脑室出血，而自发性脑出血者更高达 50%，其中 35% 会发展为脑出血后脑积水。脑出血后脑积水的形成过程会导致脑实质的继发性损害，还会导致患者运动功能、智力、认知障碍。

一、脑积水的临床影像表现

临床上可用 MRI 对脑积水进行诊断，可见颅内脑脊液容量增多、脑室系统明显扩大（图 2-43），其影像诊断标准见表 2-4。

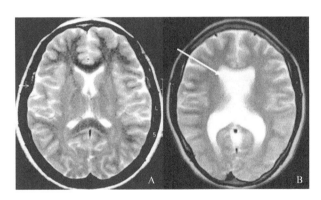

图 2-43　人脑积水 MRI 图像

A. 正常人脑 T2WI 图像；B. 脑积水 T2WI 图像

表 2-4　临床脑积水影像诊断标准

径线	平均值（mm）	脑积水（mm）
两侧脑室前角尖端之间的最大距离	35	>45
两侧尾状核之间的最大距离	15	>25
第三脑室宽度	4	>6
第四脑室宽度	12	>20

二、脑积水动物模型的制备

脑积水动物模型的制备方法主要有闭塞脑脊液通路、引入致畸物诱导、病毒或细菌感染、遗传学及基因干扰手段。其中，以闭塞脑脊液通路方式来制备脑积水动物模型尤为常见，还可通过注入高岭土、动物自体血液、硅橡胶、氰基丙烯酸酯凝胶或置入梗阻材料形成脑积水动物模型。其中，注入高岭土诱导脑积水最常见，其诱导机制是通过引起组织的无菌性炎症、纤维化而粘连闭锁，从而阻塞脑脊液的循环通路，与临床颅内感染、脑出血后的脑积水形成机制相似。

（一）注入高岭土诱导的脑积水模型（闭塞脑脊液通路）

注入高岭土诱导的脑积水模型是闭塞脑脊液通路的常用方法，也可用动物自体血液、硅橡胶、氰基丙烯酸酯凝胶或置入梗阻材料形成脑积水动物模型，其手术方法相似。选用体重为 250～300g 的健康 SD 大鼠，麻醉后，在手术显微镜下沿后颈部正中于头颈交界处作一长 1～1.5cm 的纵行切口，钝性分离肌肉，暴露环枕筋膜，先用 29 号针头穿刺枕大池，抽出脑脊液约 50μL 后，再注入 2%高岭土混悬液 50μL。

模型特点：高岭土诱导的脑积水在发生时间上长短不一，梗阻部位也多变，且高岭土引起的炎性反应会干扰对脑积水继发的病理生理的观察。不同的术式、注入部位及高岭土混悬液浓度和剂量可产生不同的实验效果，术后观察时间及指标也可能不同。小剂量低浓度的高岭土混悬液随脑脊液弥散速度快可减少局部沉积，从而减少鼠的早期死亡率、延长寿命，有利于更充分地观察多项指标。

（二）TGF-β1 诱发脑积水模型

转化生长因子 β1（transforming growth factor-β1，TGF-β1）作为启动和终止组织修复的一种主要细胞因子，其过度表达会刺激脉络丛和软脑膜细胞增殖，脑脊液分泌增多，并导致蛛网膜粘连、增厚，使蛛网膜下腔、蛛网膜粒及其他表浅的血管间隙、神经根周围间隙纤维增生，引起脑脊液吸收障碍，产生交通性脑积水。造模 3d 后，光镜下可观察到侧脑室室管膜上皮损伤，脑室周围组织出现水肿及炎性细胞浸润，脉络丛充血，脑室未见明显扩张。造模 7d 后，可见侧脑室增宽，脑脊液增多，压迫皮层；脑室内可见大量纤维状物质，脑室室管膜上皮细胞脱落；室周组织淋巴细胞浸润，可见血管塌陷或淤血。造模 2 周后的镜下所见与造模 7d 后比较无明显改变。造模 4 周后，脑室室管膜上皮可见部分修复，残存的脉络丛内血管扩张；室周组织炎症消退，脑室增大，室角圆钝；海马基底细胞层锥体细胞丢失，同时可观察到残存神经元和凋亡神经元。

（三）自发突变品系和基因修饰脑积水模型

经过长期培育已经建立了多种自发突变品系和基因修饰脑积水模型，包括 hy3 品系鼠、hyh 鼠、RFX3 基因敲除鼠、室管膜细胞纤毛异常所致的先天性脑积水模型、SUMS/NP 基因突变脑积水鼠、Mf1 基因突变鼠、H-Tx 大鼠等。自发突变品系和基因修饰脑积水模型的优点是病理进程随时间不断加重，模型稳定，缺点是病因单一，可以与诱发模型结合使用。

三、脑积水动物模型的影像表现

由白陶土混悬液注射诱导的大鼠梗阻性脑积水模型造模后第 1 周[27]，模型组大鼠的 MRI 均表现出不同程度的脑室扩大征象；至第 4 周表现为明显的脑室扩大和皮层变薄，T2WI 图像出现大面积脑积水高信号区域（图 2-44）。对照组大鼠颅脑 MRI 影像正常，脑实质未见明显萎缩，脑室未见明显增大。

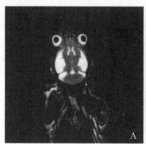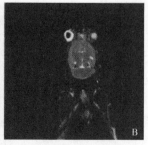

图 2-44　脑积水大鼠模型冠状位 MRI 图像
A. 模型组造模 4 周 T2WI 图像；B. 对照组 T2WI 图像

四、比较影像

脑积水动物模型影像学评价应用常规神经影像学检查 MRI 评价脑结构改变。脑积水动物模型在病灶的影像表现与临床基本一致，结构成像 MRI 表现为脑脊液容量增多、脑室系统明显扩大，在 T2WI 图像中为高信号。脑积水动物模型的表型为脑脊液不同程度地增多，MRI 的 T2WI 是脑积水检测的金标准，影像表现为脑脊液区域出现明显的高信号，能敏感地表现脑脊液变化。这与临床影像表现是一致的。

第八节　颅内肿瘤的比较影像

颅内肿瘤是神经外科最常见的疾病，也是最严重的致死致残性疾病之一，严重危害人类的健康。脑肿瘤占所有成年恶性肿瘤的 1%～2%，多数是起源于颅内各组织的原发性颅内肿瘤，发生于脑组织、脑膜、脑神经、垂体、血管及残余胚胎组织等。继发性颅内肿瘤则来源于身体其他部位的恶性肿瘤转移或邻近组织肿瘤的侵入。脑胶质瘤是由大脑和脊髓胶质细胞癌变所产生的、最常见的原发性颅内肿瘤。其中，胶质瘤是源自神经上皮的肿瘤，占颅内肿瘤的 40%～50%，本节介绍内容以胶质瘤模型为主。

一、颅内肿瘤的临床影像表现

（一）颅内肿瘤的 MRI 临床影像表现

颅内肿瘤诊断最常做的检查包括头颅 CT 与 MRI。磁共振在显示肿瘤的部位、性质等方面，要优于 CT 检查。临床上，低级别胶质瘤在 MRI 上往往表现为 T1 低信号、T2 高信号的脑内病变，主要位于白质内，与周围脑组织在影像上往往存在较为清晰的边界，瘤周水肿往往较轻，病变一般不强化。高级别胶质瘤一般信号不均一，T1 低信号、T2 高信号（图 2-45），但如有出血存在，则 T1 有时也有高信号的存在，肿瘤往往有明显的不均一强化，肿瘤与周围脑组织界限不清，瘤周水肿较为严重。

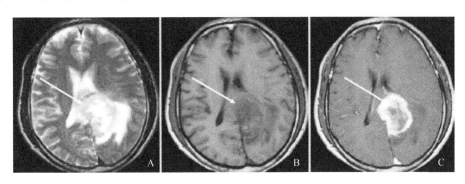

图 2-45　人脑胶质瘤 MRI 图像
A. T2WI；B. T1WI；C. Gd-DTPA 增强后的 T1WI

（二）颅内肿瘤的 PET 临床影像表现

临床影像诊断一般使用 PET 评估肿瘤及脑组织的代谢活性，用于颅内肿瘤与炎症，以及残留或复发颅内肿瘤与治疗相关性坏死的鉴别诊断。^{18}F-FDG 在颅内肿瘤病灶的聚集量与恶性程度分级呈正相关，随颅内肿瘤进程出现坏死后 ^{18}F-FDG 聚集量会低于正常脑组织（图 2-46）。

二、颅内肿瘤动物模型的制备

1. 移植瘤动物模型

移植瘤动物模型是将肿瘤细胞或组织移植到受体动物造模。这种模型主要分为以下两种。

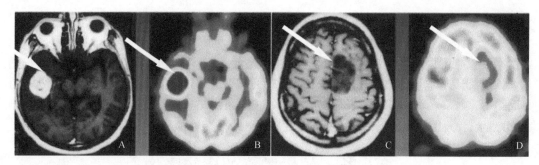

图 2-46 胶质瘤患者 MRI 与 ^{18}F-FDG 图像

A. 右颞叶脑胶质瘤Ⅲ级 MR T1WI 图像；B. PET 图像显示病灶；C. 左侧脑胶质瘤Ⅱ级 MR T1WI 图像；D. PET 图像显示病灶 ^{18}F-FDG 摄取低于皮质

（1）同种移植模型

即将病毒或化学致癌物诱导的脑肿瘤或自发性脑肿瘤进行细胞培养，然后将培养的该肿瘤细胞移植到同系宿主体内，结果得到同种移植脑肿瘤模型。

（2）异种移植模型

来源于另一种系（或同一种的不同株）的脑肿瘤被移植到缺乏免疫力的受体或免疫特权部位如面颊窝、脑或眼前房。

2. 病毒脑肿瘤模型

病毒脑肿瘤模型是将特定病毒注射到动物大脑造模。两种类型的病毒可诱导脑肿瘤，一类为核糖核酸病毒，如 Rous 肉瘤病毒，另一类为脱氧核糖核酸病毒，如腺病毒。

3. 转基因动物模型

转基因动物模型是使用基因工程技术将肿瘤基因转入动物体内造模。转基因动物模型可以解决细胞培养无法解决的问题，如哪些组织对癌基因转化活性敏感，肿瘤形成与癌基因的关系，癌基因生长分化的影响等。其在肿瘤病因学、发病机理研究和药物筛选中应用广泛。

三、颅内肿瘤动物模型的影像表现

（一）颅内肿瘤动物模型的 MRI 影像表现

对颅内肿瘤模型进行 MRI 扫描，通常采用自旋回波序列、快速自旋回波序列获得 T1WI 和 T2WI，采用多回波自旋回波（MSE）序列扫描并进行后处理获得 T2map，以及弥散加权成像（DWI）序列。其中，胶质瘤模型在 T1WI 图像表现为稍低信号，在 T2WI 图像呈高信号，在增强后的 T1WI 图像为高信号。肿瘤周围可见水肿，有些模型肿瘤内可见出血。利用 T2map、DWI 序列和 DTI 序列计算胶质瘤区域与对照组对应区域的 T2 值、ADC 值及 FA 值，发现胶质瘤模型肿瘤区 T2 值远大于正常大鼠对应区域，而 ADC 值及 FA 值小于正常大鼠对应区域。

T2 值的升高主要是因为肿瘤周边水肿、组织含水量增多导致 T2 信号变长。有文献报道，低度恶性胶质瘤与恶性胶质瘤间的 ADC 值有显著差异，恶性胶质瘤 ADC 值较低，而偏良性胶质瘤 ADC 值较高。利用 ADC 值能可靠地鉴别肿瘤组织、瘤周水肿、肿瘤坏死、囊变及正常组织，因此可以利用 DWI 对脑肿瘤进行定性、定量分析。脑肿瘤可引起脑组织的细胞结构和水成分发生变化，包括自由水的增加和组织结构的丧失，以及肿瘤间质内细胞外水分子运动的受限，从而可以通过 DTI 来评价肿瘤组织本身及其周围脑组织的病理改变，进而为鉴别肿瘤的性质和界定肿瘤的边界提供帮助。大量的研究通过检测肿瘤中心（强化和未强化）、肿瘤边缘、瘤周水肿的 ADC 与 FA 值发现，ADC 值能鉴别正常白质纤维、水肿及增强的肿瘤边缘，而 FA 值对区别这三种组织意义不大。同样，在单纯检测瘤周水肿的研究中发现，转移性脑肿瘤瘤周水肿区的 ADC 值明显大于胶质瘤的瘤周水肿区，并可对二者进行鉴别。

原位 C6 胶质瘤细胞接种 SD 大鼠经开颅手术后继续饲养 14d 再进行 MRI 分析。结果可见肿瘤位于左侧基底节区，边界欠清晰。T1 加权像表现为稍低信号，T2 加权像呈高信号，增强后的 T1 加权像为高信号（图 2-47A～C）。图 2-47 为接种后 14d 的 MRI 图像，肿瘤内可见出血坏死。在 T2 加权像及增强后的 T1 加权像中均能较好地显示肿瘤区域与位置。鼠脑胶质瘤呈长 T1 长 T2 信号，同以往的研究及临床上人的胶质瘤类似，肿瘤多呈类圆形，呈浸润性生长，压迫同侧脑室，中线结构向对侧移位。肿瘤周围可见水肿。计算胶质瘤区域及对照组对应区域的 T2 值、ADC 值及 FA 值，结果发现胶质瘤模型肿瘤区域 T2 值远大于正常对照组对应区域；而 ADC 值及 FA 值小于正常对照组对应区域。

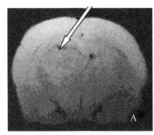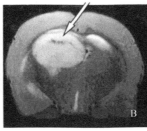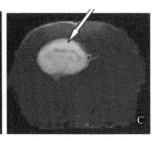

图 2-47　大鼠原位 C6 胶质瘤 MRI 图像

A. T1WI 图像；B. T2WI 图像；C. Gd-DTPA 增强 T1WI 图像

动态观察大鼠胶质瘤模型肿瘤及 MRI 扩散加权成像[28]，在接种当天、第 3 天、第 6 天、第 8 天及第 10 天的变化情况如图 2-48 所示。箭头所示为肿瘤，随瘤体的生长时间不同，MRI 图像也呈现出相应的变化，瘤体体积和瘤周水肿体积增加。接种后第 6 天，瘤体直径为 2～3mm。从第 10 天开始，肿瘤体积增长迅速，可见明显占位效应和明显的边界，直径达 6～7mm（图 2-48A）。在 DWI 图像上，所有肿瘤实质区信号强度均高于对侧相应部位的正常脑组织（图 2-48B）。而在 ADC 图像上，在接种前 10d，肿瘤实质区信号强度与周围正常脑组织无明显差异（图 2-48C）。随着肿瘤体积增长，肿瘤实质的 FA 信号强度明显小于对侧相应部位的正常脑组织（图 2-48D）

采用 PRESS 序列采集大鼠尾状核区 1H-MRS[29]。正常大鼠于尾状核区进行 1H-MRS 采集（图 2-49），分别于 2.0ppm、2.3ppm、3.0ppm、3.2ppm 位置显示 NAA、Glu＋Gln、Cr＋PCr、Cho 峰（图 2-49A），其中 NAA 为第 1 高峰，Cr＋PCr 次之，NAA/Cr 和 Cho/Cr 值分别为 1.31±0.14 和 0.92±0.23；C6 胶质瘤部分进行 1H-MRS 采集（图 2-49B），NAA 峰明显下降甚至消失，Cho 升高为第 1 高峰，Cr＋PCr 轻度下降，部分肿瘤出现 Lac 峰或脂质峰（Lip）峰，其中 NAA/Cr 和 Cho/Cr 值分别为 0.53±0.18 和 2.07±0.40，与正常大鼠相比有显著性差异。

图 2-49 中大鼠 C6 胶质瘤的 1H-MRS 与人脑胶质瘤非常类似，表现为 NAA 峰明显下降甚至消失，Cho 升高为第 1 高峰，Cr＋PCr 轻度下降，其中 NAA 下降与脑内神经元逐渐被肿瘤组织破坏有关，Cho 升高可能与肿瘤增殖旺盛、细胞膜转换加快有关。Cr＋PCr 轻度下降可能与细胞能量消耗增多，磷酸肌酸分解为肌酸释放 ATP，以补充肿瘤细胞的能量需要有关。另外，还有部分肿瘤内出现 Lac 峰或 Lip 峰，其中 Lac 峰的出现可能与肿瘤内部缺血、缺氧，肿瘤细胞糖酵解增强，代谢终产物 Lac 增多有关，而 Lip 峰的出现目前认为与肿瘤细胞坏死有关。由于脂质颗粒主要出现在肿瘤组织中心坏死区内，并分布广泛，最大颗粒约 10μm，肿瘤周围区域存活的细胞内未见脂质颗粒。1H-MRS 分析可以在一定程度上反映胶质瘤的生长状态。

（二）颅内肿瘤动物模型的 PET 影像表现

对 U87 胶质瘤细胞接种的胶质瘤小鼠动物模型行 18F-FDG PET 检测[30]，由于葡萄糖是大脑的能量底物，全脑对 18F-FDG 都有较高的摄取，会影响肿瘤的特异性摄取。研究者发现小鼠禁食后成像，正常皮质中存在更高的 18F-FDG 吸收，肿瘤难以在 18F-FDG PET 图像上进行清晰显示。而对模型葡萄糖

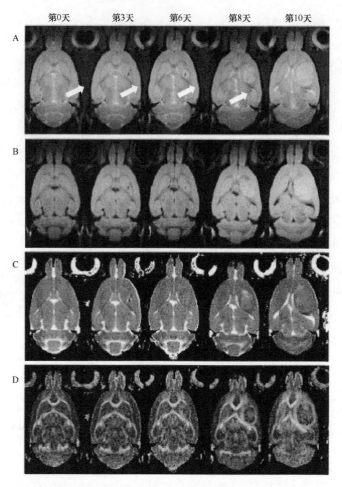

图 2-48　大鼠胶质瘤模型造模第 0 天、第 3 天、第 6 天、第 8 天和第 10 天的 MRI 图像

A. T2WI 图像；B. DWI 图像；C. ADC 图像；D. FA 图像

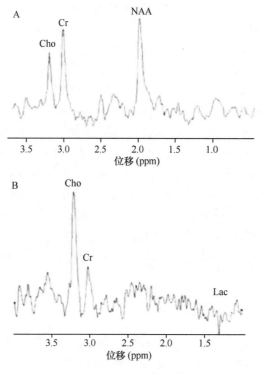

图 2-49　大鼠胶质瘤 ¹H-MRS 图像

A. 正常大鼠；B. 肿瘤区域

负荷后成像，正常皮层对 ^{18}F-FDG 的摄取明显下降，虽然肿瘤对 ^{18}F-FDG 的摄取也有一定程度的下降，但在 PET 图像上肿瘤轮廓清晰。

（三）颅内肿瘤的光学成像影像表现

与其他类型肿瘤的研究类似，利用小动物活体光学成像技术可以长期监测颅内肿瘤的发生、发展及治疗效果。例如，利用萤光素酶基因标记肿瘤细胞，通过肿瘤发光情况的变化，观测肿瘤的生长及药物对肿瘤的治疗效果（图 2-50）。

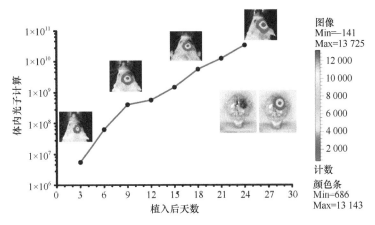

图 2-50　光学成像观察的原位接种的经生物发光标记的 U87-MG-luc2 神经胶质瘤的生长

用生物发光成像技术进行神经肿瘤研究，还可应用功能性荧光探针监测肿瘤。例如，应用荧光染料标记的二氢乙锭（dihydroethidium，DHE）探测神经胶质瘤中的活性氧自由基，从而监测肿瘤的发展情况。目前，荧光成像设备多具备多模式成像功能，可以同时应用生物发光及荧光成像功能共同监测肿瘤的生长与转移，评价肿瘤药物的疗效。

四、比较影像

颅内肿瘤动物模型影像学评价应用常规神经影像学检查 MRI 评价结构改变，PET 技术应用 ^{18}F-FDG、^{64}Cu-RGD 等，以及 MRI 应用 DTI、波谱等评价脑功能改变。颅内肿瘤动物模型在病灶的影像表现与临床基本一致，结构成像 MRI 表现为 T1WI 图像表现为稍低信号，T2WI 图像呈高信号，增强后的 T1WI 图像为高信号。功能成像 PET 表现为示踪剂在肿瘤病灶的聚集，聚集量与恶性程度分级呈正相关。MRI 的 DTI 图像中恶性胶质瘤 ADC 值较低，而偏良性胶质瘤 ADC 值较高。值得注意的是，Micro CT 因软组织分辨率的缺陷而无法识别颅内肿瘤组织，颅内肿瘤动物模型的影像研究多应用 MRI 与核医学技术，这与临床广泛应用 CT 不同。动物活体光学成像技术作为成本较低的影像技术，也在动态监测颅内肿瘤的发生发展方面应用广泛，但还限于标记颅内肿瘤细胞或靶向示踪的临床前研究中。PET 影像 ^{18}F-FDG 等的影像表现与临床一致，比较影像研究是颅内肿瘤靶向 PET 新药物在临床前验证中不可或缺的重要步骤。

参 考 文 献

[1] Ridha B H, Barnes J, Bartlett J W, et al. Tracking atrophy progression in familial Alzheimer's disease: a serial MRI study[J]. Lancet Neurol, 2006, 5(10): 828-834.

[2] 宗园媛, 王晓映, 王海林, 等. APP/PS 双转基因阿尔茨海默病小鼠模型的老年斑及行为学动态析[J]. 中国比较医学杂志, 2008, 18(9): 8-12.

[3] 袁树民, 董伟, 张连峰. 利用 Micro-PET 显像技术分析阿尔茨海默病小鼠模型的脑糖代谢[J]. 解剖学报, 2011, 42(1): 141-143.

[4] 朱皓, 高凯, 张连峰. 阿尔兹海默病小鼠模型的磁共振影像学分析[J]. 中国比较医学杂志, 2012, 22(12): 48-53.

[5] Shah D, Praet J, Hernandez A L, et al. Early pathologic amyloid induces hypersynchrony of BOLD resting-state networks in transgenic mice and provides an early therapeutic window before amyloid plaque deposition[J]. Alzheimer's & Dementia : the Journal of the Alzheimer's Association, 2016, 12(9): 964-976.

[6] Brooks D J. PET studies and motor complications in Parkinson's disease[J]. Trends in Neurosciences, 2000, 23(10 Suppl): S101-S108.

[7] Péran P, Cherubini A, Assogna F, et al. Magnetic resonance imaging markers of Parkinson's disease nigrostriatal signature[J]. Brain: A Journal of Neurology, 2010, 133(11): 3423-3433.

[8] Dong P J, Min H K, Lee S Y, et al. Functional neuroimaging of the 6-OHDA lesion rat model of Parkinson's disease[J]. Neuroscience Letters, 2012, 513(2): 187-192.

[9] Pellegrino D, Cicchetti F, Wang X, et al. Modulation of dopaminergic and glutamatergic brain function: PET studies on Parkinsonian rats[J]. Journal of Nuclear Medicine, 2007, 48(7): 1147-1153.

[10] Forsback S, Niemi R, Marjamäki P, et al. Uptake of 6-[^{18}F]fluoro-L-dopa and [^{18}F]CFT reflect nigral neuronal loss in a rat model of Parkinson's disease[J]. Synapse, 2003, 51(2): 119-127.

[11] Pellegrino D, Cicchetti F, Wang X, et al. Modulation of dopaminergic and glutamatergic brain function: PET studies on Parkinsonian rats[J]. Journal of Nuclear Medicine: Official Publication, Society of Nuclear Medicine, 2007, 48(7): 1147-1153.

[12] 高波, 刘树伟, 雷皓, 等. 帕金森病大鼠模型的建立及 MRI 分析[C]. 首届全国功能神经影像学和神经信息学研讨会论文汇编, 2003.

[13] 孟海伟, 刘树伟, 侯中煜. 质子磁共振波谱在帕金森病大鼠模型中的应用研究[J]. 山东大学学报(医学版), 2005, 43(9): 769-772.

[14] Swartz B E, Brown C, Mandelkern M A, et al. The use of 2-deoxy-2-[^{18}F]fluoro-D-glucose (FDG-PET) positron emission tomography in the routine diagnosis of epilepsy[J]. Molecular Imaging and Biology, 2002, 4(3): 245-252.

[15] Kornblum, H I, Araujo D M, Annala A J, et al. *In vivo* imaging of neuronal activation and plasticity in the rat brain by high resolution positron emission tomography (microPET)[J]. Nature Biotechnology, 2000, 18(6): 655-660.

[16] Feng G, Yi G, Hong Z, et al. Anterior thalamic nucleus stimulation modulates regional cerebral metabolism: an FDG-Micro PET study in rats[J]. Neurobiology of Disease, 2009, 34(3): 477-483.

[17] Parekh M B, Carney P R, Sepulveda H, et al. Early MR diffusion and relaxation changes in the parahippocampal gyrus precede the onset of spontaneous seizures in an animal model of chronic limbic epilepsy[J]. Experimental Neurology, 2010, 224(1): 258-270.

[18] 方芳, 雷皓. 活体质子磁共振波谱观察戊四氮慢性致癫痫大鼠海马损伤[J]. 中国医学影像技术, 2010(8): 4.

[19] 王雪琦, 卢广, 孙学军, 等. 大鼠抑郁症模型脑磁共振成像和波谱研究[J]. 中国神经科学杂志, 1999, 15(2): 4.

[20] Hui J J, Xi G J, Liu S S, et al. Blood oxygen level-dependent signals via fMRI in the mood-regulating circuit using two animal models of depression are reversed by chronic escitalopram treatment[J]. Behavioural Brain Research, 2016: 210-218.

[21] Hadar R, Soto-Montenegro M L, Götz T, et al. Using a maternal immune stimulation model of schizophrenia to study behavioral and neurobiological alterations over the developmental course[J]. Schizophrenia Research, 2015, 166: 237-248.

[22] Torres G, Hallas B H, Gross K W, et al. Magnetic resonance imaging and spectroscopy in a mouse model of schizophrenia[J]. Brain Research Bulletin, 2008, 75(5): 556-561.

[23] Fiebaeh J B, Schellinger P D. Stroke magnetic resonance imaging is aceurate in hyperacute intracerebral hemorrhage: a multicenter study on the validity of stroke imaging[J]. Stroke, 2004, 35: 502-506.

[24] Kong L L, Wang Z Y, Hu J F, et al. Inhibition of chemokine-like factor 1 protects against focal cerebral ischemia through the promotion of energy metabolism and anti-apoptotic effect[J]. Neurochemistry International, 2014, 76: 91-98.

[25] 张秀明, 戴峰, 姚群立, 等. 大鼠急性脑缺血再灌注模型的 7.0T MR 成像研究[J]. 中国医学影像技术, 2009, 25(5): 731-733.

[26] 彭雯佳, 陆建平, 王鹤, 等. 脑缺血再灌注大鼠模型 FAIR-PWI 研究[J]. 中国医学计算机成像杂志, 2012, 18(1): 4.

[27] 吴少峰, 杨波, 金惠明, 等. 白陶土诱导新生大鼠梗阻性脑积水模型的建立[J]. 上海交通大学学报: 医学版, 2011(1): 4.

[28] Galons J P, Trouard T P, Garcia-Martin M, et al. Longitudinal diffusion tensor imaging in a rat brain glioma model[J]. NMR in Biomedicine, 2008, 21(8): 799-808.

[29] 马明平, 吴光耀, 周义成, 等. 大鼠 C6 胶质瘤模型的磁共振成像及 ^{1}H 波谱研究[J]. 放射学实践, 2004, 19(12): 4.

[30] Kim D, Ko H Y, Lee S, et al. Glucose loading enhances the value of ^{18}F-FDG PET/CT for the characterization and delineation of cerebral gliomas[J]. Cancers, 2020, 12(7): 1977.

第三章　运动系统疾病的比较影像

运动系统由骨、关节和骨骼肌三种器官组成，运动系统疾病是发生于骨、关节、肌肉、韧带等部位的疾病。局部疾病如外伤、骨折、脱位、畸形等，全身性疾病如类风湿性关节炎，可发生于手、腕、膝与髋等部位。骨关节结核常发生于脊柱、髋关节等部位。运动系统疾病动物模型在局部疾病中可用于研究生物材料在体评价，在全身性疾病中多用于研究疾病的发病机制，以及制作相关疾病基因的转基因模型，并在这两类模型中对新药与治疗方法进行评价。长期以来，以 CT、MRI 为代表的解剖成像技术为运动系统疾病诊断监测提供了大量依据，此外，PET 等分子影像技术对一些运动系统疾病发病机制的研究也取得了大量成果。

第一节　骨折的比较影像

骨折是指由外伤或病理等原因致使骨质部分或完全断裂的一种疾病。其主要临床表现为：骨折部有局限性疼痛和压痛，局部肿胀和出现瘀斑，肢体功能部分或完全丧失，完全性骨质尚可出现肢体畸形及异常活动。骨折应与单纯的关节扭伤鉴别，因为二者的治疗原则不同。

一、骨折的临床影像表现

临床一般采用 X 线、CT、MRI 对骨折进行诊断（图 3-1），其影像表现分为直接表征和间接表征。直接表征包括骨皮质断裂、骨小梁不连续、出现透亮线或密度增高线、骨形态异常、骨皮质翘起等。间接表征包括软组织肿胀、关节积液、出现液-脂平面、出现液-脂-气平面、脂肪纹的移位、骨外膜与骨内膜反应等。

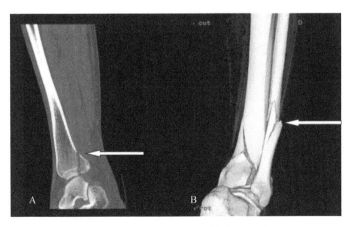

图 3-1　胫腓骨下段多处粉碎性骨折
A. 侧位 X 线；B. CT 三维视图

二、骨折动物模型的制备

骨折动物模型一般用于骨折愈合过程的研究。过去的研究多采用大型的动物模型，如犬、兔子、山羊、绵羊等。利用大型动物的骨骼重建可以更逼真地模仿人类的骨骼重建过程，主要是因为二者都具有哈弗斯系统。相对于大型动物，小鼠的骨骼重建是通过骨吸收完成的。尽管大型动物的骨骼可以被稳定地植入，但其弊端是在骨骼愈合过程中需要较长时间的圈养，从而消耗大量的科研经费。因此，较小体型的动物模型越来越被学界认可且广泛应用于骨科研究领域，大批小鼠作为具有实用价值的模型工具，并且这些小鼠模型也完全可以应用于研究其他物种。应用小鼠制作一个标准模型具有很大的挑战性。这个模型必须是可重复的标准骨折类型，位置以及骨折移位的程度，其中还包括软组织的损伤都需要可重复化；对于外科手术治疗中的复位和固定，在不同的标本之间也必须可重复化；对于骨折移位和软组织损伤的特征重建，可以通过应用一种标准的可弯曲的或其他可以替代的制作骨折的机械工具达到重建目的。因为小鼠的骨骼尺寸过于细小，这就使得重建一系列相同的骨骼模型成为一个极具挑战性的任务。例如，应用长骨（如股骨和胫骨）来研究包括固定与生物力学评价在内的骨折愈合过程。

1. 肋骨骨折模型

肋骨骨折模型是研究骨折愈合的有力工具。在吸入麻醉状态下，研究人员可以暴露小鼠的右侧第 8 肋间，然后用剪刀沿肋骨长轴垂直切断该肋骨。这个模型已经成功应用于检测骨折愈合过程中的基因表达方面的研究。

2. 胫骨骨折模型

闭合的胫骨骨折模型简单易行，是研究骨折髓内固定的一种好方法。在一项研究中，使用一种直径为 0.2mm 的不锈钢钢针固定了用三点弯曲工具制造的骨折。当应用胫骨骨折模型时一定要考虑到腓骨。比如，研究人员在应用这种模型时需要注意把腓骨是否存在作为一个变量。这种胫骨骨折模型改良自大鼠的闭合股骨骨折模型。应用胫骨骨折模型可以进行生理机能性的测试，此模型也用于检测骨折愈合过程中的基因表达过程。

3. 股骨骨折模型

股骨是一种长管状的骨头，而且周围有大量的肌肉等软组织包裹，相对于胫骨而言，股骨的直径自上而下大体一致且体积也足够大，这就使得股骨骨折模型可以应用于钉板等较大型的内固定或外固定装置，如髓内针、锁定髓内钉、交锁髓内钉、髓内加压螺钉、髓内钉"别针"装置、锁定钢板、外固定装置等。在用三点弯曲工具制作股骨骨折之前，研究者应先将固定装置安装上，这些固定装置有利于控制骨折点不移位，而且还会营造一种标准的骨折愈合环境。这个模型可以帮助我们建立一种标准的骨折，而且这种固定装置可以在后续研究骨折愈合过程中其他类型和作用的影响因素时取出。

三、骨折动物模型的影像表现

在比较医学研究中，在大多数研究动物模型骨折愈合过程的影像学变化中，影像分析采用高分辨率成像和二维或三维 X 线断层扫描（CT）技术。

动物一般在制作成骨折模型后的各个研究时间点上分别被处以安乐死，取材后行离体 CT 显像，这是因为尽管 Micro CT 技术可以对大小鼠动物模型活体成像，但高分辨 CT 成像需要两个要素。①样本检测必须完全没有位移，否则会出现不同程度的运动伪影，而活体动物的呼吸、心跳等生理运动很难做到完全静止，还可能会出现因麻醉而抽搐。离体则没有上述的干扰。②尽量小的视野，需要球管探测器贴近待检测样本，活体的动物难以进行摆位。所以较多采用体外成像，能够可视和定量地评估出愈合组织内的血管系统。一般对膝关节行个体化扫描（轴位、矢状位、冠状位），必要时进行二维和三维重建，一般采用 10μm 无间隔扫描，任意角度成像（图 3-2）。

四、比较影像

骨折动物模型影像学评价多应用常规解剖影像学检查 Micro CT 与 X 线评价骨骼结构改变。骨折动物模型的影像表现与临床骨折一致，与临床不同的是在 10μm 左右的分辨率下，可以对骨折的整个愈合

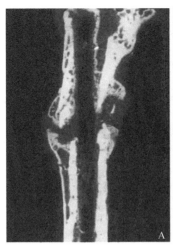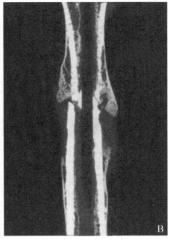

图 3-2 大鼠骨折模型 CT 图像

A. 大鼠股骨骨折矢状面 CT 图像；B. 造模后三个月出现骨痂

过程进行量化评估。X 线技术大致能够区分骨折后形成的骨的大小尺寸及影像学密度。而 Micro CT 则可以反映出骨痂的具体信息，如骨痂组织的矿质密度、总的骨痂容量以及骨痂占骨折骨的体积分数。非侵入性的实时成像技术如荧光技术、近红外光成像技术及磁共振技术，在过去的几年被引进用来评估活生物体内骨修复进程中的基因表达、蛋白质降解、细胞移位以及细胞死亡。

第二节 骨质疏松的比较影像

骨质疏松（osteoporosis）是一种全身性代谢性的骨骼疾病，是以单位体积内骨组织量减少，骨组织的有机成分和无机成分同时按比例减少，骨微结构变脆弱为特点的代谢性骨病变。在多数骨质疏松中，骨组织量的减少主要由骨质吸收增强所致。骨小梁的三维构筑和小梁的连接程度统称为骨微结构。骨微结构的改变，使骨组织的三维结构遭到破坏，连续完整性丧失，结构和稳定性受损，最终导致骨脆性增加。这些变化最终导致严重的并发症——髋部、腰椎等部分骨折。近年来，关于骨生物力学性能降低在骨质疏松定义和诊断中的意义，已经引起众多研究者的关注。美国国立卫生研究院（NIH）将骨质疏松定义为"以骨强度降低、骨折风险增加为特征的骨骼系统疾病"。

一、骨质疏松的临床影像表现

定量 CT 可以对反映骨强度的骨密度进行精确定量检测，对骨微结构进行量化检测，在临床中广泛应用于骨质疏松诊断与骨折风险预测。临床检测中一般测量的 2～4 椎体骨密度（BMD）的范围值，与骨质疏松定量 CT 诊断标准的参考值进行对比分析。一般采用骨量截断值的方法进行统计，一般选择腰椎进行测量，因为人类腰椎定位准确，椎体形态变异小，富含松质骨且均匀。所测量的对象是松质骨，这是因为松质骨的代谢转换率较密质骨（皮质骨）高 8 倍，能敏感地反映出早期骨量丢失。利用人体扫描腰椎侧位片进行定位，用定位线分别穿过第 2～4 节腰椎椎弓根层面与椎体上下缘平行扫描（图 3-3）。在实际操作过程中，应注意兴趣区（ROI）的选择，ROI 通常为椎体中央松质骨部分，用等大的 ROI 测量椎体的松质骨 CT 值。需体模和患者同步扫描获得 CT 值。骨质疏松患者腰椎 CT 表现为松质骨骨小梁变细、断裂、数量减少，皮质骨多孔、变薄。有研究提出诊断标准骨密度的正常数值约为：男性 $<113.75\text{mg/cm}^3$、女性 $<113.67\text{mg/cm}^3$，但不同的设备还需建立统一的标准。

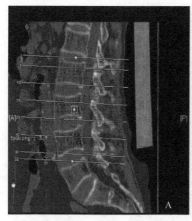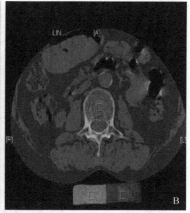

图 3-3　临床骨质疏松患者腰椎 CT 图像

A. 矢状面定位；B. L2 椎体

二、骨质疏松动物模型的制备

骨质疏松症的预防和治疗已成为一个多学科的、当前研究非常活跃的课题。建立理想的骨质疏松动物模型是研究治疗和预防骨质疏松症的新药的体内过程、药物代谢动力学、药效学和影响药物作用因素的基础。经典的骨质疏松动物模型为去势大鼠模型，其他较常用的模型有激素诱导骨质疏松模型、转基因骨质疏松模型。

（一）去势骨质疏松模型

将大小鼠卵巢切除后，其骨转化率增高；初始为快速骨丢失期，随后为缓慢骨丢失期；松质骨较皮质骨骨丢失严重；肠道钙吸收明显降低，与绝经后骨丢失有众多相似之处。目前，去势大鼠已成为去势骨质疏松症研究中使用最多的动物模型，也是 Micro CT 应用最多的对象之一。

去势大鼠模型的制作：手术取俯卧位，大鼠在未进食的状态下，以腹腔注射 3%戊巴比妥钠麻醉，经第三腰椎背侧取正中切口入路，切口长约 1cm，钝性分离至肌肉层，于腰椎左右两侧各 0.5cm 处钝性分离肌肉，剪开腹膜，用组织镊深入切口，提起腹腔脂肪，将卵巢靠近输卵管端剪断分离，局部压迫止血后，将剩余组织纳入腹腔，缝合切口。大鼠去势后出现骨转化率增加，松质骨出现显著的骨丢失，骨小梁变细，单位体积骨小梁骨量降低，骨强度下降；经历约 4 个月的快速骨丢失期，随后为一个较长的缓慢的骨丢失阶段。肥胖对骨丢失有一定的保护作用，肠道的钙吸收减少，这种特征较好地复制了女性正常绝经时骨丢失的情况。给予雌激素替代治疗时无骨转化增加和失骨。抑制人骨转化的药物如双磷酸盐类和降钙素，也可阻止大鼠的高骨转化率和骨丢失，这与对绝经后妇女相同治疗的应用效果一致。该模型已被反复证实，切除大鼠卵巢，血中雌激素水平显著降低，并出现骨质疏松病理变化，该法已成为制造绝经后骨质疏松动物模型的有效方法。去势造模是最经典的制造骨质疏松模型的方法。

（二）激素诱导骨质疏松模型

对动物大剂量长期使用类固醇皮质激素可诱导骨质疏松模型，常用强的松或强的松龙，皆可观察到显著的骨丢失。糖皮质激素直接抑制成骨细胞的功能，减少前成骨细胞向功能性成骨细胞转化，降低前成骨细胞的骨胶原的合成，使骨基质形成减少，破骨细胞间接由于偶联因素及甲状旁腺激素（PTH）增加的刺激而骨吸收加速。血钙水平下降，是皮质类固醇抑制小肠钙吸收的结果。这又进而刺激 PTH 分泌，血清降钙素浓度轻度下降，也是骨吸收活跃的原因。皮质类固醇可抑制肾小管对钙、磷的重吸收。此模型在一定程度上模拟了骨生成减少的变化，但不够理想，原因在于动物真正的骨生成减少较为少见，并且与原发性骨质疏松的发病机理和病程不一致，因此不适合作为观察药物对骨吸收抑制作用的研究模型。糖皮质激素通过诱导凋亡改变破骨细胞和成骨细胞的生存周期。如果破骨细胞活性显著超过成骨细胞，就会出现骨丢失甚至骨质疏松。

三、骨质疏松动物模型的影像表现

骨质疏松动物模型早期采用病理检测，病理可见骨皮质变薄，骨小梁稀疏萎缩。病理测试具有需要牺牲动物取得骨样本，无法活体长期观测，处理复杂，耗时较长，工作量较大，且无法提供三维结构全面信息的缺点。而 Micro CT 具有活体、动态、无创的特点，所需时间为几分钟到几小时，且可以通过扫描所得的二维、三维图像观察到骨结构形态，以及骨小梁的数量、结构、形态的变化情况，能够对实验样品进行直观的观察和分析。尤其是 Micro CT 骨分析，极大地节省了实验时间，还能获得更全面的骨参数与更直观的影像表现。因此，小动物 Micro CT 在骨科研究中的应用是极具优势的，给骨质疏松动物模型研究带来了一场实验方法的革命。

（一）骨质疏松动物模型股骨 CT 影像表现

大鼠去除卵巢后，3 周时股骨骨密度开始下降，至 15 周时明显低于假手术组，如图 3-4 所示。去卵巢后，干髓端松质骨对雌激素缺乏诱导的骨量丢失及结构退变较髓端敏感，两者的骨小梁对骨丢失所引起的适应性反应存在较大差异；去卵巢后，干髓端骨小梁的组织骨密度及厚度明显高于去卵巢 3 周组与基线组，髓端骨小梁仅表现为厚度的显著升高，而皮质骨骨密度则无明显改变。在 CT 影像中发现部分动物出现骨小梁的代偿性变粗，骨小梁的代偿行为可能部分逆转雌激素缺乏所致的松质骨力学强度的下降。

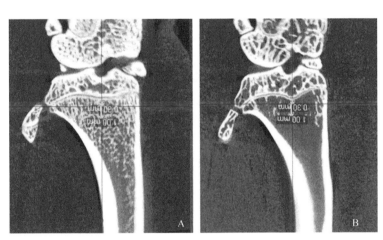

图 3-4　骨质疏松动物模型造模 6 周后胫骨出现骨小梁数量显著下降
A. 对照大鼠；B. 去势大鼠

大鼠去卵巢后 15 周，第 6 腰椎表现为骨密度和组织骨密度分别下降，骨体积分数、骨小梁厚度和骨小梁数量出现不同程度的下降。骨小梁间隙与结构模型指数出现不同程度的增加。

（二）骨质疏松动物模型颌骨 CT 影像表现

颌骨作为全身骨骼系统的一个组成部分，其骨质的丧失与全身性骨质疏松症之间的关系目前已引起高度关注。有研究发现，骨质疏松时颌骨也疏松，但骨质疏松对全身骨组织和口腔骨组织的影响具有差异性。下颌骨经 Micro CT，选择第三磨牙下方松质骨固定区域进行三维重建，分析得到三维体视学数据，结果如下：骨组织体积比（bone volume/total volume，BV/TV，%）、骨小梁厚度（trabecular thickness，Tb. Th，mm）、单位体积骨小梁数目（trabecular number，Tb. N，1/mm）和骨小梁分离度（trabecular spacing，Tb. Sp，mm）均比假手术组升高（$P<0.05$），与胫骨的改变结果完全相反。另外，大鼠下颌骨的三维骨矿物质含量（BMC，mg）和骨密度（BMD，mg/ml）也升高。假手术组中，下颌骨骨小梁

体积比、骨小梁厚度、骨小梁数目等三维体视学指标均明显小于胫骨，骨小梁分离度大于胫骨。卵巢切除组（OVX 组）中，下颌骨骨小梁体积比、骨小梁厚度、骨小梁数目等三维体视学指标均明显大于胫骨，骨小梁分离度小于胫骨。

Micro CT 的注意事项：将动物麻醉，动物模型因高分辨率局部成像，图像视野最多只有几个厘米，需将待扫描区域固定至动物载床中心，如扫描胫骨，则将动物单腿拉伸固定至视野中心，身体轴向与中轴平行，固定于床板一侧。扫描参数电压因各厂家不同型号设备采用的球管、探测器不同，电压一般设置为 60～80kV，电流为 300～500UA，为保证图像质量，一般采取 360°旋转，曝光时间相对较长。采用后滤波投影法进行重建，打开图像，从重建图像中选取距胫骨近端生长板远端 1mm、层厚 1mm 的区域为 ROI（region of interest）进行 3D 可视化分析。利用分析软件分析松质骨的参数如下：骨体积/总体积（BV/TV），为 ROI 内骨小梁总体积与区域总体积之比；骨小梁厚度（Tb. Th），为 ROI 内骨小梁结构的平均厚度；骨小梁数目（Tb. N）为 ROI 内单位长度的骨小梁结构的数量；骨小梁分离度（Tb. Sp）为 ROI 内骨小梁结构的平均距离。分析皮质骨的参数为皮质骨厚度（cortical thickness，Ct. Th）。

四、比较影像

骨质疏松动物模型影像学评价多应用常规解剖影像学检查 Micro CT 与双能 X 线骨密度仪评价骨微结构的改变。临床前扫描部位与临床扫描部位略有不同，临床使用 CT 一般对骨质疏松患者的腰椎、胸椎成像进行诊断。而在实验动物的影像研究中，受限于空间分辨率，且椎体的形态导致不易于统计，研究多在股骨、胫骨上开展。动物与人的股骨远端、胫骨近端的骨小梁分布不同，大鼠胫骨松质骨出现了骨微结构的破坏：骨小梁体积占总体积的比例显著下降，骨小梁厚度和数目减少，骨小梁间隙增宽，同时还观察到了大鼠皮质骨厚度的明显变薄。这些结果与既往的基础和临床试验结论是一致的。目前，临床工作中骨质疏松测量以双能 X 线检测法为主要方法。此方法检测时间短、精确度高、图像分辨率高，而且放射剂量低、安全性高。双能 X 线检测法通常用来检测腰椎、股骨近端和桡骨远端的骨密度值。由于双能 X 线骨密度仪（DXA）的检测范围包含皮质骨部分，且为剖面投影技术，因此骨密度值与真实情况尚存在一定的偏差。定量 Micro CT 检测精确度高，能够早期观察骨矿物质含量的变化，其预测骨质疏松性骨折风险的可靠性优于 DXA。Micro CT 是一种能全面、立体、精确、无创测量骨微结构，且唯一可用于分别检测松质骨和皮质骨的定量检测方法。

第三节　骨肿瘤的比较影像

骨肿瘤是发生于骨骼或其附属组织（血管、神经、骨髓等）的肿瘤。同身体其他组织的肿瘤一样，其确切病因不明。骨肿瘤有良性、恶性之分，良性骨肿瘤易根治、预后良好，而恶性骨肿瘤发展迅速、预后不佳、死亡率高，至今尚无满意的治疗方法。

1. 骨巨细胞瘤

骨巨细胞瘤（GCTB）在 1940 年首次被 Jaffe 发现，为常见的原发性骨肿瘤之一，来源尚不清楚，可能起始于骨髓内间叶组织。骨巨细胞瘤具有较强的侵袭性，对骨质的溶蚀破坏作用大，极少数有反应性新骨生成及自愈倾向，可穿过骨皮质形成软组织包块，刮除术后复发率高，少数可出现局部恶性病变或肺转移（即所谓良性转移）。骨巨细胞瘤为低度恶性或潜在恶性的肿瘤。本病多在 20～50 岁发病，女性发病率高于男性。骨巨细胞瘤的原发部位多在骨骺，随病灶的扩大逐渐侵及干骺端。骨巨细胞瘤多侵犯长骨，以股骨下端及胫骨上端为最多。

2. 骨转移瘤

骨转移瘤是其他恶性肿瘤疾病进展的晚期阶段，尤以乳腺癌、前列腺癌、肺癌、结直肠癌等肿瘤常见，其发生率高达 15%～70%。肿瘤细胞随血流到达骨髓后，通过与成骨细胞、破骨细胞及骨基质细胞的相互作用，破坏骨组织，释放出骨组织中贮存的多种生长因子，使肿瘤细胞不断增生形成转移灶。

骨转移瘤根据表现可以分为以下三类。

1）溶骨性转移：以骨组织的破坏吸收为主，造成骨基质溶解及骨盐的大量丢失；同时，骨的力学强度大大下降，导致病理性骨折的发生。骨组织的破坏吸收是由破骨细胞而不是肿瘤细胞直接作用的结果。其常见于乳腺癌、肺癌的转移。

2）成骨性转移：以大量病理性成骨为特点，这些新生骨不具备正常骨的功能，反而破坏了骨的正常结构，因此也会造成病理性骨折等并发症。病理性成骨的形成是肿瘤细胞与成骨细胞相互作用的结果。其常见于前列腺癌的转移。

3）混合性转移：兼有溶骨性转移及成骨性转移的特点。一般来说，由于骨代谢的特点，成骨及溶骨过程相互关联，成骨细胞与破骨细胞在功能上相互依存，恶性肿瘤骨转移主要是破骨细胞的骨吸收，大多表现为溶骨性病变，即使是成骨性转移也是首先由破骨细胞破坏骨表面准备位点，为成骨细胞提供构建肿瘤的基础。因此，肿瘤的骨转移往往都是二者共存，只不过是某一过程占据主导地位而已。破骨细胞的激活是所有骨转移发生的重要先决条件，同时有溶骨性转移和成骨性转移的发生。

一、骨肿瘤的临床影像表现

原发骨巨细胞瘤的临床影像显示，骨巨细胞瘤是起源于骨骼非成骨性结缔组织的肿瘤。其是一种局部破坏性较大、生长活跃的肿瘤，有复发及转移倾向。骨巨细胞瘤由巨细胞和间质细胞组成，分为以下三级。①良性，长管状骨端呈偏心溶骨性的骨破坏，骨皮质完整，无软组织肿块；②生长活跃，长管状骨端呈膨胀性骨破坏，骨壳不完整，周围出现软组织肿块；③恶性，弥漫浸润性破坏，可出现筛孔样骨破坏，并跨越关节向相邻骨组织浸润。

良性，长骨端偏心性骨破坏，骨破坏呈溶骨性（皂泡状），骨破坏边界清楚；生长活跃，骨质破坏，骨壳变薄或消失，瘤体呈球形包绕骨骼；恶性，肿瘤生长迅速，骨壳吸收消失，肿块与周围软组织分界不清，可突破关节形成广泛溶骨性破坏，环绕骨干梭形软组织肿块。

CT 图像显示骨转移瘤较 X 线平片敏感（图 3-5），还能清楚地显示骨外局部软组织肿块的范围、大小以及与邻近脏器的关系。溶骨性转移表现为松质骨和（或）皮质骨的低密度缺损区，边缘较清楚，无硬化，常伴有不太大的软组织肿块，多发生在长骨，表现为骨松质中小破坏区随病变发展融合成大片破坏区，骨皮质也被破坏，一般无骨膜增生。溶骨性转移常并发病理性骨折，发生在脊椎则见椎体的广泛性破坏，因承重而被压变扁，但椎间隙保持完整。椎弓根多受侵蚀、破坏。成骨性转移为松质骨内骨松质内高密度影，呈斑点状、片状、棉团状或结节状边缘模糊的高密度灶，一般无软组织肿块，少有骨膜反应，骨皮质多完整，多发生在腰椎与骨盆。其常多发，边界不清，椎体不压缩、变扁。混合性转移则兼有上述两种类型的病灶（图 3-6）。

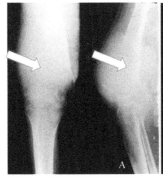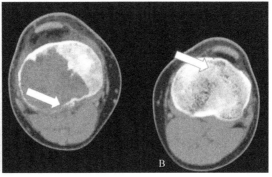

图 3-5　骨巨细胞瘤患者 X 线与 CT 影像

A. X 线图像；B. CT 图像

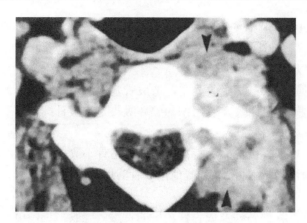

图 3-6　颈椎骨转移增强 CT 图像

黑色箭头可见骨转移与软组织瘤体

二、骨肿瘤动物模型的制备

（一）骨巨细胞瘤动物模型的制备

由于 GCTB 含有三种组织学上来源不同的细胞类型，因此很少建立合适的 GCTB 动物模型。据我们所知，直到现在还没有将患者来源的 GCTB 细胞注射到骨骼环境中的报道。在本研究中，利用胫骨内注射患者来源的 GCTB 细胞来研究 GCTB 细胞在裸鼠中的生物学行为。从未接受化学和放射治疗的患者中获得患者来源的 GCTB 细胞，分离后，将细胞悬浮液注入裸鼠的胫骨中。

（二）骨转移瘤动物模型的制备

由于自发肿瘤的骨转移发生率较低，肿瘤骨转移的转基因动物模型的制备方法还不成熟，因此肿瘤骨转移动物模型一般采用肿瘤移植的方法，即将来源于自发性或诱导性动物或人类的肿瘤细胞株，通过原位或异位移植制备动物模型。该模型的优点是成本低、周期短、成瘤时间一致。肿瘤移植骨转移动物模型是用已建立的人/鼠肿瘤细胞株种植于免疫缺陷动物体内（裸鼠或 SCID 小鼠等）所建立的动物模型，按照种植的途径不同可分为以下类型。

1. 通过血流播散制作的骨转移动物模型

静脉注射法：静脉注射法与临床上骨转移的产生机制不符，较少使用。心脏注射法：左心室注射法产生的骨转移动物模型与肿瘤患者骨转移灶，无论是生长状况还是形态学上都非常相似，是目前最常用的方法之一。

2. 局部注射制备的骨转移动物模型

该方法是将针尖直接刺透骨皮质，将移植肿瘤细胞注入胫骨或股骨的骨干，具有致瘤率高、制作方法简单、不受脏器肿瘤转移影响等优点。

3. 原位移植骨转移动物模型

原位移植是指将乳腺癌或前列腺癌细胞或组织块种植于裸鼠胸壁的乳腺脂肪垫内或前列腺组织从而发生骨转移。用该方法制备的骨转移动物模型保留了从肿瘤原发灶到骨转移的完整过程，是研究肿瘤骨转移发生机制的最佳方法。但是其存在骨转移的发生率偏低，且伴有其他脏器的转移等缺点。

三、骨肿瘤动物模型的影像表现

骨转移模型小动物 CT 成像具有分辨率高的优势，能定性、定量地对骨转移进行评价。小鼠溶骨性转移模型的 CT 表现与临床表现基本一致，表现为松质骨和（或）皮质骨的低密度缺损区，边缘较清楚，表现为骨松质中小破坏区随病变发展融合成大片破坏区，骨皮质也被破坏，一般无骨膜增生（图 3-7）。

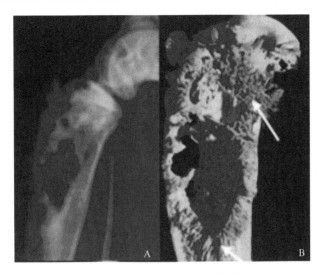

图 3-7　小鼠胫骨骨转移瘤模型图像

A. X 线图像；B. CT 图像，造模后 35d 后的肿瘤图像，溶骨性转移表现为松质骨和（或）皮质骨的低密度缺损区，边缘较清楚，无硬化

1. 骨巨细胞瘤动物模型的影像表现

利用 X 线及 CT 的每周观察和照相记录来监测其生长过程。在小鼠的胫骨内注射部位，在髓腔内注射患者来源的 GCTB 细胞后 2 个月出现溶骨性骨病变，随着时间的推移，骨质溶解的强度逐渐增加。注射 GCTB 细胞 4 个月时，注射部位出现大面积溶骨空洞（图 3-8）。

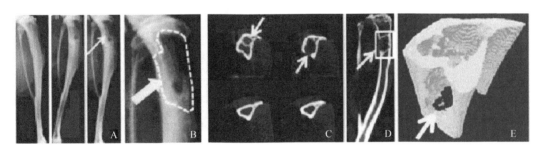

图 3-8　骨巨细胞瘤动物模型 X 线与 CT 图像

注射 GCTB 细胞后 2 个月出现溶骨性骨病变。随着时间的推移，骨质溶解的强度逐渐增加。注射 GCTB 细胞 4 个月时注射部位出现大面积溶骨空洞。A. GCTB 动物模型胫骨 X 线图像，箭头处为溶骨病变；B. 放大 X 线图像；C. CT 横截面图像；D. CT 矢状面图像；E. CT 3D 结构

2. 成骨性转移动物模型的影像表现

动物模型成骨性转移为松质骨内骨松质内高密度影，呈斑点状、片状、棉团状或结节状边缘模糊的高密度灶，一般无软组织肿块，少有骨膜反应，骨皮质多完整，多发生在腰椎与骨盆。其常多发，边界不清，椎体不压缩、变扁（图 3-9）。

3. 混合性转移动物模型的影像表现

混合性转移兼有溶骨性转移及成骨性转移的特点。一般说来，由于骨代谢的特点，成骨及溶骨过程相互关联，成骨细胞与破骨细胞在功能上相互依存，恶性肿瘤骨转移主要是破骨细胞的骨吸收，大多表现为溶骨性病变，即使是成骨性转移也是首先由破骨细胞破坏骨表面准备位点，为成骨细胞提供构建肿瘤的基础。因此，肿瘤的骨转移往往都是二者共存，只不过是某一过程占据主导地位而已。破骨细胞的激活是所有骨转移发生的重要先决条件，同时有溶骨性转移和成骨性转移的发生（图 3-10）。

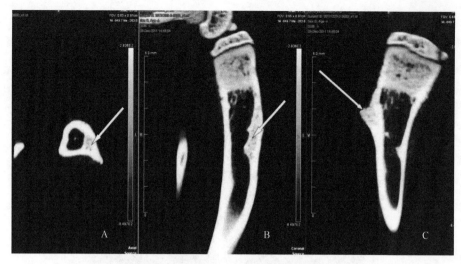

图 3-9　成骨性转移动物模型 CT 图像

A. 横断面；B.　冠状面；C. 矢状面。裸鼠胫骨骨髓腔内注射肿瘤细胞 10 周后，CT 图像可见成骨性转移，可见松质骨内高密度影，呈片状、斑点状的高密度灶，骨皮质完整，是典型的成骨性转移

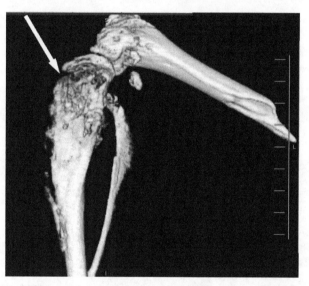

图 3-10　骨内注射肿瘤细胞裸鼠骨转移模型的三维 CT 图像

四、比较影像

　　骨肿瘤动物模型影像学评价多应用常规解剖影像学检查 Micro CT 与 X 线评价骨骼结构改变。小鼠骨巨细胞瘤模型中骨破坏的 X 线和 Micro CT 特征与临床成像特征一致，多表现为广泛溶骨性破坏，没有任何程度的基质钙化和成骨。随着时间进展，骨松质中小破坏区随病变发展融合成大片破坏区，4 个月时骨皮质也出现大片破坏区。CT 与 X 线均可较好地对肿瘤骨转移动物模型进行影像评价，其影像表现与临床基本一致，成骨性肿瘤为松质骨内骨松质内高密度影，溶骨性肿瘤模型表现为松质骨和（或）皮质骨的低密度缺损区。但相对于 X 线，小动物 CT 有分辨率高的优势，可以通过体积测量对骨肿瘤的成骨和溶骨疾病进程进行准确的定量分析，可动态地进行抗肿瘤药物的药效学评价。在肿瘤骨转移方面，相应动物模型依然是研究肿瘤骨转移分子机制、骨转移防治及病理不可或缺的必要工具。骨转移是一系列非常复杂的过程，涉及许多基因的参与，利用现有的骨转移动物模型进行影像研究，可以发现用于骨转移的早期影像诊断标准及靶向显像技术，对深入研究肿瘤骨转移发生机制及新的治疗方法有重要作用。

第四节 骨关节炎的比较影像

骨关节炎（osteoarthritis，OA）是中老年人常见的一种慢性进行性疾病，是关节软骨退行性改变（退变）和关节表面边缘形成新骨的退行性病变。其是由增龄、肥胖、劳损、创伤、关节先天性异常、关节畸形等诸多因素引起的关节软骨退化损伤、关节边缘和软骨下骨反应性增生，又称骨关节病、退行性关节炎。其临床表现为缓慢发展的关节疼痛、压痛、僵硬、肿胀、活动受限和畸形等。

一、骨关节炎的临床影像表现

骨关节炎的临床影像检查主要应用 CT 与 MRI，CT 的主要优势是对骨质和关节间隙的显示、三维重建等（图 3-11）；MRI 的主要优势是可作任意切面的检查，成像参数多，所含信息量大，特别是可清楚地显示关节内的各种结构，如肌腱、韧带、关节软骨和滑膜等，并可显示骨髓内的信号改变。OA 软骨病变可以是软骨的慢性损伤或软骨营养不良，其更容易发生在摩擦频繁的部位，软骨磨损范围较为局限，主要发生在股骨的髌滑槽，影像表现为局部软骨表面高低不平或局部软骨缺损，MRI 的三维快速场回波（3D-FFE）序列显示局部软骨信号降低，也可能是某一局部的软骨磨损特别显著。软骨病变和软骨下骨结构病变常发生在同一部位，常见关节边缘骨赘形成（图 3-12）。

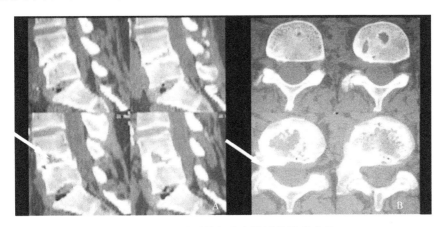

图 3-11 CT 显示椎间隙和椎板的骨质改变
A. 矢状面；B. 横断面。箭头所示为病灶部位

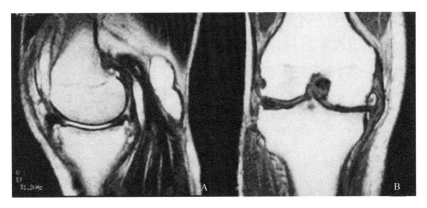

图 3-12 MRI 显示膝关节的骨关节炎表现为关节间隙狭窄、骨赘形成、滑膜增生、关节积液
A. 矢状面；B. 冠状面

二、骨关节炎动物模型的制备

骨关节炎动物模型是研究人类骨关节炎病理机制和防治方法的良好工具。其造模方式包括通过关

节制动、手术改变关节应力、破坏关节血液循环、关节内药物注射、关节内植入软骨等，下面分别进行介绍。

（一）自发动物模型

C57BL 小鼠自发骨关节炎模型：该小鼠 3 个月龄时关节软骨基质中糖胺聚糖染色性降低，6 个月龄时 60% 的小鼠关节软骨可出现 I 度骨关节炎改变，18 个月龄时所有小鼠均可出现 I 度以上的骨关节炎改变，其中 18% 的小鼠出现 II 度骨关节炎改变，9% 出现 III 度骨关节炎改变。

（二）诱发性动物模型

1. 机械制动骨关节炎动物模型

当模型动物的下肢关节机械制动一段时间后，不论局部是否施以外加压力，关节软骨都可出现与临床相似的退行性改变，且不论是采用伸直位、屈曲位或中间位。该模型应用兔较多，将兔膝关节于伸直位制动 5～6 周，即可得到 OA 动物模型。

2. 手术方法制作骨关节炎动物模型

（1）破坏关节稳定性

破坏关节稳定性是目前国外常采用的一种 OA 造模方法。常用的造成关节不稳的手术方法主要包括切断内侧副韧带，切断前、后交叉韧带，切除内侧半月板及切除髌、髌骨等。一般术后 3～8 周出现不同程度的 OA 症状。

（2）降低关节应力

在 OA 的发生机制中，缺乏负重可能是重要环节之一。由低应力导致的软骨退变早期，软骨细胞缺乏骨退变中常见的代偿性增生表现，说明低应力可能对软骨退变修复有抑制作用。将大鼠一侧后肢跟腱切除约 2mm，术后 2 个月，部分软骨出现裂隙；术后 3 个月，软骨裂隙增多，有些可深达钙化层，部分区域有软骨小片缺损；术后 5～8 个月，上述改变程度更明显，软骨细胞正常形态消失。

（3）增加骨内压

结扎大鼠股静脉并切除 1cm，且切断髂骨内静脉和踝部至膝部的大隐静脉，8 周后可见关节软骨的钙化层增厚，新骨形成，骨松质硬化，与临床 OA 的变化相似。

3. 药物注射诱发骨关节炎动物模型

（1）木瓜蛋白酶

木瓜蛋白酶（papain）是一种蛋白水解酶，造模时将其分别注入家兔膝、髋关节中，并加以局部制动，观察到关节软骨退行性病变的发生。用 1.6% 木瓜蛋白酶 0.3ml 注入日本大耳兔颞颌关节腔内，在 2 周、4 周、6 周后分别进行病理学观察，发现关节软骨变薄，表面糜烂、腐蚀，软骨细胞坏死，软骨基质破坏等一系列的病理性改变，这种模型与人类的 OA 病理变化极为相似，且易于复制。同样，用 4% 木瓜蛋白酶 0.3ml 注射到家兔髋关节中，也成功地复制出了 OA 模型，且骨关节炎发生时间短、重复性好。

（2）胶原酶

胶原酶是一种金属蛋白酶，能够分解细胞间基质的胶原蛋白。造模时将胶原酶注入兔膝关节腔内，6 周后发现骨的边缘比中间更为严重，软骨的退变随时间的推移而逐渐加重，且与胶原酶剂量呈正相关，这种关节软骨的退变与人类 OA 的病理相类似，并认为在短时间内这种造模方法比木瓜蛋白酶更易诱导 OA。

（3）雌二醇

雌二醇可导致关节软骨受损，实验研究发现，在家兔和犬的关节软骨细胞内存在 17-β 雌二醇受体，表明雌激素与 OA 发生有密切关系。造模时将雌二醇按 0.3mg/(kg·d) 的剂量注入兔膝关节腔内，9 周后发现兔股骨髁表面关节软骨变薄，软骨面龟裂、纤维化；12 周后关节软骨的侵蚀破坏扩展到钙化层，软骨下骨外露，电镜扫描进一步提示，软骨细胞变形严重呈不规则状，细胞核深度凹陷窝出现及囊泡形成。

（4）聚乙烯亚胺

在 OA 早期，蛋白多糖在关节软骨新陈代谢过程中的退变和变异对 OA 的发生起关键作用。因此，造模时将阳离子聚乙烯亚胺注射到鼠膝关节腔内，用于阻挡膝关节软骨阴离子区域，2 个月、4 个月、6 个月后观察发现，膝关节明显变形，蛋白多糖退变和功能减退，且逐渐加重，晚期发展成典型的 OA 模型。这种 OA 模型的诱导与聚乙烯亚胺分子量呈正相关。此外，将菲律宾菌素（filipin）、肾上腺皮质激素、透明质酸、软骨碎片等注入家兔膝关节腔内，也可导致关节软骨退变，诱发 OA 模型。

（三）骨关节炎转基因动物模型

1. 方法

OA 是一种由多种原因所致的慢性退行性关节病变，以关节软骨变性、破坏及骨质增生为主要特征。其主要复制方法是通过转基因和基因敲除技术获得自发性 OA 动物模型。

2. 模型特点

（1）Ⅱ型前胶原基因缺陷小鼠模型

正常软骨基质胶原以Ⅱ型为主，Ⅱ型胶原合成障碍与 OA 发病有关。表达人突变Ⅱ型前胶原基因（Arg→Cys 519）的转基因小鼠模型比正常对照体积小、有腭裂且生长板紊乱，在电镜下观察软骨显示Ⅱ型胶原纤维密度降低，软骨细胞高尔基体囊泡扩张。以上改变类似于含Ⅱ型前胶原（COL-A1）突变基因的患者所表现出的早发全身 OA 和软骨发育不良。*COL-A1* 基因剔除小鼠模型同样存在软骨缺陷，该品系低龄小鼠的表型与人类软骨发育异常类似，表现形式多样，可出现软骨基质胶原纤维数量减少、软骨细胞粗面内质网扩张、生长发育障碍、骨密度减低、易于骨折等；而高龄小鼠（15 个月）则表现出典型的 OA 样软骨退行性改变。

（2）双糖链蛋白多糖 P 纤维调节素相关基因缺陷小鼠模型

双糖链蛋白多糖是富含亮氨酸的Ⅰ类小分子蛋白多糖（SLRP），其编码基因位于 Xg28-ter，与核心蛋白多糖（decorin，另一种Ⅰ类 SLRP）的编码基因同源。双糖链蛋白多糖在靠近 N 端部位连有 2 条硫酸软骨素氨基葡聚糖链，而核心蛋白多糖只有 1 条。纤维调节素是Ⅱ类 SLRP，在骨、软骨组织和肌腱中表达较高。研究表明，双糖链蛋白多糖基因敲除小鼠骨前体细胞形成障碍且对 TGF-2β 反应低下，胶原合成减少，细胞凋亡增加。双糖链蛋白多糖 P 纤维调节素基因联合缺陷小鼠肌腱胶原纤维在结构和机械性能上均发生改变，引起关节不稳定，出现步态改变、肌腱异位钙化，导致发生严重早发并快速进展的 OA；如受累关节被迫运动，则病理改变更为明显。

三、骨关节炎动物模型的影像表现

（一）骨关节炎动物模型的 MRI 影像表现

MRI 在脂肪抑制的 T2WI 图像中，对于造模 8 周后的骨关节炎大鼠模型，在股骨髌骨髓腔可见弥散状 T2 信号增加，主要为骨髓损伤及炎性水肿。而正常大鼠在该位置主要为稀疏较弱的 T2 信号。利用手术方法制作骨关节炎大鼠模型，造模 8 周后进行 MRI 扫描，在模型组的脂肪抑制 T2WI 图像上，可见关节软骨下骨囊肿（图 3-13 红箭头）、髌骨髓损伤（图 3-13 圆圈）、干骺端的生长板变薄（图 3-13 白箭头）等骨关节炎特征。图 3-14 为对照组与模型组股骨内侧踝矢状面脂肪抑制的 T2WI 对比图像，正常大鼠干骺端生长面呈微弱不连续的 T2 信号（图 3-14A），骨关节炎大鼠髌骨髓腔可见 T2 信号增强，为骨髓损伤或炎性水肿（图 3-14B）。

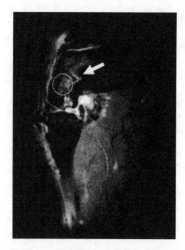

图 3-13　骨关节炎动物模型脂肪抑制 T2WI 图像

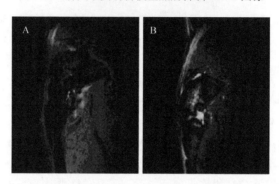

图 3-14　对照组与模型组股骨内侧踝矢状面脂肪抑制 T2WI 图像
A. 对照组；B. 模型组

（二）骨关节炎动物模型的 CT 影像表现

图 3-15 为大鼠骨关节炎模型膝 CT 三维图像，关节软骨下骨出现骨质破坏、侵蚀，关节处有明显空洞形成，骨关节可见变形。

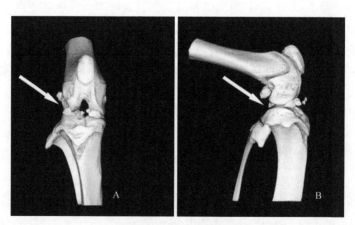

图 3-15　大鼠骨关节炎模型膝 CT 三维图像
A. 正视图；B. 侧视图

四、比较影像

骨关节炎动物模型影像学评价多应用常规解剖影像学检查 Micro CT 与 X 线评价骨骼结构改变，MRI 评价关节内的各种结构，如肌腱、韧带、关节软骨和滑膜等。Micro CT 的主要优势是对骨质和关节间隙的显示、三维重建等；MRI 评价应用于任意切面的检查，成像参数多，所含信息量大，特别是可清楚地显示关节内的各种结构，如肌腱、韧带、关节软骨和滑膜等，并可显示骨髓内的信号改变。骨关节炎动物模型在病灶的影像表现与临床基本一致，OA 软骨病变可以是软骨的慢性损伤或软骨营养不良，软骨病变部位更容易发生在摩擦大的部位，软骨磨损范围较为局限，主要发生在股骨的髌骨滑槽，影像表现为局部软骨表面高低不平或局部软骨缺损，MRI 的 3D-FFE 序列显示局部软骨信号降低，即使属广泛性也可能是某一局部的软骨磨损特别显著。软骨病变和软骨下骨结构病变常发生在同一部位，常见关节边缘骨赘形成。

骨关节炎动物模型的影像检测与临床略有不同，Micro CT 的组织分辨率较临床 CT 差，限制了其应用，只能对骨形态进行观察；而如肌腱、韧带、关节软骨和滑膜等只能通过 MRI 进行观察，尤其是骨髓病变和炎性水肿，只能通过 MRI 才可以观察到。骨关节炎动物模型的主要影像表现与临床的相应表现基本一致，影像研究多在大鼠及体积更大的动物上展开，小鼠关节 MRI 成像受到分辨率的限制，有待更高场强 MRI 设备解决这一问题。

第五节 类风湿性关节炎的比较影像

类风湿性关节炎（rheumatoid arthritis，RA）是一种以滑膜炎为病理基础并最终可能导致关节畸形的自身免疫性疾病。其病因尚处于探索阶段，但研究表明可能与自身免疫、遗传以及微生物感染等因素密切相关。RA 以慢性、对称性、多滑膜关节炎和关节外病变为主要临床表现，属于自身免疫炎性疾病。RA 除关节病变表现外，还有发热、疲乏无力、心包炎、皮下结节、胸膜炎、动脉炎、周围神经病变等。广义的 RA 除关节部位的炎症病变外，还包括全身的广泛性病变。

一、类风湿性关节炎的临床影像表现

（一）类风湿性关节炎的 CT 临床影像表现

早期 CT 影像可见梭形肿胀，层次不清，骨质疏松，关节间隙正常或略增宽。进展期可见关节软骨破坏，关节间隙常呈一致性变窄，关节面骨皮质侵蚀性破坏，关节囊附着的关节边缘部位出现小囊状的骨缺损。晚期可见骨质疏松显著，但后期关节面可有明显骨硬化，纤维性或骨性强直，关节畸形或错位，手关节脱位常向尺侧偏斜。弥漫性骨质疏松在慢性病变中常见，并因激素治疗而加重。无菌性坏死的发生特别是在股骨头，亦可因用皮质类固醇治疗而增多。由于 CT 对 RA 的滑膜及软骨病变的显示能力差，主要反映的是骨改变。CT 能显示平片所见，但显示骨端骨质疏松不如平片。CT 显示关节骨侵蚀的效果优于平片，可见骨性关节面锯齿样破坏、骨板局限性中断和骨板下囊状破坏等关节炎影像表现（图 3-16）。

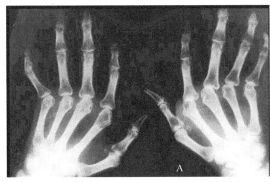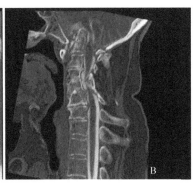

图 3-16 RA 患者 X 线与 CT 影像

A. RA 患者 X 线影像，指关节骨质疏松，骨侵蚀，出现严重畸形；B. RA 患者 CT 影像，垂直方向的寰枢关节半脱位（颈 4～5），水平韧带受压导致严重的椎管缩窄，齿状突（枢椎）进入枕大孔压迫髓质和中脑

（二）类风湿性关节炎的 MRI 临床影像表现

在临床上，早期类风湿性关节炎的 MRI 表现为急性滑膜炎症造成的关节腔积液、滑膜增厚、滑膜血管翳形成（图 3-17）。骨髓缺血坏死和水肿的 MRI 表现为 T1WI 呈低信号，T2WI 呈高信号；单纯骨质增生 T1WI 及 T2WI 呈低信号；骨内囊性结构 T1WI 呈低信号，T2WI 呈高信号，滑膜长入或肉芽形成可有强化。在类风湿性关节炎模型的 3D GRE 图像中，关节软骨、滑膜呈高信号，骨质呈中低信号，可见关节软骨变薄或缺损、滑膜增生、骨质侵蚀、关节腔积液等症状。

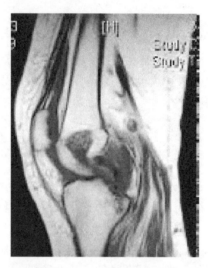

图 3-17　类风湿性关节炎 MRI 图像

RA 软骨病变的主要原因是软骨的蛋白多糖受到人体免疫系统的攻击和血管翳直接侵蚀，或是关节液性状改变，致使软骨变性。为此，RA 软骨病变的范围广，各个软骨关节面常常同时被累及，以负重面相对明显，三维快速梯度回波（3D-FFE）显示软骨大片信号降低或不清。

二、类风湿性关节炎动物模型的制备

（一）Ⅱ型胶原诱导动物模型

类风湿性关节炎患者血清及滑液中存在抗胶原抗体，且这种对胶原组织的自身免疫反应，可以解释类风湿性关节炎所具有的系统性和慢性持续性发展的特点。将Ⅱ型胶原制成Ⅱ型胶原乳剂。将该乳剂在小鼠的尾根部皮内注射 0.1ml 致炎，第 21 天腹腔注射乳剂 0.1ml 作为激发注射。在致炎后 24d，小鼠出现关节肿胀，先两个后足，然后蔓延到前足和尾部，并日渐加重，36d 达高峰；用足爪仪测足爪变化，再致炎 28d，可见足爪明显大于正常对照组。小鼠近端胫骨及腰椎的骨质丢失，发现早期有大量破骨细胞和暂时性骨质构建，致炎后 4 周，在近端胫骨接近关节炎症部位，破骨细胞及骨小梁的数量比对照组增加 4 倍，腰椎部位未显示出关节炎症状，破骨细胞募集较晚，随着时间的推进，在近端胫骨和腰椎有骨的吸收。

（二）佐剂性关节炎动物模型

弗氏佐剂诱导关节炎是免疫性关节炎动物模型的基本制备方法。将液体石蜡高压灭菌，卡介苗（BCG）在 80℃灭活 1h，把 BCG 加入液体石蜡配成 10g/L 的乳剂，充分碾磨、混匀，即得弗氏完全佐剂（complete Freund's adjuvant，CFA），于大鼠左后足跖皮内注射 CFA 0.1ml 致炎。原发病变主要表现为早期致炎部位的炎症反应，致炎后 18h，左足肿胀达峰值，持续 3d 后逐渐减轻，8d 后再度肿胀。继发病变一般出现于致炎后的 10d 左右，表现为对侧和前足肿胀，且进行性加重，行动不便，耳和尾部出现关节炎结节、变应性角膜炎及体重下降，这些表现接近人的 RA。

常用的佐剂性关节炎动物模型的复制方法还有：①四甲基十五烷诱发的关节炎（PIA），是以体液免疫和细胞免疫异常为特征的血清阳性的实验性关节炎；②角叉菜胶诱发的关节炎；③蛋白多糖诱发的关节炎；④链球菌诱发的关节炎。

（三）卵蛋白性关节炎动物模型

卵蛋白诱发关节炎动物模型的发病机制主要是关节内抗原的持续存在，刺激滑膜细胞分泌抗体，形成抗原-抗体-C3 复合物，使滑膜炎持续存在，滑膜增生。将卵蛋白溶解于生理盐水，与等量弗氏佐剂充分混合，在动物背部皮下注射，1 次/周，连续 3 周致敏，末次注射后 2 周于关节内注入 5mg 溶解的卵蛋白。第一阶段为关节内注入抗原后 24h 关节肿胀，关节直径可增加 32%，病理表现为急性滑膜炎，大量渗出液。随后关节肿胀有所减轻，但仍比正常关节肿大。第二阶段为 1~4 周，关节滑膜明显增生，血管翳形成。滑膜细胞由 1~3 层增至 5~10 层，以单核细胞、巨噬细胞为主，其次为淋巴细胞，以 CD4+ 淋巴细胞多见。这一阶段部分动物可出现早期软骨破坏。第三阶段在 4 周后，不可逆的关节软骨及骨破坏出现，有软骨细胞的坏死、软骨纤维化、软骨下新骨形成，最后可出现骨变形。直到 6 个月观察期，慢性炎症仍存在。

三、类风湿性关节炎动物模型的影像表现

（一）类风湿性关节炎动物模型的 MRI 影像表现

利用胶原诱导的方法制作关节炎大鼠模型，造模 4 周后，模型大鼠多个关节红肿，个别活动受限甚至不能自主弯曲。对模型进行 3D GRE 扫描，可见关节软骨变薄甚至缺损、滑膜增厚、骨质侵蚀、关节腔积液等症状（图 3-18）。

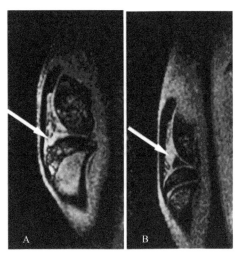

图 3-18 胶原诱导关节炎大鼠模型的 MRI 图像

（二）类风湿性关节炎动物模型的 CT 影像表现

在三维重建后的 CT 图像上进行观察，第一次为免疫后两周，可见对照组动物骨面光滑，关节隙正常，RA 组动物没有出现明显的骨侵蚀破坏。两周后进行第二次免疫，RA 组在 4 周时个别关节可观察到骨质疏松与骨侵蚀，5 周时膝关节与指关节出现严重的骨侵蚀，骨微结构破坏。由此可知 Micro CT 是观察动物关节炎进程并定量评估的有效手段（图 3-19，图 3-20）[1]。

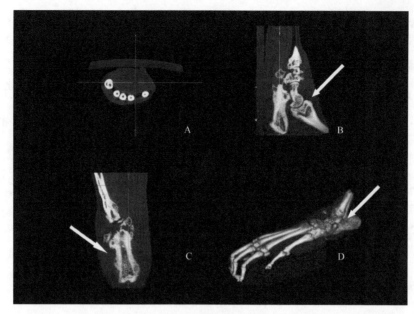

图 3-19　RA 大鼠模型的踝关节 CT 图像

A. 横断面；B. 矢状面；C. 冠状面；D. 三维图像，可见关节皮质侵蚀性破坏，骨质疏松显著，关节变形

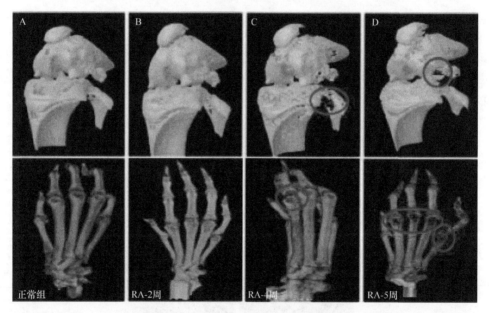

图 3-20　RA 模型膝关节（上排）与趾关节（下排）CT 3D 重建图像

A. 正常小鼠膝关节与趾关节；B. Ⅱ型胶原诱导的关节炎模型在第一次免疫后两周时无明显影像表现；C、D. Ⅱ型胶原诱导的关节炎模型在第二次免疫后在 4 周、5 周时出现骨侵蚀。红圈区域为骨侵蚀

四、比较影像

　　类风湿性关节炎动物模型影像学评价多应用常规解剖影像学检查 Micro CT 与 X 线评价骨骼结构改变，应用 MRI 评价关节内的各种结构，如肌腱、韧带、关节软骨和滑膜等。类风湿性关节炎动物模型的发病时间及关节炎症状各不相同。即使在大鼠和小鼠间的发病情况也不一样。大鼠或小鼠类风湿性关节炎动物模型均与人类类风湿性关节炎有许多相似之处，但目前还没有一种模型能完全模拟人的类风湿性关节炎状况，如疾病的开始、关节炎的程度、影响关节炎的方式及各种附加的临床与系统表现等。不同的动物模型可为类风湿性关节炎的病因、病理提供独特的研究内容。Micro CT 与动物 MRI 对 RA 动物模型的观察评价各有优势，因 Micro CT 与临床 CT 不同，只能对骨组织变化较好地成像，无法如临床 CT 一样对关节内的各种结构（如肌腱、韧带、关节软骨和滑膜等）成像，大多配合动物 MRI 使用，

对软组织成像，对滑膜变化、水肿、积液等进行观察。在临床前研究中，通过影像学研究发现的改变可以与生物化学、细胞学、组织学特征进行对比，研究其是否一致，为进一步研究 RA 发病机制与诊断治疗方法作出贡献。

第六节　强直性脊柱炎的比较影像

强直性脊柱炎（ankylosing spondylitis，AS）是一种主要累及骶髂关节、脊柱附着点的自身免疫性炎症性疾病，是以四肢大关节与椎间盘纤维环及其附近结缔组织纤维化和骨化，以及关节强直为病变特点的慢性炎性疾病。其以发病年龄早、病程长、致残率高等为特点。其与人类白细胞抗原 B27（HLA-B27）呈强关联，某些微生物（如克雷伯菌）与易感者自身组织具有共同抗原，可引发异常免疫应答。临床对患者行 CT 检查，它能清晰显示骶髂关节间隙，对测定关节间隙有无增宽、狭窄、强直或部分强直有独到之处。

一、强直性脊柱炎的临床影像表现

X 线对 AS 的诊断有极为重要的意义，98%～100%的病例早期即有骶髂关节的 X 线改变。早期 X 线表现为骶髂关节炎，病变一般从骶髂关节的中下部开始，为两侧性。AS 开始多侵犯髂骨侧，进而侵犯骶骨侧，可见斑点状或块状，髂骨侧明显；继而可侵犯整个关节，边缘呈锯齿状，软骨下有骨硬化，骨质增生，关节间隙变窄；最后关节间隙消失，发生骨性强直。骶髂关节炎的 X 线诊断标准分为 5 期：0 期为正常骶髂关节；Ⅰ 期为可疑骶髂关节炎；Ⅱ 期为骶髂关节边缘模糊，略有硬化和微小侵袭病变，关节间隙无改变；Ⅲ 期为中度或进展性骶髂关节炎，伴有一项（或以上）变化：近关节区硬化、关节间隙变窄/增宽、骨质破坏或部分强直；Ⅳ 期为关节完全融合或强直伴或不伴硬化（图 3-21）。

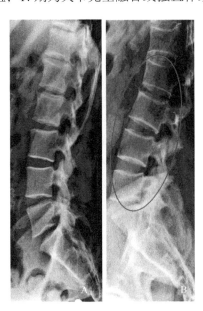

图 3-21　强直性脊柱炎患者 X 线影像
A. 正常腰椎侧位；B. 强直性脊柱炎腰椎侧位

CT 检查能清晰显示骶髂关节间隙，对测定关节间隙有无增宽、狭窄、强直或部分强直有独到之处。AS 疾病早期表现为普遍性骨质疏松，椎小关节及椎体骨小梁模糊（脱钙），椎体呈"方形椎"，腰椎的正常前弧度消失而变直，可引起一个或多个椎体压缩性骨折。病变发展至胸椎和颈椎椎间小关节，椎间盘间隙发生钙化，纤维环和前纵韧带钙化、骨化，韧带骨赘形成，使相邻椎体连合，形成椎体间骨桥，呈最有特征的"竹节样"脊柱。

二、强直性脊柱炎动物模型的制备

（一）人类白细胞抗原 B27 转基因动物模型

强直性脊柱炎是与人类白细胞抗原具有最强关联性的疾病，在强直性脊柱炎患者中人类白细胞抗原 B27 阳性率高达 90%～95%，B27 转基因动物模型被广泛应用于脊柱关节炎的实验研究和新药研制中。模型能够表现出非常全面的强直性脊柱炎临床症状。

（二）蛋白聚糖诱导关节炎小鼠模型

蛋白聚糖是从关节软骨、椎间盘髓核等组织分离出的一种细胞外基质蛋白，蛋白聚糖诱导关节炎动物模型是指将蛋白聚糖反复免疫 BALB/c 或 C3H 品系小鼠，使其出现肌腱端炎和脊柱炎。此动物模型疾病的进展与临床强直性脊柱炎的表现极为相似，同样是首先出现骶髂关节肌腱端炎，然后沿脊柱向上发展，侵犯多个椎间盘。

（三）DBA/1 小鼠关节炎模型

DBA/1 小鼠关节炎模型会随着年龄的增加至 21 周龄时逐渐自发出现关节炎，总体发病率约为 26.7%。起初，DBA/1 小鼠关节炎模型被认为是类风湿性关节炎的动物模型，后来研究发现该模型具有与脊柱关节炎极为相似的病理表现，出现肌腱端炎、趾炎、滑膜炎、软骨下骨破坏、附着点成纤维细胞增殖、异位软骨和骨形成，导致骨桥形成、关节强直。

三、强直性脊柱炎动物模型的影像表现

AS 动物模型在 Micro CT 的影像表现与临床影像基本一致，骨微结构成像可发现普遍性骨质疏松，骨侵蚀破坏，部分有成骨出现，相邻椎体连合，椎体呈方形，出现竹节状脊柱特征。Micro CT 可对骨质疏松进程、破骨、成骨进行准确定量评估，以评价 AS 疾病进程（图 3-22）。

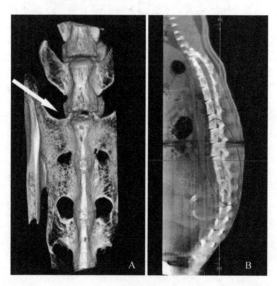

图 3-22　AS 动物模型腰椎 CT 影像
A. 骶椎三维图像可见椎小关节及椎体骨小梁模糊，骨质破坏；B. 矢状面图像可见竹节状表现

四、比较影像

强直性脊柱炎动物模型影像学评价多应用常规解剖影像学检查 Micro CT 与 X 线评价骨骼结构改变，应用 MRI 评价关节内的各种结构，如椎间盘、关节软骨和滑膜等。强直性脊柱炎动物模型的影像

表现与临床一致，Micro CT 成像可发现普遍性骨质疏松，骨侵蚀破坏，部分有成骨出现，相邻椎体连合，椎体呈方形，出现竹节状脊柱等特征。目前，AS 的发病机制尚未清楚，根据各种因素构建的动物模型与临床患者的表现尚不能完全一致，体现到影像表现上也存在各自的特点，如佐剂诱导的 AS 大鼠模型相比其他模型存在更为明显的成骨现象。

第七节　骨组织工程的比较影像

随着社会的发展及环境因素的改变，大面积创伤、严重的感染性疾病（包括结核）以及骨肿瘤的发生率较几十年前有了明显的提高。以上疾病尤其是肿瘤，术中需要大量切除组织，从而造成大面积的组织缺损尤其是骨缺损。在骨科领域里，大面积骨缺损的治疗是重点、难点。植骨成为治疗这类疾病的唯一选择。目前的"金标准"是患者自体组织的移植，但其主要缺点是来源有限、供体部位易感染以及增加手术时间等。随着组织工程的发展进步，其在组织或器官的修复与重建方面解决了自体移植的种种困难，发挥了日益重大的作用。在组织工程中，制备出理想的支架材料作为替代物是研究的核心，主要的有天然生物支架材料、人工合成有机材料和无机材料等。理想支架材料的标准是：良好的生物相容性，体外细胞三维培养时能促进细胞的黏附、增殖，具有成血管性、成骨性等，在体内可被吸收、降解，与移植部位相适应的力学性能以及材料制备简单。设计和选择组织工程用支架，要求对支架微结构及生物、机械作用间的相互关系有很深入的了解，很多因素影响机体对植入支架的生物反应，如材料性质、降解率、三维微结构。这就需要在植入支架后进行观察与评价，观察其是否能够模拟骨组织的形态、结构和功能。对于骨组织工程的支架材料，孔径大小、孔隙率、表面积与体积比等是重要的参数。在 Micro CT 出现之前，对组织形态学的研究还是局限于基于病理切片的二维层面，只能显示很小一部分的组织形态，不能确切地描述骨小梁的三维立体结构。Micro CT 用于骨三维结构成像，可以量化分析微观骨组织的结构参数，为诊断骨相关疾病和观察修复进程提供重要的参考依据。

一、骨组织工程的临床影像表现

可以根据组织工程材料植入的不同部位进行全身或者局部 CT，评价替换与修复进程。如图 3-23 所示，用植入成品骨诱导活性材料修复腭裂骨缺损，随机对照 3 个月后进行腭部 CT 及三维重建。

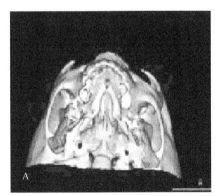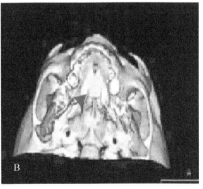

图 3-23　用材料修复腭裂骨缺损

A. 植骨组术前硬腭 CT 三维重建；B. 植骨组术后 3 个月硬腭 CT 影像及三维重建（红箭头示材料完全吸收，新生骨组织封闭硬腭裂隙）

二、骨组织工程动物模型的制备

各种骨组织代替材料的研究日益兴起，而骨缺损动物模型的建立是这些研究的基础。目前，常用于制作骨缺损模型的动物有小鼠、大鼠、兔、犬等，使用大型动物的模型并不常见。小鼠模型价格低廉、来源广泛，自身具有较强的抗感染及耐受手术的能力，且手术期易于管理，但体型较小，手术操作复杂，对实验者的要求较高，且骨结构较原始，缺乏哈弗系统，骨损伤后的修复机制可能与人体的修复机制不同。兔、犬、猪等动物具有与人体相似的骨骼哈弗系统，骨架大小合适，手术操作难度低，是比较理想的实验动物。骨缺损的部位可以划分为负重部位骨缺损与不负重部位骨缺损两类，如上肢的骨缺损就是不负重部位骨缺损，下肢的骨缺损就是负重部位骨缺损。在动物模型中，多以兔的桡骨部分切除、鼠的胫骨部分切除来模拟不负重部位的骨缺损，根据动物种类的不同，截取不同长度的骨块，以成功制作骨缺损模型。一般模型兔的骨缺损在 1～4cm，鼠的骨缺损在 2mm 以上，每一种模型中骨缺损大小及建模过程亦不相同。

三、骨组织工程动物模型的影像表现

在使用人工骨材料 β-磷酸三钙（β-TCP）复合生物陶瓷的大鼠体内成骨造模[2]，使用 4 周龄 Wister 大鼠，用盐酸氯胺酮麻醉后，切开面部肌肉组织后将左颧骨剪断取出 10mm 颧骨，小心放入骨材料后缝合。三周后进行 Micro CT，然后牺牲大鼠进行组织学观察，可见人工骨材料（β-TCP）在大鼠颧骨缺陷模型中促进了成骨，使用 Micro CT 进行头部扫描评价见图 3-24。

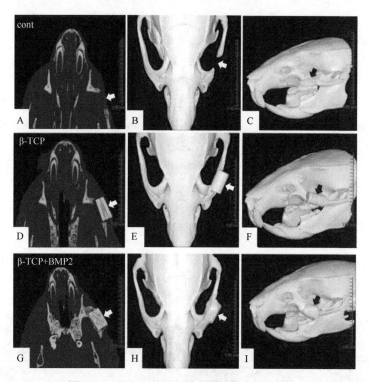

图 3-24　用人工骨材料修复颧骨缺损 CT 图像

A～C. 左颧骨缺损动物模型；D～F. 在左颧骨缺损处植入β-TCP 材料；G～I. 在左颧骨缺损处植入β-TCP 材料与重组人骨形态发生蛋白-2（BMP2）材料

将表面微弧氧化处理的 AZ31 镁合金棒材植入到新西兰大白兔的右侧股骨髁[3]，术前 12h 给实验动物禁食。麻醉采用 3%戊巴比妥钠，按 1.2ml/kg 剂量腹腔内注射。麻醉成功后给右后肢剃毛，消毒手术区域，手术在无菌条件下进行，且所有棒材均已在术前经 29kGy ^{60}Co 射线照射消毒。用直径 2.0mm 的克氏针钻入股骨髁，深 6.0mm，将镁棒植入右侧股骨髁钻孔内，最后逐层缝合。各组分别于术后的 5 周、10 周、15 周、20 周取出右侧股骨髁，行 Micro CT（图 3-25），之后取出镁棒进行大体形态观察与 Micro CT 及图像处理。

四、比较影像

骨组织工程影像学评价多应用常规解剖影像学检查 Micro CT 与 X 线评价骨骼结构改变。Micro CT

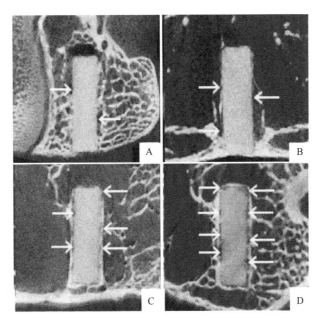

图 3-25　Micro CT 在各时间点扫描植入兔股骨髁的镁棒图像

A～D. 分别为植入后 5 周、10 周、15 周、20 周的镁棒图像，箭头所指为腐蚀点。镁棒逐渐被腐蚀，图像上反映出表面逐渐模糊、粗糙、不连续，出现低信号暗区

可以对新材料在动物模型体内进行活体观察和评价，并可以对骨组织工程的支架材料孔径大小、孔隙率进行精确的定量分析，以探索其应用价值。兔、犬、猪等动物具有与人体相似的骨骼哈弗系统，Micro CT 材料的影像表现与人体基本一致。啮齿类动物模型的骨结构较原始，缺乏骨骼哈弗系统，受损伤后骨修复的过程与人体相比略有差异，但因成本较低也得到了广泛应用。比较影像学的应用解决了新组织工程材料在体动态观察的问题，提高了临床转化的效率，极大地促进了组织工程学的发展。

参 考 文 献

[1] Ryu J H, Lee A, Chu J U, et al. Early diagnosis of arthritis in mice with collagen‐induced arthritis, using a fluorogenic matrix metalloproteinase 3‐specific polymeric probe[J]. Arthritis & Rheumatism, 2011, 63(12): 3824-3832.

[2] Watanabe S, Takabatake K, Tsujigiwa H, et al. Efficacy of honeycomb TCP-induced microenvironment on bone tissue regeneration in craniofacial area[J]. International Journal of Medical Sciences, 2016, 13(6): 466.

[3] 徐亦驰, 尹合勇, 孙振, 等. AZ31 镁合金材料植入物在兔股骨髁内的降解: Micro-CT 评价[J]. 中国组织工程研究, 2016(16): 2303-2309.

第四章 消化系统疾病的比较影像

消化系统（digestive system）由消化道和消化腺两大部分组成。消化道包括口腔、咽、食管、胃、小肠（十二指肠、空肠、回肠）和大肠（盲肠、阑尾、结肠、直肠、肛管）等部分。消化系统的比较影像学研究因涉及器官较多，适用的影像技术也差异较大，如口腔影像学研究以 X 线、CT 为主，其他软组织则以 MRI、核素成像技术为主。本章以消化系统顺序对各器官的比较影像学应用进行介绍。

口腔比较影像学研究有其特点和特殊性，口腔是消化系统的首个组成部分。口腔医学是一门研究人体牙及牙列、口腔软硬组织和颌面、颈部各类疾病的分类复杂、覆盖面广又相互密切联系的综合性学科。口腔医学的研究范围是以发际以下、锁骨以上、颞骨乳突部垂直线以前及咽门以前所包含的组织器官（眼、耳、鼻、甲状腺除外）为界。

口腔疾病动物模型是利用比较医学手段构建的用于开展口腔疾病研究的实验动物模型，在口腔疾病研究中具有重要作用。由于口腔由许多特化的、形态各异的骨骼组成，因此口腔研究离不开影像学的支持。本章一至四节主要概述口腔疾病动物模型 CT 影像分析的相关内容。其范围限定在临床领域和基础领域，同时利用 CT（X 线）进行诊断的口腔疾病。对口腔疾病动物模型与人体同类疾病的口腔影像特征进行比较影像学研究，使读者能够更好地了解口腔疾病动物模型影像学的特点以及其与人类口腔影像的异同。

Micro CT 口腔活体影像检测在口腔基础研究领域有着诸多应用，特别是对于需要严格自身对照的一些研究，如口腔正畸动物模型的牙移动研究、牙周炎动物模型牙槽嵴顶的位置研究等，Micro CT 口腔活体影像检测就变得十分必要。但头颅由大量密质骨包绕而成，特别是口腔区域，下颌骨和牙齿是哺乳动物骨密度最高的部分，因此，Micro CT 口腔区域时需要高于身体其他位置的辐射剂量。而大脑和眼球这两个射线高度敏感器官也在头部，高剂量必然会对大脑和眼球造成损伤，因此这就形成了一个两难的局面，也决定了在进行口腔 Micro CT 活体检测时必须要设定一个合理的参数，既不会严重影响大脑和眼球这两个射线高度敏感器官，又不会由于射线量不足影响对口腔目标位点的观测。在 Micro CT 参数调校过程中，要尽量减小照射野，保证能将目标位点覆盖即可，必要时可使用铝箔等阻射材料对照射野之外做一些简单防护；在保证目标位点检测效果的前提下，通过尽可能减少曝光时间和旋转步数来降低辐射剂量；同时，电压和电流应按照骨扫描的一般参数进行设定，防止口腔颌骨和牙齿形成的阻射效应。

第一节 根尖周病的比较影像

根尖周病（periapical disease）是口腔临床常见多发病，主要致病因素是细菌感染，特别是在深龋时由口腔寄生菌侵犯牙髓所致，通常是由牙髓病发展累及到根尖周组织形成的。由于根尖周病无法在人体内进行动态研究，观察疾病状态下根尖周组织的解剖结构和病理变化，因此建立合适的根尖周炎动物模型是研究根尖周病的经典方法。通常大多数研究利用根尖周炎动物模型探索该病的发病机制、病变过程，评价根管内治疗药物和填充材料的效果。

一、根尖周病的临床影像表现

人类根尖周病分为急性根尖周炎（acute apical periodontitis）和慢性根尖周炎（chronic apical periodontitis）。急性根尖周炎早期仅见患牙根尖部牙周膜影像增宽；较晚期可见根尖区有密度减低的骨质破坏征象，破坏以根尖区为中心，边缘不整齐，破坏边界不清，逐渐移行到正常骨质，根尖区骨硬板消失，即为急性根尖周脓肿。

慢性根尖周炎分为根尖周肉芽肿（periapical granuloma）、慢性根尖周脓肿（chronic periapical abscess）、根尖周囊肿（periapical cyst）和根尖周致密性骨炎（periapical condensing ostitis）这 4 种类型（图 4-1）。根尖周肉芽肿表现为患牙根尖部边界清楚，呈圆形或椭圆形的骨质吸收密度减低区，病变形状较规则，边缘光滑整齐，无致密骨线包绕，周围骨质正常。病变透影区较小。慢性根尖周脓肿可见患牙根尖部牙槽骨破坏，边界清楚但不十分整齐的骨质密度减低区。病变密度不均匀，越接近根尖，密度越低，根尖区的牙周硬骨板消失。病变周围的骨组织可以有反应性增生硬化。根尖周囊肿病变透影区较大，有的可致颌骨膨隆。囊肿边界清楚，骨壁完整，边缘光滑，有时可见均匀一致的致密骨白线包绕。根尖周致密性骨炎表现为根尖区骨小梁增粗变密，骨髓腔缩小，呈比较弥散的密度增高，与正常骨之间没有明显边界。

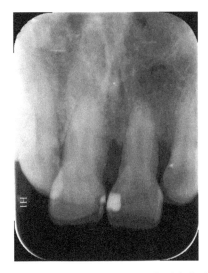

图 4-1　根尖片显示上切牙根尖周肉芽肿

二、根尖周病动物模型的制备

在理想状态下，根尖周炎动物模型应与人类的牙根尖解剖结构、口腔微生态类似，通常可选择猴、犬和鼠进行疾病模型的构建。猴是模拟人根尖周炎的最好的动物模型，但昂贵的价格和有限的来源限制了其应用。此外，犬和鼠都是较理想的根尖周炎动物模型。

当前，根尖周炎动物模型根据细菌感染的情况不同分为被动感染和主动感染两类。被动感染常采用开放牙髓暴露方法进行，即将实验动物牙髓打开后，使其暴露于口腔环境中，利用口腔中天然菌群自然进行感染诱导。该方法更贴近人类根尖周炎的自然发生状态，但这一发展过程较缓慢且个体差异较大，而且感染菌群除口腔常驻菌群外，也不排除外源菌造成的感染。主动感染通常采用根管内细菌或内毒素植入法，即开髓后在髓腔内植入特异性感染细菌或涂布脂多糖来构建根尖周炎动物模型。这种方法病程进展快且个体差异小，通常适用于研究某种特定细菌或脂多糖在根尖周病中的作用和意义。但由于该模型不能反映口腔内常驻菌群混合感染造成根尖周病这一自然发病过程，因此根尖周炎的发展过程也不客观。

三、根尖周病动物模型的影像表现

根尖周炎动物模型 X 线影像学的检测标准（以犬为例）是：0 表示根尖周组织结构及牙周间隙正常；Ⅰ表示根尖周阴影范围<1mm×1mm；Ⅱ表示根尖周阴影范围为 1mm×1mm 至 3mm×3mm；Ⅲ表示根尖周阴影范围≥3mm×3mm。以外科暴露牙髓方法构建的大鼠根尖周炎动物模型为例，X 线测量分析结果

显示，术后 1 周，根尖周即出现间隙增宽现象；2 周时，增宽阴影面积增大，3 周时达到高峰。根尖区增宽阴影随着根尖炎症加重而逐渐增宽，并与时间呈正相关。陈佳婧等[1]利用开放牙髓暴露方法构建小鼠根尖周炎动物模型，术后 3 周 Micro CT 影像学发现，小鼠下颌第一磨牙髓腔开放，与外界相通，根管壁薄，根尖孔呈开放状态，根尖周可见明显稀疏（图 4-2）。周维君等[2]利用开放牙髓暴露方法构建小鼠根尖周炎动物模型后，进行 Micro CT 连续动态观察发现，0d 时矢状面、冠状面和水平面骨质连续，无明显缺损；7d 时缺损面积较局限；14d 时缺损面积开始增大；到 21d 时缺损面积向根方蔓延；28d 向近中、远中波及。开髓后 7～21d，缺损体积有统计学差异；开髓后 21～28d，组间统计学差异不明显，提示后期根尖病损进入稳定期。陈兴兴等[3]采用根管内细菌或内毒素植入法构建犬根尖周炎动物模型，通过根管给予不同细菌或内毒素，X 线检测结果发现，内毒素组术后 30d 出现根尖周阴影；混合菌组术后 45d 出现根尖周阴影，进展迅速，在 90d 时出现Ⅲ度阴影；粪肠球菌组术后 90d 有阴影出现。

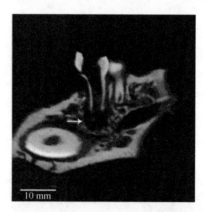

图 4-2　Micro CT 显示小鼠根尖周炎动物模型下颌第一磨牙影像学表现（箭头所示）[1]

四、比较影像

根尖周病动物模型影像学评价多应用常规解剖影像学检查 Micro CT 与 X 线评价骨骼结构改变，结构成像表现为早期根尖区增宽阴影，后期根尖区有密度减低的骨质破坏征象。以鼠和犬构建的根尖周炎动物模型为例，其影像与人的疾病影像比较可见，第一，由于形体的原因，动物模型病损透影区明显减小，人的病损透影区通常是厘米级的，而犬的病损透影区为毫米级，小鼠的病损透影区为微米级。第二，因为动物模型可以进行根尖周炎发病的全周期观察，所以可以通过 CT（X 线）影像学观察到病损透影区骨质由初期、局部缺损、向根方蔓延到向近中、远中波及的逐渐变化；而人的根尖周炎前期没有明显的临床指征，所以很难捕捉到这个时间点，因此仅局限在发病中后期的影像学观察。第三，考虑到研究失效以及动物模型多用于病因学和治疗研究的因素，动物模型形成的 CT（X 线）影像普遍表现为人的急性后期或者慢性肉芽肿或慢性根尖周脓肿阶段，而人的慢性根尖周囊肿和根尖周致密性骨炎这两个骨量增多的阶段并未见文献报道。另外，由于大、小鼠的根尖周炎研究通常利用 Micro CT 进行，清晰度高且形态可见；而对于人来说，考虑到辐射安全的因素，人的根尖周炎的判定一般是基于 X 线进行的，所以两者有些形态对比性不高。

第二节　牙周炎的比较影像

牙周炎（periodontitis）是以牙菌斑为始动因子的、常见多发的感染性破坏性口腔疾病，直接危害口腔健康，是成人失牙的重要原因。牙周炎发生在包括牙周软硬组织在内的牙支持组织上。牙周炎发病是菌斑和宿主反应共同作用的结果，最终导致牙支持组织的炎性紊乱与破坏。深入探讨其发病机制及治疗方案，仅凭临床观察和体外研究是不够的，构建稳定可靠的牙周炎动物模型对探讨牙周炎病因、病理和防治具有重要意义。

一、牙周炎的临床影像表现

人类牙周炎可分为慢性牙周炎（chronic periodontitis）和侵袭性牙周炎（aggressive periodontitis）。慢性牙周炎早期多为局限性牙槽骨的侵蚀破坏。其在前牙区表现为牙槽嵴顶变钝，在后牙区表现为失去原有形状及牙周骨硬板与牙槽嵴顶之间的棱角。随着牙周炎继续发展，中期可能会造成颊侧和（或）舌侧骨板丧失，根尖骨或牙间骨也可有丧失，可伴随轻度到重度的牙槽骨水平型吸收，或明显的垂直吸收。牙周炎晚期会出现牙明显松动或接近脱落，出现明显的牙槽骨水平型吸收和骨缺损，可出现多根牙根分歧下骨残缺以及牙槽嵴裂的现象（图 4-3）。

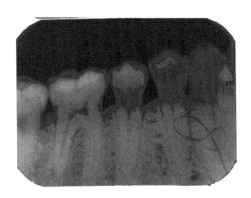

图 4-3　根尖 X 线影像
图片显示慢性牙周炎，牙槽嵴顶出现轻度水平型骨吸收

侵袭性牙周炎可分为局部性和广泛性两种。局部侵袭性牙周炎表现为快速严重的牙槽骨丧失，通常表现为局限于磨牙和切牙区的牙槽骨垂直吸收。广泛侵袭性牙周炎表现为全口牙均受累，病变进展迅速，有典型的垂直牙槽骨吸收，可导致牙脱落（图 4-4）。

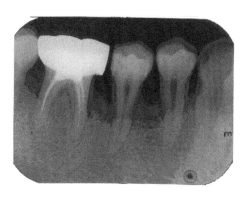

图 4-4　根尖片显示侵袭性牙周炎
牙槽嵴顶出现中度水平型骨吸收

二、牙周炎动物模型的制备

牙周炎动物模型应该具有类似人类的牙周组织结构，并且能够较好地模拟人类牙周炎的病程。易感牙周炎的动物种属很多，大鼠、犬、小型猪、羊及猴均是常用的实验动物。其中犬、猴和大鼠是较常用的牙周炎动物模型。下面简述三种实验动物在制作牙周炎动物模型上的特点（表 4-1）。

由于牙周炎病程进展是由菌斑和宿主反应共同作用的结果，因此牙周炎动物模型的构建需从促使口腔局部菌斑堆积（表 4-2）和降低宿主防御能力两方面进行。

此外，增加宿主易感性、注射激素（中医肾虚型牙周炎）和龈下灌注凝胶（胃火型牙周炎）等全身因素也可促进牙周炎模型的快速形成。

表 4-1　三种实验动物在制作牙周炎动物模型上的特点

动物类型	特点
犬	牙周组织结构及组织学表现均与人十分相似，有乳牙和恒牙两副牙列，牙面上常有牙石沉积。尖牙、前磨牙的牙间隙宽，特别适合制作人工牙周骨下袋模型，也广泛应用于菌斑、龈炎、牙周炎等的牙周病实验研究。但因其体积大，不易控制，实验过程难度较大
猴	作为非人灵长类动物，牙式完全与人相同，其牙体、牙周解剖结构、组织学表现、口腔微生物和免疫反应等均与人极其相似。并且猴可产生自发性牙周炎。但猴价格较贵，管制严格，不易进行大规模实验
大鼠	口腔内病原体、菌斑形成及其生长发育、繁殖等都与人类口腔相似。除大鼠切牙终生生长与人类不同外，大鼠磨牙牙周组织结构、组织病理与人类近似，也存在牙龈上皮、结合上皮、牙周纤维、牙槽骨和牙骨质等，而且龈沟上皮表面有角化。其牙周炎病理学特征也类似人类牙周炎病理学特征，是使用最为广泛的牙周炎实验动物模型

表 4-2　局部因素促进菌斑堆积的方法和特点

方法	特点
物理机械刺激（局部结扎动物磨牙）	可促进菌斑持续聚集，炎症细胞持续浸润，从而造成牙周结缔组织破坏和牙周骨丧失。此法是经典且广泛应用的构建牙周炎动物模型的方法，操作简单，但只能短期内造成牙周炎，所以一般用于短期实验
高糖黏性饲料饲喂	高糖黏性软食黏附于牙面，促使动物口腔自然菌群滋生，从而达到堆积菌斑的目的
局部接种致病菌	选择人类牙周炎致病菌（如伴放线放线杆菌、牙龈卟啉单胞菌）进行接种。可选择在食物中添加致病菌或在牙龈局部涂抹致病菌两种方式进行，其中在食物中添加致病菌更接近自然感染过程
植入牙石	将牙周炎患者牙石菌斑体外扩增后，植入预先制备好的实验动物牙周袋中。其牙周炎病变与人相似
注射脂多糖/内毒素	脂多糖/内毒素对牙周组织有很高的毒性，被认为是牙周炎的重要病因之一。采用局部注射脂多糖/内毒素方法构建的牙周炎动物模型，操作简便，具有较强的可重复性
多种方法联合应用	上述方法单独使用存在牙周炎模型可控性差的特点，目前常采用多种方法联合应用来缩短构建模型时间。但多种方法联合应用不易确认主导因素，可能会影响检测结果

三、牙周炎动物模型的影像表现

根据实验动物的大小，牙周炎动物模型的影像检测可采用 Micro CT、口腔颌面锥形束 CT（CBCT）或 X 线等方法进行[4]。刘颖凤等[5]在探讨尼古丁对大鼠实验性牙周炎的影响时发现，在采用丝线结扎大鼠磨牙颈部后，Micro CT 结果显示各组结扎侧第 14 天牙槽嵴高度均明显降低，第 28 天进一步加重，牙槽骨呈现三维方向吸收，部分标本牙槽骨吸收近根尖。姜帅等[6]采用丝线结扎大鼠磨牙颈部及局部接种牙周混合致病菌菌悬液的方法构建大鼠实验性牙周炎模型，CBCT 也发现大鼠牙槽嵴高度明显降低，部分标本牙槽骨吸收近根尖。张艳等[7]采用正畸用结扎丝结扎磨牙颈部构建大鼠实验性牙周炎模型，其中一部分大鼠在结扎 28d 后去除结扎。Micro CT 结果显示，与正常对照组（图 4-5A、F）相比，结扎 7 天组目的牙齿周围骨质无明显吸收（图 4-5B、G）；结扎 21 天组目的牙周骨吸收明显，同时有水平和垂直向吸收，根分叉暴露，并累及第二磨牙近中根（图 4-5C、H）；去结扎 7 天组牙周骨质吸收程度仍较对照组明显，但与结扎 21 天组相比稍有好转（图 4-5D、I）；去结扎 21 天组远中牙槽嵴高度开始恢复，根分叉区下方骨生成增加（图 4-5E、J）。李君等[8]采用正畸用结扎丝结扎磨牙颈部法制作山羊实验性中度牙周炎模型，CT 结果显示实验侧 4 周时牙槽骨吸收近牙根 1/3 处，根分叉区密度减低；10 周时牙槽骨吸收近牙根 1/2，根分叉明显暴露。

四、比较影像

牙周炎动物模型影像学评价多应用常规解剖影像学检查 Micro CT 与 X 线评价骨骼结构改变，结构成像的影像表现为牙槽骨垂直吸收。牙周炎动物模型的疾病特点与人类牙周炎的疾病特点相比，有以下 4 个特点：①牙周炎动物模型通常采用精确性更高的 CT 手段进行检测，影像资料全面且准确；而人类

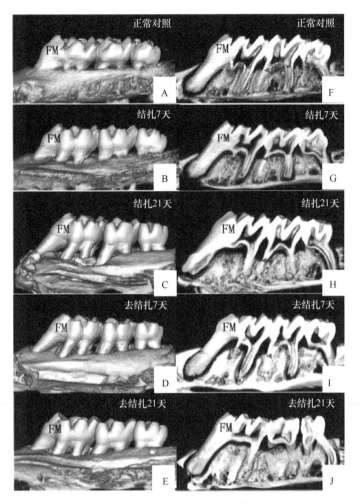

图 4-5　Micro CT 检测大鼠实验性牙周炎各组模型

A、F. 正常对照组；B、G. 结扎 7 天组；C、H. 结扎 21 天组；D、I. 去结扎 7 天组；E、J. 去结扎 21 天组；FM. 第一磨牙

牙周炎为了减少辐射危害，通常选择 X 线进行检测。已有研究表明，X 线投照角度的不同可以造成骨丧失 0～1.5mm 的误差，而且 X 线不能作为骨丧失部位和范围的唯一评价标准。②目前，牙周炎动物模型仅能模拟人类慢性牙周炎的疾病发展过程，具有一定的相似性。但是对于侵袭性牙周炎，特别是广泛侵袭性牙周炎来说，病因不甚明了造成该疾病的发生发展过程仍然无法利用动物模型模拟。③牙周炎动物模型更多关注的是磨牙的牙周炎变化，而对前牙牙周炎的特点并没有很好的关注。而对于人类来说，所有牙齿都可能罹患牙周炎。④研究已经确认，牙周炎动物模型去除结扎后，炎症情况得到缓解，牙周组织可以恢复正常。但对于人类来说，一旦患牙周炎，牙周难以再生。究其原因，人类牙周炎不仅涉及炎症微环境内细胞之间、细胞与基质间复杂的信号调控网络，而且人类受系统性疾病、遗传因素及社会和心理因素的影响很大，且这些因素可能都是导致或加速牙周炎的原因之一。而对于实验性牙周炎动物模型来说，造模因素较单一，一旦消除病因，又排除了其他可能的影响因素，就可以促使牙周组织通过自身修复再生能力恢复健康。因此，继续深入研究牙周炎的病因对构建更加符合需求的疾病动物模型具有重要意义。

第三节　颌骨放射性骨坏死

颌骨放射性骨坏死（osteoradionecrosis，ORN）是由放射线导致的、不能愈合的细胞缺氧性损伤，通常发生在头颈部及颌面部恶性肿瘤放射治疗后，是一种严重的常见并发症[9]。该疾病多发生于下颌骨（约 90%），上颌骨较少（约 10%），通常会导致颌面部软硬组织不愈合、器官缺损，严重影响肿瘤患者的身心健康和生存质量。目前该病的病因并不清楚，学术界普遍认可的理论是放射线照射导致骨内缺血、动脉多发栓塞、重度组织缺氧并继发细胞损伤，进而导致细胞数量减少、骨髓骨膜损害及成骨细胞减少[10]。

由于发病机制不清楚，该疾病难以预防，且因其临床表现多样，治疗也很困难，目前尚无确切满意的预防和治疗方法。但可以确认的是，由于放射线对骨的作用受射线种类、照射量、照射野大小、病变位置和范围，以及牙、牙周膜的状况影响，因此分次照射、正常组织防护和放疗前后的口腔保健对降低ORN 的发生率具有重要作用。

一、颌骨放射性骨坏死的临床影像表现

人 ORN 的临床特点是疼痛和骨暴露，可有瘘管，也存在不同程度开口受限、病理性骨折和死骨形成（图 4-6）。放疗通常用于原发肿瘤的治疗，因此 ORN 发生部位与原发肿瘤照射部位有关，同时跟照射野的部位和大小相关联。人 ORN 的影像学表现为：①由于少量放射线降低了成骨细胞活性并加速了破骨活动，颌骨骨质在病变早期呈弥散性疏松，接下来会出现斑点状不规则骨质破坏，而在骨吸收区之外常可见明显的硬化反应带。由于多次照射时照射野无法严格控制，ORN 病变边界多不清楚。病变进一步进展时可在照射区发现大小不等、形状不一的死骨。病理性骨折常见于下颌骨。②由于放射线对唾液腺的损害，使其功能降低，导致唾液分泌减少、黏度和酸度增加，进而引发放射性龋齿。

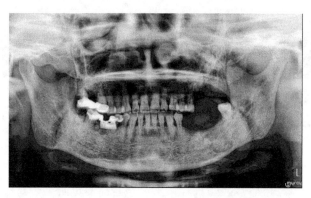

图 4-6 患者 ORN 曲面断层片影像

由 X 线图像可见，患者左下颌多颗牙齿缺失，局部正常骨纹理消失，BMD 不均匀减低

二、颌骨放射性骨坏死动物模型的制备

目前，国内外研究者用于建立 ORN 动物模型的动物多样，概述如下（表 4-3）。

表 4-3 实验动物在制作 ORN 动物模型上的特点

动物类型	特点
鼠、兔	具有生长周期短、代谢快、遗传背景清楚、费用低廉等优点；但由于其体型小，对放射耐受力差，口内操作困难，颌骨骨量小且颌弓窄，制作 ORN 模型难度较大
猕猴	与人类亲缘关系接近，具有许多相似的生物学特性，其在下颌骨的解剖形态和牙发育方面与人类相近，但其数量较少、来源困难，难以大规模进行实验研究
犬	犬下颌骨的形态、骨量及局部血管解剖特征与人类较相似，是良好的 ORN 动物模型。但其颌骨大小与人类仍有一定差距
小型猪	小型猪在解剖学、生理学等方面与人极其相似，且在体重上与人相似。作为 ORN 动物模型，小型猪除兼具犬的所有优点外，还具备乳牙与恒牙两套牙列，牙的萌出和退换也与人类具有很大的相似性，某些口腔疾病病理过程也与人类相似

已有研究表明，ORN 常与放射线种类、放射剂量及放射方式有关，因此 ORN 动物模型建立时也着重考虑这 3 个指标。①放射线种类：目前已知骨对放射产生的光电效应的吸收量较大，为软组织的 2～2.5 倍；因此能产生光电效应的能量较低的放射线，如深部 X 线对颌骨损伤较大；而在同一剂量下，以

康普顿效应为主的能量较高的放射线，如^{60}Co或加速器的骨吸收量往往较深部X线明显减小，对颌骨的损伤也相应减少。早期建立的ORN动物模型多采用深部X线，近年来由于临床上多采用电子直线加速器进行放疗，为保证ORN动物模型与人的一致性，目前建模也多采用这种方式。但需要强调的是，任何放射线种类都有引起ORN的可能性。②放射剂量：这是影响ORN的最主要因素，一般认为放射总剂量高于70Gy时发生ORN的可能性较大。虽然临床采用多次分割照射方式进行治疗，但考虑到ORN动物模型制作的可操作性，大多数研究仍采用换算过的等效单次大剂量放射建立ORN动物模型，而此方法与临床实际情况是否存在差别仍未见报道。③放射方式：制作ORN动物模型的放射方式一直与临床治疗方式紧密相关。目前，三维适形放疗（three dimensional conformal radiotherapy，3D-CRT）是一种立体定向放射治疗新技术，该方法可使射线高剂量区在立体空间上与靶区实际形状一致，实验结果的剂量值更精确。这样就极大地减少了无效照射，降低了患者因辐射带来的多种副作用。应用电子直线加速器+3D-CRT模式制作的ORN动物模型，可更好地模拟当今放疗的临床实际情况。除以上3个因素外，也有研究报道，ORN发生与拔牙、外科手术等创伤因素也密切相关。多种因素互相交织也增大了ORN动物模型建模的难度和不确定性。

三、颌骨放射性骨坏死动物模型的影像表现

ORN动物模型影像学检测通常采用CT或X线进行。李松等[11]利用3D-CRT技术构建小型猪下颌骨ORN模型，在对小型猪右下颌分别进行25Gy和28Gy的一次性照射后，于照射后2个月拔除双侧下颌第一磨牙。照射后3～4个月，拔牙后小型猪全部发生下颌骨ORN。X线结果显示右下颌拔牙后1个月，小型猪右侧下颌骨斜侧位片可见照射区域骨密度不均，骨小梁模糊或消失，呈不规则斑点状破坏，边缘模糊；而拔牙后3个月，该区域BMD更低，同时夹杂有团块或点状增高的病理性骨沉积，骨质形态不规则且范围增大。随后观察可见大小不等、形态不一的死骨，个别动物出现病理性骨折。螺旋CT结果进一步证实了右下颌存在不规则骨质破坏区，BMD降低，皮质骨破坏且松质骨变形增厚，骨髓腔与外界相通（图4-7）[11]。也有学者认为，ORN小型猪模型在发病早期会表现为照射区域骨小梁增粗、密度增高而呈网格状改变，病变周围可有硬化带并常伴有骨膜增厚，进一步病变才会出现死骨。郭宇轩等[12]采用电子直线加速器照射并拔牙的方式构建大鼠ORN模型，结果发现大鼠门齿牙根结构消失，拔牙窝无骨组织填充，颌骨骨量较对照侧显著降低，并伴有病理性骨折。

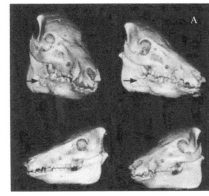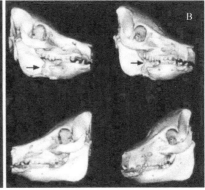

图4-7 螺旋CT显示ORN模型骨缺损状态

A. 25Gy拔牙组，照射115d后的CT影像；B. 28Gy拔牙组，照射100d后的CT影像。箭头所示为骨质破坏区

四、比较影像

颌骨放射性骨坏死动物模型影像学评价多应用常规解剖影像学检查Micro CT与X线评价骨骼结构改变，结构成像表现为牙槽骨垂直吸收。总体来说，ORN动物模型特别是大动物模型可以较好地模拟人ORN的临床特点，但是也存在不同之处，主要体现在：①通常，人产生疼痛、骨暴露等才会发现

ORN 的发生，所以仅能观察到骨质疏松、骨坏死或病理性骨折等 ORN 中后期的影像和病理学特征；而 ORN 动物模型则可以看到 ORN 全程的病理变化。例如，研究报道 ORN 小型猪模型病变早期所发生的骨小梁增粗、密度增高和呈网格状改变的影像学特点，在人 ORN 病例中极难发现。②人在发生 ORN 后，可能会有几年到十几年的随访和治疗。在此期间，由唾液腺长期损伤导致的放射性龋坏可以被观察到。而 ORN 动物模型通常仅观察几个月到一年的时间，难以发现放射性龋这种长期并发症。③通常，头颈原发肿瘤患者可能接受放射治疗，因此患者 ORN 发病期间可能伴有肿瘤侵袭、手术切除、持续照射等多种叠加的颌骨损伤，往往患者 ORN 病理和影像学诊断较为复杂，较难发现导致 ORN 发病的机制；而 ORN 动物模型致病因素单一，特别适用于进行 ORN 发病机制的研究。④人 ORN 多由小剂量多次照射、分割照射导致，而实验动物 ORN 造模时为了减少工作量，通常采用公式换算成单次等效大剂量的照射模式，这两种模式的照射剂量虽然在放射层面上相同，但是两种模式所导致的生物学效应并不确定，这也是人为因素可能导致人 ORN 与 ORN 动物模型病理学和影像学不一致的原因。

第四节　颞下颌关节紊乱病的比较影像

颞下颌关节紊乱病（temporomandibular joint disorder，TMJD）是指累及颞下颌关节和（或）咀嚼肌而有关节弹响或杂音、关节和（或）咀嚼肌疼痛以及下颌运动异常等相同或相似症状的一组疾病的总称，是口腔医学常见病，包括咀嚼肌紊乱疾病、结构紊乱病、滑膜炎和（或）关节囊炎以及骨关节炎[13]。TMJD 发病时常出现疼痛、关节僵硬、张口受限等症状。若干年来，学术界普遍认为 TMJD 发病是精神心理障碍及牙合因素所致。近年来，多因素致病学说日益被广泛接受。TMJD 发病隐匿、发展缓慢，加之颞下颌关节位居颅底、体积小、腔狭窄，且有面神经等重要结构，因此临床进行颞下颌关节（temporomandibular joint，TMJ）腔内取材的难度很大。相应地，TMJD 发病机制和防治措施的研究一直进展缓慢，因此构建 TMJD 动物模型对 TMJD 的研究具有重要意义。

一、颞下颌关节紊乱病的临床影像表现

临床上 TMJD 有更为详细的分类，影像表现也更为详细，通常会利用 X 线、CT 和磁共振等影像技术进行检测。具体内容详述如下。

1. 关节间隙改变

近年来，口腔颌面锥形束 CT（cone beam computed tomography，CBCT）是较为可靠的 TMJ 间隙变化的检查方法。常见的关节间隙改变包括整个关节间隙增宽、变窄及关节前、后间隙的变化，分别表现为髁突在关节窝中的位置下移、上移及前、后移位。

2. 关节盘移位

关节盘移位的诊断以磁共振检查最佳。关节造影也可用于其临床检查。对于关节盘前移位来说，在关节中间矢状面闭口位磁共振 T1 加权像上，关节盘本体部呈低信号影像，位于髁突横嵴前方；关节盘双板区呈中等信号影像，向前越过正常位置。对于关节盘前移位患者，关节盘本体部与双板区的分界一般较正常者模糊，病程较长者可发生关节盘变性。在经关节中间层面关节造影侧位体层闭口位片及关节造影许勒位闭口位片上，可见关节盘后带的后缘位于髁突横嵴的前方，超过正常位置。对于关节盘侧方移位来说，在经关节中间层面冠状位磁共振图像上，关节盘本体部低信号影像位于髁突内极的内侧，为盘内移位；关节盘本体部低信号影像位于髁突外极的外侧，为盘外移位。对于关节盘旋转移位来说，若同一侧关节中间层面在磁共振图像矢状位及冠状位分别显示为关节盘前移位和外移位时，则可判断为关节盘前外侧旋转移位；若分别显示为前移位和内移位时，则可判断为前内侧旋转移位。

3. 关节盘穿孔

关节造影、数字减影关节造影和磁共振成像均可对关节盘穿孔作出诊断，但以数字减影关节造影最为敏感，但普通关节造影在临床上应用最广。在采用关节造影或数字减影关节造影检查时，无论是将造影剂单纯注入关节上腔还是下腔，当上、下腔均有造影剂显影时，即为关节盘穿孔。

4. 关节囊扩张及撕裂

关节盘移位及穿孔患者常伴有关节囊扩张及撕裂。在关节上腔造影许勒位图像上，关节囊扩张患者可见关节上腔明显扩大，同时伴有关节盘前后附着的松弛。关节囊撕裂患者的关节上腔造影图像上可显示出造影剂外溢，导致造影图像模糊不清。

5. 滑膜炎及关节囊炎

滑膜炎及关节囊炎诊断以磁共振检查效果最好。在 T2 加权像上，可见关节腔内积液呈高信号改变；此外，尚可见关节盘双板区信号增强，在关节冠状位 T2 加权像上可见关节囊影像增厚、信号增强等改变。

6. 骨关节病

骨关节病主要依据普通 X 线，如许勒位、髁突经咽侧位、曲面体层片等进行诊断；近年来，CBCT 对骨关节病的诊断应用逐渐广泛。其 X 线主要表现为：髁突、关节窝和关节结节由于硬化改变而呈现高密度致密影像，同时可伴有不同程度的骨质破坏，其中以髁突骨质破坏最为常见。髁突和关节结节也会出现骨质增生，严重者会形成骨赘；髁突变短小；髁突密质骨板下出现囊样改变，此为骨关节病诊断的一个重要而确切的 X 线征象；在骨关节病晚期，还会出现骨关节间隙狭窄、关节窝浅平宽大等征象（图 4-8）。

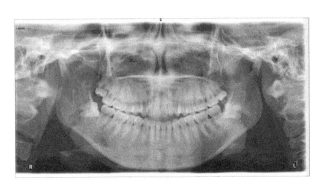

图 4-8　人颞下颌关节紊乱病曲面体层片

图像显示患者双侧 TMJ 均出现高密度致密影像

二、颞下颌关节紊乱病动物模型的制备

人颞下颌关节主要是支持下颌多向运动，其中最主要的是咀嚼运动。TMJD 模型所选取的动物的 TMJ 解剖结构、组织形态、运动功能及疾病病理过程应尽量与人的相似。从解剖学角度来看，所有哺乳动物都有相似的形态学和生理学特性的 TMJ，因此理论上所有哺乳动物均可用于 TMJ 研究。但各种动物也有各自的特点（表 4-4）。

TMJD 包含多种疾病状态，因此，对应的 TMJD 造模方法也有多种，具体如下。①手术诱导法：通过人为手段破坏关节的对称和稳定，包括关节盘切除法、实验性关节盘穿孔法、髁突表层破坏法、手术造成盘移位法等。②注射诱导法：通过注射曲安奈德、木瓜蛋白酶、碘乙酸及胶原酶等物质破坏髁突关节表面软骨层以诱发 TMJD，该方法操作简便，可控性与重复性好，排除或减少了手术对试验效果的影响。③咬合紊乱法：通过咬合紊乱造成 TMJ 过度负荷进而诱发 TMJD，包括被动前牙开牙合、前牙反

表 4-4　TMJD 动物模型特点

动物类型	特点
山羊	除 TMJ 结节平坦外，其余与人类相似；其 TMJ 位于颅底侧方潜在位置，易于手术和观察；羊易于捕捉和麻醉，便于饲养，来源广泛，且耐受力和抗感染力均强，是研究 TMJD 较好的实验动物
大鼠	成本低、操作简单，进行各种生化、分子检测的方法比较成熟，特别适合进行 TMJD 分子机制的研究；但大鼠种属和关节形状与人类有较大差异，TMJD 大鼠模型获得的实验结果不能直接推及人类
猴	非人灵长类动物颞下颌关节在大体形态和显微结构上均与人类非常相似，均为多向运动方式，是研究 TMJD 的理想实验动物模型；但因其价格高、来源少，限制了其应用

牙合、后退牙合、渐进性咬合紊乱等多种方式。该方法操作简便、结果稳定，能够较好地模拟人 TMJD 发病的状态。但这些方法都是通过模拟 TMJD 的某一病理过程来诱导疾病发展，并不符合 TMJD 多因素共同作用、病变发展缓慢、破坏与重建共存的特点，多侧重于研究疾病病理变化而非病因机制。

三、颞下颌关节紊乱病动物模型的影像表现

虽然颞下颌关节紊乱病（TMJD）的造模方法众多，但其形成的影像学基本相似，所以本节将选择一部分动物模型进行影像学描述。孙莲等[14]通过过度张口方法建立异常负荷导致 TMJD 的大鼠模型，Micro CT 检测大鼠 TMJ 后发现，颞下颌升支关节软骨下骨表面骨皮质不连续，关节前区、上区软骨下 BMD 降低，骨小梁有断裂；髁突头前外侧有骨凹陷，后侧和内侧骨质不连续。Liu 等[15]利用单侧前牙反牙合方法构建大鼠颞下颌关节骨关节炎动物模型，Micro CT 检测大鼠 TMJ 后发现，颞下颌骨量显著降低，骨改建显著增强，骨小梁数量降低但厚度增加，骨小梁分离度也显著增大。张婧等[16]利用实验性后牙咬合紊乱方法诱发大鼠 TMJD 来构建动物模型，活体 Micro CT 检测发现，髁突软骨下骨中后部可见渐进性的骨吸收表现，并且骨吸收在实验后 12 周达到峰值，之后被逐渐修复（图 4-9）。实验组髁突头的大小，特别是髁突的宽度明显小于同龄对照组。

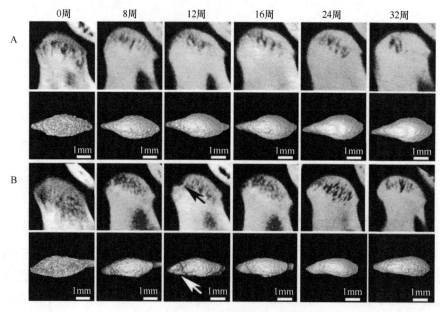

图 4-9　大鼠 TMJD 模型 Micro CT 影像
A. 正常对照组；B. TMJD 模型组

四、比较影像

TMJD 动物模型影像学评价多应用常规解剖影像学检查 Micro CT 与 X 线评价骨骼结构改变，结构成像表现为颞下颌骨量下降，髁突头不同程度破坏，骨小梁数量降低但代偿性厚度增加。临床上，TMJD

是一种多因素疾病，目前可能导致 TMJD 的因素有牙合因素、精神心理因素、关节解剖学因素、代谢因素、遗传学因素、免疫学因素以及偏咀嚼习惯、夜磨牙和口腔不良习惯等。因此，这也决定了无论从哪个因素考虑来设计、模拟、构建 TMJD 动物模型，均会与临床患者的病因出现很大差异，这也造成了临床研究和动物模型基础研究的显著不同。特别是精神心理因素对 TMJD 的影像，目前学术界尚没有较好的办法成功构建精神心理因素诱导的 TMJD 动物模型。因此，能够构建出真实反映患者病因学的 TMJD 动物模型仍需要继续探索。此外，人 TMJD 的检测有 X 线、关节造影、CBCT 和磁共振成像等多种手段，而 TMJD 动物模型的检测主要依靠 Micro CT，检测指标也没有人检测指标那么丰富和多样化。目前，小动物磁共振仪已经有应用基础，但在口腔上的应用尚浅，这一点也是需要继续研究的方面。

第五节　肝癌的比较影像

肝癌是指发生于肝脏的恶性肿瘤，是常见的消化系统恶性肿瘤，包括原发性肝癌和转移性肝癌两种。原发性肝癌是临床上最常见的恶性肿瘤之一，原发性肝癌按细胞分型可分为肝细胞型肝癌、胆管细胞型肝癌及混合型肝癌。肝炎病毒感染及其他致癌因素是肝癌发生的主要外因。同时，肝癌和其他恶性肿瘤一样，其发生发展是由体内多基因多蛋白参与、多步骤协同的复杂过程。寻找肝癌发生、发展过程中的相关代谢产物，有助于研究肝癌发生及发展的机制，从而为肝癌的预防、诊断及治疗提供理论基础。在世界范围内，肝癌是排名第三位的肿瘤，而在我国则位居第二位。影像学检查如超声、CT、MRI 等在临床诊断肝癌中起重要作用，临床前研究中超声已是肝癌的普查影像技术，CT 与 MRI 的检出率则分别可达 81%～89% 和 50%～80%。PET 作为一种新型无创伤性用于探测体内放射性药物分布的影像学检查技术，应用日益广泛。由于其是基于分子水平的功能性成像，在肝癌的诊断、预后及疗效判断方面发挥越来越重要的作用。肝癌 PET 在临床早期诊断、分期分型、疗效检测、预后等方面具有独特的优势。主要应用于肝癌成像的放射性药物是 ^{18}F-FDG、^{18}F-乙酸盐、^{18}F-胆碱等。

一、肝癌的临床影像表现

（一）肝癌的临床 CT 影像表现

CT 平扫正常肝脏可见肝实质密度均匀，轮廓光滑、整齐，CT 值为 40～60Hu，胆管 CT 值为 10～30Hu，高于脾、胰、肾。位于肝门附近的静脉、胆管、动脉因粗大而易显示。肝门和肝裂（韧带裂）由于含较多纤维组织及脂肪，显示为低密度。

肝脏 CT 增强扫描的目的在于提高病灶的检出率及定性诊断水平。螺旋 CT 的出现（因其扫描速度很快，一次快速注射造影剂后即可完成全肝分期增强扫描），明显提高了肝内病灶的检出率及定性诊断水平。但是，以往的许多研究集中在肝脏螺旋 CT 双期增强扫描。

增强扫描是应用注射离子型或非离子型碘对比剂，增加正常组织与病灶间的密度差，显示等密度或可疑病灶，帮助鉴别病灶性质，显示肝内血管解剖结构。静脉快速注射对比剂后扫描肝动脉期（20～25s）、门静脉期（50～60s）、肝平衡期（2～3min）、延迟期（5～7min），肝实质密度均匀增高。不同时相肝实质密度不同。肝动脉期：注药后 20～25s 腹主动脉及其分支强化显著，门脉、腔静脉未显影或信号明显低于主动脉。肝脏实质轻度强化。门静脉期：注药后 50～60s，此期间的门静脉密度最高，检查时可发现门静脉供血的肝实质强化。肝平衡期：注药后 2～3min 造影剂在血管内外的分布处于平衡状态，病灶与正常实质间差异不大，不利于病灶检出，肝内外血管显像清晰（图 4-10）[17]。

（二）肝癌的临床 MRI 影像表现

临床上，MRI 用于检查肝内肿瘤，于 T1WI 表现为低信号，T2WI 为高信号，肿块内可有囊变、坏

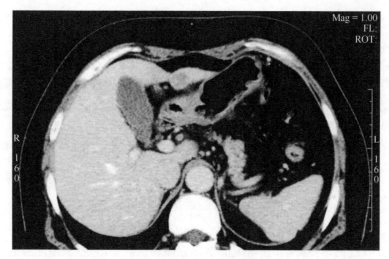

图 4-10 肝脏静脉期 CT 图像

注药后 60s 肝实质强化显著，肝内病灶与实质间差异明显增大，门脉、腔（肝）静脉显示清晰

死、出血、脂肪变性和纤维间隔等改变，从而导致肝癌信号强度不均匀，表现为 T1WI 的低信号中可混杂有不同程度的高信号，而 T2WI 的高信号中可混杂有不同程度的低信号。静脉瘤栓、假性包膜和瘤周水肿为肝癌的 MRI 的特征性表现，如出现应高度怀疑为肝癌。对怀疑患者应进行增强扫描，如图 4-11所示，增强扫描可见肝实质部分略有异常对比增强，边界清晰。

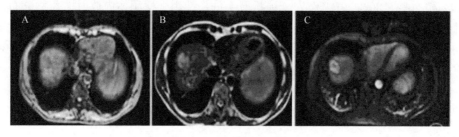

图 4-11 肝癌 MRI 图像

A. T1WI 图像；B. T2WI 图像；C. Gd-DTPA 增强的 T1WI 图像

（三）肝癌的临床 PET 表现

胆管细胞癌及分化程度低的肝细胞癌对 ^{18}F-FDG 的摄取能力较强，PET 显示为高代谢病灶；分化较好的肝细胞癌由于肿瘤细胞内含有一定水平的葡萄糖-6-磷酸酶，可将进入肿瘤细胞并经己糖激酶催化生成的 6-磷酸-^{18}F-FDG 水解，去掉 6-磷酸生成 ^{18}F-FDG，^{18}F-FDG 可通过细胞膜被肿瘤细胞清除，PET 显像无 ^{18}F-FDG 积聚，出现假阴性结果。因此，^{18}F-FDG PET 对原发性肝细胞癌显像价值有限，其灵敏度约为 70%。葡萄糖-6-磷酸酶在分化程度低的肝细胞癌内表达较少或不表达。最近研究结果证明，^{11}C-乙酸于分化程度较高的肝细胞癌具有肯定的诊断价值，并且已经应用于临床，获得了满意的结果。^{18}F-FDG 和 ^{11}C-乙酸联合应用进行 PET 显像，对肝癌具有肯定的诊断价值。肝海绵状血管瘤、肝囊肿、肝硬化、肝细胞腺瘤、肝炎、肝脂肪浸润等肝内大多数良性病变一般不会出现 ^{18}F-FDG 的高摄取，^{18}F-FDG PET 显像对原发性肝癌诊断的特异性较高。所以，对于 ^{18}F-FDG PET 显像阳性者，基本上可诊断为肝癌，而对于阴性者则需要进一步进行 ^{11}C-乙酸 PET 显像，以除外高分化肝细胞型肝癌的可能。PET 显像可用于评价肝癌介入、适形放疗、射频消融术的疗效，对治疗后肿瘤残余和复发的诊断明显优于 CT[18]。

^{18}F-FDG PET/CT 诊断肝癌是基于对肝细胞癌局部葡萄糖代谢与氧代谢的研究，结果显示，肿瘤局部葡萄糖代谢与氧代谢呈负相关，而氧代谢与局部肿瘤的血流或供血状况相关性较高。动物实验证实，肝脏缺血肿瘤中心区域由于肝动脉供血下降，可以导致局部 ^{18}F-FDG 代谢上升。在 ^{18}F-FDG 未校正的扫描中，肝的摄取略高于肺。肝转移的活度较高，相对容易识别。脾的情况与肝相同，低分化和未分化

者的标准摄取比率（HIJ）明显高于高分化和中分化者。肝癌的常规[18]F-FDG PET 显像为静脉注射后 1h 的全身显像（图 4-12），这种方法因肿瘤组织和周围正常组织之间缺乏明显对比而常出现假阴性表现，延迟 2～3h 显像被认为是提高肿瘤阳性检出率的一种有效手段，[18]F-FDG PET 对恶性程度较高、分化程度低的肝肿瘤诊断的准确性较高。[18]F-FDG PET 对肝癌的检测主要受限于肿瘤直径，<5cm 肿瘤检出率仅为 25%（2/8），>5cm 肿瘤检出率则为 100%（12/12）。这是由于临床 PET 的空间分辨率较低，[18]F-FDG 对肝癌的诊断存在明显的局限性，特别是对分化较好的肝细胞癌易出现假阴性表现。[18]F-FDG PET/CT 显像在小肝癌的定性诊断方面也存在明显的局限性。

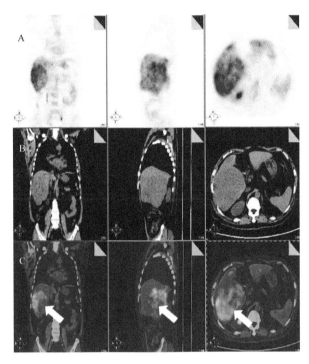

图 4-12　肝癌患者 PET/CT 影像表现
A. PET；B. CT；C. PET/CT 融合图像，肝右叶占位合并液化区（箭头所示），$SUV_{MAX}=6.0$

二、肝癌动物模型的建立

目前，肝癌动物模型主要有以下几种：①自发性肝癌模型，常用来反映动物的肿瘤易感性和环境致癌物及促癌物质的积聚程度。②诱发性肝癌模型，是指将化学、物理、生物等致癌因素作用于实验动物形成肝癌。化学药物最为常见，如氨基偶氮染料、亚硝胺和黄曲霉菌等。给药方法有经口给药法和注射给药法。③移植性肝癌模型，是指把肝癌组织块（来源于动物或人）、肝癌细胞株或非肝脏来源的恶性肿瘤（乳腺癌、结直肠癌等）接种于实验动物体内所形成的荷肝癌动物模型。其主要包括同种移植（模型动物之间）和异种移植（人和裸鼠之间）。同种移植动物分为小鼠、大鼠裸鼠和土拨鼠。人肝癌细胞裸小鼠模型是目前实验中最能反映人类肝癌生物学特性的模型。裸鼠已成为体内研究恶性肿瘤生物学特性和筛选抗癌药物的理想工具。④基因性肝癌模型。基因打靶技术和克隆技术能使动物表现出一些人类疾病，一旦人类肝癌相关基因被成功克隆，便可制备相应的基因剔除动物模型，从而对肝癌基因的功能和作用途径进行深入的研究[19]。

三、肝癌动物模型的影像表现

（一）肝癌动物模型的 CT 影像表现

由于 Micro CT 采用的是微焦点锥形束 CT，对小动物软组织的分辨率较低，因此对肝脏直接进行

CT 成像很难分辨出肝脏的解剖结构与病灶，限制了 CT 在肝脏疾病动物模型中的应用。为解决这一问题，研究者采用了多种 CT 对比增强造影剂，如 Fenestra VC、碘海醇等，在对肝癌动物模型的 CT 影像研究中取得了较好的成像效果。

肝转移动物模型由 C57BL/6 小鼠经脾内注射 MC38 结直肠癌细胞系得到[20]。模型经注射对比增强剂 ExiTron nano 6000 后，分别于造模后第 9 天、第 12 天、第 14 天、第 19 天进行 CT 增强扫描。球管电压为 80kV，电流为 75μA，进行 180°旋转，40s 扫描时间（30fps），共采集 1200 个投影，进行矩阵为 512×512×512 后滤波投影重建。经 Micro CT 检测后，CT 图像可清晰区分肝叶边界，肝实质强化显著，肝内病灶与实质间差异明显增大，门脉、腔（肝）静脉显示清晰。可观测到的最小转移灶直径可以达到 300μm（图 4-13，白色箭头指示位置）。

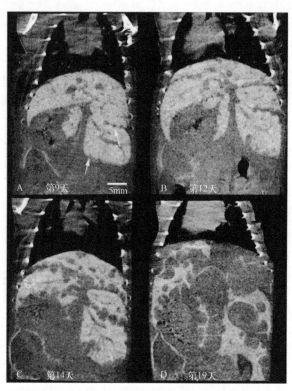

图 4-13 注射 ExiTron nano 6000 增强的肝癌转移动物模型的 CT 图像
箭头所示为肝肿瘤部位

（二）肝癌动物模型的 MRI 影像表现

小动物肝癌模型 MRI 扫描通常采用快速自旋回波（FSE）序列获得 T2WI 图像以及超顺磁性氧化铁（SPIO）颗粒增强后的 T2WI 图像，进行肝癌模型的扫描[21]。平扫 T2WI 图像在肝脏相对低信号背景上表现为略高、较高至极高信号的多发性增生性结节和原发性癌灶，在 SPIO 增强以后转变为在肝脏黑色背景上极高和较高信号的原发性癌灶。

SPIO 是一种新型的组织分布特异性对比剂，特异性地分布于网状内皮系统，在肝脏通过肝组织中的库普弗（kupffer）细胞的吞噬作用而明显降低肝实质的信号，缺乏库普弗细胞的原发性肝癌或转移瘤被衬托出来。肝癌通常不含库普弗细胞，不摄取 SPIO 粒子，故在 T2WI 上表现为高信号，这与肿瘤的分化程度和肿瘤中是否存在正常的肝实质有关（在一些分化良好的肝肿瘤中，也可出现一定程度的信号降低现象，但信号降低的程度要低于正常的肝脏组织）。

二乙基亚硝胺诱发肝癌动物模型的影像表现：二乙基亚硝胺配成 100ppm 的水溶液，让大鼠自由饮用，83～130d 形成早期至晚期诱发肝癌模型。该模型的特点为在结节性肝硬化基础上多中心原发癌形成，诱癌成功率较高。平扫后经尾静脉注射 SPIO［0.05mmol/(kg·周)］，30min 后进行相同序列扫描。

为了避免部分容积效应，选取直径大于 3mm 的病灶，测量增强前后每种序列扫描图像上的病灶信号强度和正常肝脏的信号强度，并注意避免血管影的干扰。背景噪声通过在相位编码的方向上，在动物的腹侧设置感兴趣区测得。

在 T2WI 图像中肝癌表现为高信号或等信号。注射 SPIO 后，肝癌呈高信号。SPIO 增强后的扫描序列显示肝癌的 CNR 都较增强前有显著增高。SPIO 增强扫描 T2WI 的检出率高达 95.0%。微小肿瘤病灶在平扫 T2WI 图像上大多表现为较高信号，部分表现为略高信号，部分与周围肝组织信号接近而被漏诊，增强扫描在黑色的肝脏背景下均呈极高或较高信号，增强以后未见信号明显降低者。结节型与巨块型肝癌：大鼠诱发的肝癌较易合并肿瘤内出血，结节型和巨块型肝癌平扫 T2WI 即呈较高信号甚至极高信号，且肿瘤越大越容易显示其质地不均匀的特点，形态亦由类圆形向轻度分叶发展，增强扫描以后在肝脏黑色背景上呈较高至极高信号（图 4-14）[22]。

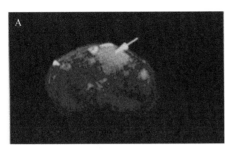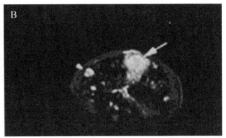

图 4-14　肝癌动物模型 MRI 图像

A. T2WI；B. SPIO 增强后的 T2WI（箭头所示为肝肿瘤）

肝癌细胞株 H22 原位模型的影像表现：对于 20g 左右的雄性裸小鼠，用注射器抽取 30μl 小鼠源性肝癌细胞株 H22 腹水，使注射器针头与肝脏表面呈 30°角刺入肝实质内后缓慢将 H22 腹水注射入小鼠肝脏造模，分别于模型制作前及制作后 3d、7d、14d、21d 进行 MRI 扫描。MRI 结果显示模型制作前，肝脏形态规则，实质信号均匀，血管走行规律，未见明显异常信号病灶；腹水癌细胞移植后 3d，病灶信号均匀，T2WI 呈略高信号，边缘较清（图 4-15A），平均直径（0.6±0.2）mm；随着移植时间的延长，肿瘤明显增大，病灶显示清晰，7d 时平均直径（2.0±0.7）mm，部分边缘呈分叶状，可见低信号假性包膜（图 4-15B）；14d 后病灶内信号不均匀，中心可见坏死囊变区，部分可见转移灶，邻近膈肌、胸壁受累，出现腹腔积液。

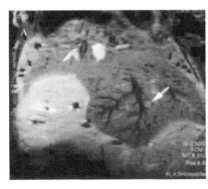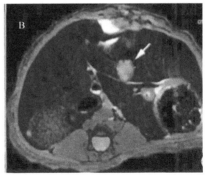

图 4-15　原位移植肝癌小鼠 T2WI 图像

A. 移植后 3d 冠状面图像；B. 移植后 7d 横断面图像（箭头所示为肝肿瘤）

（三）肝癌动物模型的 PET 影像表现

利用腹腔注射亚硝基二乙胺 75mg/g（每周 1 次，持续 6 周）、对乙酰氨基酚 100mg/g（每周 5 次，持续 8 周）、二丁基羟基甲苯 300mg/g（每周 1 次，持续 8 周）诱导 c-Myc 转基因小鼠产生肝癌。使用不同剂量（75～200mg/g）的化学物质，每周给药，对动物在 4 个月、5.5 个月、7 个月、8.5 个月时进行 Micro PET/CT 显像，尾静脉注射 200～300μl 的 CT 肝特异对比增强剂（DHOG，fenestra，10ml/g）。CT 采集球管电压 80kV，球管电流 450μA，曝光时间 100ms，轴向视野 33mm。为了防止多次尾静脉注射引起的血管损伤与栓塞，腹腔注射 10MBq（0.27mCi）^{18}F-FDG，摄取 45min 后采集 30min，使用 OSEM 2D 方法进行重建。研究发现亚硝基二乙胺组 4 个月时 1/6 的模型发现肝癌，5.5 个月时全部成癌，乙酰氨基酚组与对照组比较无显著变化。CT 可以发现直径大于 1mm 的病灶，特异对比增强剂 DHOG 可有效增强肿瘤与正常组织的对比，这对软组织识别能力较差的 Micro CT 是非常重要的。PET 最小可发现 <5mm 的病灶，其中 FDG 浓聚程度与肿瘤的体积呈正相关，肿瘤与正常组织比分别为 0.98（<5mm）、1.6（5～10mm）、3.3（>10mm）；值得一提的是，PET 影像可以区分小于 5mm 的未成瘤病灶与一般大于 10mm 的肿瘤病灶，影像结果经过病理验证后基本一致（图 4-16）。使用 ^{18}F-FDG PET 建立了一种分子影像手段，以研究各种化学物质肝致癌性的短期生物方法，显著提高生物危害识别和跟踪能力，以及利用非侵入手段持续观察其对不同器官的致癌性[23]。

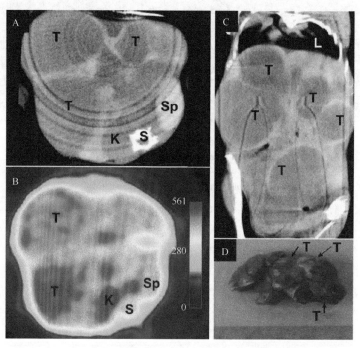

图 4-16　肝癌动物模型 7 月龄 PET/CT 图像

A. 横断面 CT；B. 横断面 PET；C. 冠状位 CT；D. 肝肿瘤位置。A 图的 CT 图像发现注射肝特异对比增强剂后，肿瘤组织相对正常组织摄取较低。肿瘤 PET 图像上无法分出边界。T. 肿瘤，K. 肾，S. 脊柱，Sp. 脾

^{18}F-FDG 动物实验证实，肝脏缺血肿瘤中心区域由于肝动脉供血下降，可以导致局部 ^{18}F-FDG 代谢上升。正常肝脏组织磷酸化酶（己糖激酶）活性低而去磷酸化酶活性高（葡萄糖-6-磷酸酶，G6pase），结果是磷酸化率（k_3）与去磷酸化率（k_4）之比为常数；在肝肿瘤中则与之相反，去磷酸化酶活性增高，k_4/k_3 倒置，肝肿瘤的 PET 图像的多变性与 k_4/k_3 呈正相关，并指出利用动态 PET 肝肿瘤显像分析 FDG 代谢模型可以预测细胞的分化程度及预后。

Salem 等[24]在乙型肝炎土拨鼠肝细胞癌模型显像中对比了 2-^{18}F-FDG、6-^{18}F-FDG、^{11}C-乙酸和 ^{11}C-胆碱 4 种示踪剂对不同分化程度肝癌的诊断价值，结果发现 ^{11}C-胆碱的诊断率高于 ^{11}C-乙酸和 ^{18}F-FDG，^{18}F-FDG 不能发现肝癌组织与正常肝组织的区别，不适用于该肝癌模型的检测。同时，肝癌组织中与胆碱代谢相关的胆碱激酶活性明显高于周围正常组织。Stewart 等[25]通过对新西兰大白兔原位接种 VX2 肝癌细胞造模，经 PET 扫描后证实，肝脏缺血肿瘤中心区域由于肝动脉供血下降，可以导致局部 ^{18}F-FDG 代谢上升（图 4-17）。

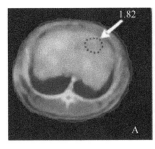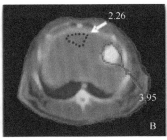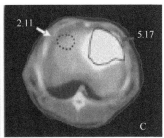

图 4-17　新西兰大白兔原位接种肝癌模型 PET 图像

箭头所示为肝肿瘤，数值为标准摄取值

四、比较影像

肝癌动物模型影像学评价应用解剖影像学检查 MRI、CT 评价结构改变，PET 技术应用 ^{18}F-FDG 等肿瘤示踪剂成像并评价恶性程度。肝癌动物模型在病灶的影像表现与临床基本一致，结构成像 MRI 表现为 T1WI、T2WI 平扫，肿瘤区域在 T1WI 图像上表现为低信号，T2WI 为高信号。而小动物肝癌模型的 MRI 扫描多采用 T2WI 及 SPIO 增强扫描序列。SPIO 增强扫描 T2WI 对肝癌的检出率高达 95.0%，且对微癌与小癌的检出率较高。在平扫 T2WI 图像上大多表现为较高信号，部分表现为略高信号，部分与周围肝组织信号接近而被漏诊，增强扫描在黑色的肝脏背景下均呈极高或较高信号，增强以后未见信号明显降低者。临床与小动物肝癌的 CT 诊断通常采用肝脏的增强扫描，尤其是在小动物 CT 的扫描中，因 Micro CT 对软组织成像的效果较差，难以对肝肿瘤的病灶位置进行精确定位。临床与 Micro CT 增强扫描均可使用碘海醇、泛影葡胺等临床 CT 增强剂。经肝脏 CT 增强扫描后，临床 CT 与小动物 CT 均表现为肝实质强化显著，肝叶边界清晰可见，可明显区分病灶部位与肝实质。然而临床螺旋 CT 速度快，一次注射造影剂后即可完成全肝分期增强扫描。而小动物 CT 时间较长，一次扫描时间通常为 5～20min，无法实现对肝脏的分期扫描。因小动物 PET 拥有明显优于临床 PET 的高分辨率和高灵敏度，临床 PET 与小动物 PET 对肝肿瘤微小病灶的诊断存在差异。临床采用 ^{18}F-FDG PET 对肝癌的检测往往受限于肿瘤直径的大小，对<5cm 的肝肿瘤检出率仅为 25%，而对>5cm 的肿瘤则为 100%。而小动物 PET 甚至可发现<5mm 的未成瘤病灶，其中 ^{18}F-FDG 浓聚程度与肿瘤的体积呈正相关。

第六节　肝纤维化的比较影像

肝纤维化是一个病理生理过程，是指由各种致病因子所致的肝内结缔组织异常增生。任何肝脏损伤在修复愈合的过程中都有肝纤维化的过程，如果损伤因素长期不能去除，纤维化的过程长期持续就会发展成肝硬化。

一、肝纤维化的临床影像表现

肝纤维化是指由各种致病因子所致的持续或反复的肝实质炎症坏死，可引起纤维结缔组织大量增生，而其降解活性相对或绝对不足，因此大量细胞外基质沉积下来形成的病理过程。它不是一个独立的疾病，而是许多慢性肝脏疾病均可引起肝纤维化。其病因大致可分为感染性（慢性乙型、丙型和丁型病毒性肝炎，血吸虫病等）、先天性代谢缺陷（肝豆状核变性、血色病、α1-抗胰蛋白酶缺乏症等）、化学代谢缺陷（慢性酒精性肝病、慢性药物性肝病）及自身免疫性肝炎、原发性胆汁性肝硬化和原发性硬化性胆管炎等。临床上，利用 MRI 可以看见肝纤维化患者的肝包膜增厚、肝表面轮廓不规则或呈结节状、门静脉增宽等现象（图 4-18）[26]。

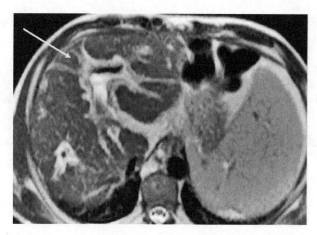

图 4-18　肝纤维化患者 MRI T2WI 图像（箭头所示为病灶）

二、肝纤维化动物模型的制备

目前，用于构建小动物肝纤维化模型的方法主要有：四氯化碳诱导[27]、二甲基亚硝胺（DMNA）诱导、硫代乙酰胺（TAA）诱导、乙醇诱导、血清免疫法诱导肝纤维化动物模型及胆总管结扎法诱发肝纤维化动物模型。以二甲基亚硝胺诱导肝纤维化模型为例，针对成年雄性大鼠，按 10mg/(kg·周)的剂量腹腔注射 1% DMNA 生理盐水稀释液，2 次/周，连续 4 周，染毒停止后在恢复期观察 4 周。造模期间，每日观察动物的一般情况，每周称重一次。在造模过程中，在不同时间点抽取全血制备血清以作丙氨酸转氨酶（ALT）、天冬氨酸转氨酶（AST）、碱性磷酸酶（ALP）、总蛋白（TP）、白蛋白（ALB）、透明质酸（HA）含量检测。造模完成后，处死动物，摘取肝脏和脾脏称重，换算成脏器系数，同时称取同部位肝脏组织制成匀浆以测定肝脏羟脯氨酸（HYP）含量，并行组织形态学检查。染毒 1 周后，肝脏肿大，色暗，边缘不清；2～3 周后，肝脏肿大逐渐减轻，但色紫暗，质偏中。染毒后，脾脏呈进行性肿胀，色暗，停毒 4 周后稍有改善。染毒 1 周末，模型动物肝内出现小叶中心出血性坏死病变，伴炎性单个核细胞浸润和肝内成纤维样细胞增生，不塌陷的网状纤维以细束样包绕残存的肝细胞而呈被动性（原发性）肝纤维化；染毒 2 周末，肝内中心性出血性病变和单个核细胞浸润加重，肝内细胞增生活跃，成纤维样细胞在坏死塌陷区域密布，门脉区也有成纤维样细胞增生活跃，正常肝小叶结构基本丧失；染毒 3 周末，肝脏出血性病变和炎性细胞浸润仍然明显，肝内细胞增生活跃，成纤维样细胞沿纤维间隔向周边实质伸入分布；染毒 4 周末，肝脏出血性病变稍有减轻，炎性细胞浸润仍然明显，可见完全性中心-中心性和（或）中心-门脉性纤维间隔形成，成纤维样细胞增生活跃甚于肝实质细胞再生；停止染毒 4 周时，肝内出血性坏死病变基本消失，炎性细胞浸润减轻，纤维化虽然存在，但肝细胞再生不明显，仍有大量成纤维样细胞分布于纤维间隔周围。

三、肝纤维化动物模型的影像表现

肝纤维化动物模型通常采用快速自旋回波（FSE）序列获得 T2WI 图像以及 SPIO 增强后的 T2WI 图像，采用弥散加权成像（DWI）序列、弥散张量成像（DTI）序列进行肝纤维化动物模型的扫描，采用系统自带软件对 DTI 原始图像进行后处理，分别重建出平均表观弥散系数（ADC）图和各向异性分数（FA）图。在 T2WI 图像上分别于肝左叶和肝右叶，避开血管、胆管，在肝实质内选取大小为 15～20mm^2 的感兴趣区（ROI），并测量 ADC 值及 FA 值，进行量化研究的数据为 2 个感兴趣区所测值数据的平均值。

在 7T 肝纤维化动物模型的 T2WI 上，发现肝脏信号均匀度下降，可见高信号纤维间隔形成，肝实质略呈结节感，血管周围间隙轻度扩大，胆管变细，门静脉扩张等症状；严重肝纤维化动物模型肝周见少量腹腔积液。但纤维化程度较轻的模型或在相对低场强设备条件下，在常规 MRI 图像上较难发现异常。

肝纤维化动物模型肝脏的 ADC 值明显低于正常肝脏，且随着纤维化程度增加，肝脏的 ADC 值有所下降。ADC 值的变化可反映肝纤维化或肝硬化程度，组织的 ADC 值主要来源于独立的两部分，即细胞内间隙和细胞外间隙的水分子作用。正常肝脏的肝细胞与基质成分（以胶原蛋白为主）呈高度有序排列，各成分保持相对稳定性；而在发生慢性肝病肝纤维化时，成纤维细胞增生并大量分泌胶原纤维，沉积于肝窦内外及基质中，这种基质成分量与质的改变可影响细胞内外环境，并导致水分子热运动受限，引起 ADC 值下降，而 ADC 值的下降程度揭示了病变的炎症坏死和纤维化严重程度。肝纤维化动物模型肝脏的 FA 值随着成模时间呈上升趋势，随着纤维化程度进展，FA 值在与门脉分支走向一致的区域升高。

肝纤维化动物模型 MRI 影像分析的实例如下。

四氯化碳诱发小鼠肝纤维化模型的影像表现：利用四氯化碳方法诱发肝纤维化动物模型，在 7T 肝纤维化动物模型的 T2WI 图像上，可见块状纤维化的肝小叶形成（图 4-19C、D），横断位图像上有门静脉扩张的现象，冠状位图像上部分模型出现胆管变细的现象。

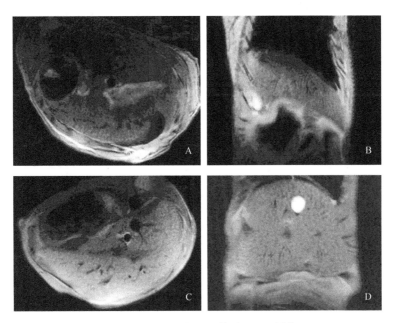

图 4-19　肝纤维化小鼠模型 T2WI 图像
A. 正常小鼠（横断位）；B. 正常小鼠（冠状位）；C. 肝纤维化小鼠模型（横断位）；D. 肝纤维化小鼠模型（冠状位）

利用四氯化碳方法诱发肝纤维化动物模型[28]，利用 7T MRI 对肝纤维化大鼠模型进行 T2WI 与 DTI 扫描，观察肝纤维化大鼠 T2WI 及对应 ADC 和 FA 图。随着时间变化，可见 ADC 图上肝脏分布比较均一，而 FA 图上与门脉分支走向一致区域的 FA 数值增高，除此之外，常规 MRI（T1WI 及 T2WI）可观察到肝脏体积缩小、腹水、门脉压力增高等间接征象（图 4-20）。

多次观察肝纤维化动物模型成模期间的 ADC 值和 FA 值变化（表 4-5），结果可见 ADC 值随着时间呈下降趋势，而 FA 值则随着时间呈上升趋势，ADC 值的差异有统计学意义，而 FA 值的差异无统计学意义。ADC 值的下降是因为有血流灌注其中，但也有胶原纤维沉积限制水分子运动的原因。相同 b 值时 DWI 和 DTI 所测得的 ADC 值有一定差异，而理论上 DTI 测量的平均 ADC 值应该能更加真实地反映水分子的弥散程度，因此采用 DTI 技术要优于 DWI 技术。但是观察 FA 图可以见到，随着纤维化程度进展，FA 值在与门脉分支走向一致的区域升高，这也与血吸虫诱导肝纤维化的胶原纤维沉积的区域一致，而 FA 测量时有意识地避开了胆管和门脉分支的区域，故有可能在测量时过低评估了 FA 值，而真实发生纤维化的区域 FA 值有可能更高，因此 FA 图可能为纤维化沉积分布提供参考性意见。

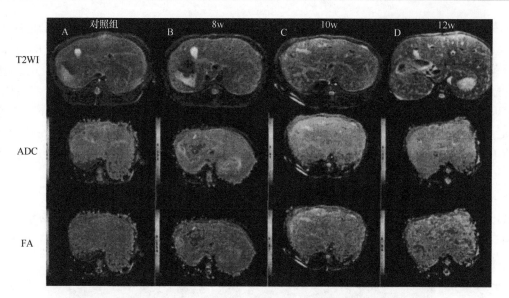

图 4-20　造模前及造模后 8 周、10 周和 12 周的肝纤维化单位模型 MRI 图像（T2WI、ADC、FA）

A. 对照组；B. 纤维化大鼠模型造模后 8 周（8w）；C. 造模后 10 周（10w）；D. 造模后 12 周（12w）

表 4-5　肝纤维化大鼠模型肝脏 ADC、FA 值

时段	ADC 值（×10⁻³mm²/s）		t	P	FA 值		t	P
	对照	模型			对照	模型		
8 周	1.554±0.079	1.570±0.073	0.065	0.949	0.393±0.07	0.365±0.084	−1.020	0.317
10 周	1.550±0.083	1.332±0.093	−6.191	<0.01	0.316±0.075	0.382±0.071	2.039	0.042
12 周	1.546±0.081	1.174±0.149	−7.230	<0.01	0.334±0.044	0.374±0.061	1.808	0.083

四、比较影像

肝纤维化动物模型影像学评价应用解剖影像学检查 MRI 评价结构改变，应用 MRI 的 DTI 序列功能评价疾病进程。肝纤维化动物模型在病灶的影像表现与临床基本一致，结构成像 MRI 表现为肝脏信号均匀度下降，见高信号纤维间隔形成，肝实质略呈结节感，血管周围间隙轻度扩大，胆管变细，门静脉扩张等症状；严重肝纤维化动物模型肝周见少量腹腔积液。纤维化程度较轻的模型或在相对低场强设备条件下，在常规 MRI 图像上较难发现异常，需要进行 MRI 功能成像，对 DTI 序列扫描得到的 ADC 图或 FA 图进行分析，方可发现较轻纤维化程度的病灶变化。

第七节　肝硬化的比较影像

肝硬化是临床常见的慢性进行性肝病，是由一种或多种病因长期或反复作用形成的弥漫性肝损害。其在我国大多数为肝炎后肝硬化，少部分为酒精性肝硬化和血吸虫性肝硬化。因有广泛的肝细胞坏死、残存肝细胞结节性再生、结缔组织增生与纤维隔形成，导致肝小叶结构破坏和假小叶形成，肝脏逐渐变形、变硬而发展为肝硬化。早期由于肝脏代偿功能较强可无明显症状，后期则以肝功能损害和门脉高压为主要表现，并有多系统受累，晚期常出现上消化道出血、肝性脑病、继发感染、脾功能亢进、腹水、癌变等并发症。

一、肝硬化的临床影像表现

临床上，MRI 是检查肝硬化的一种有效手段，主要影像表现有：肝脏体积缩小或增大，左叶、尾状叶增大，各叶之间比例失调，肝裂增宽，肝表面呈结节状、波浪状甚至驼峰样改变。单纯的肝硬化很少有信号增强的异常，但并发的脂肪变性和肝炎等可形成不均匀的信号。如图4-21所示，MRI图像可见肝脏内大小不一的结节，T1WI图像中结节呈略高信号，部分结节融合（图4-21A），肝脏体积变小，肝表面凸凹不平，肝裂增宽；T2WI脂肪抑制图像除了肝S3段一结节呈高信号，其余结节均呈低信号（图4-21B）[29]。

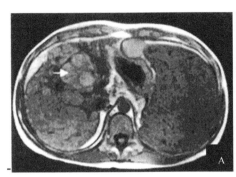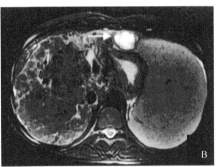

图4-21 肝硬化MRI图像
A. T1WI图像；B. T2WI脂肪抑制图像

二、肝硬化动物模型的制备

目前，用于建立肝硬化动物模型的方法主要有：四氯化碳诱发肝硬化动物模型、营养不良性肝硬化动物模型、血清免疫法诱发肝硬化动物模型、化学物质（二甲基亚硝胺DMNA）诱导肝硬化动物模型、胆总管结扎法诱发肝硬化动物模型等。以四氯化碳诱发肝硬化动物模型为例[30]，针对成年雄性大鼠，对其腹腔注射30% CCl_4 石蜡油溶液2ml/(kg·周)，2次/周，连续7周。或皮下注射40% CCl_4 大豆油溶液3ml/(kg·周)，首剂5ml/(kg·周)，每3d一次，共14次，在实验开始前2周，饲以80%玉米面和20%猪油混合饲料，2周后在饲料中混入0.5%胆固醇，以30%乙醇作为唯一饮品，连续42d。或皮下注射50% CCl_4 大豆油溶液3ml/(kg·周)，首剂5ml/(kg·周)，每4d一次，从第5次起，改为肌内注射，共15次，其间用10%乙醇替代饮水，食常规颗粒饲料，连续60d。或皮下注射60% CCl_4 矿物油溶液3～5ml/(kg·周)，每4d一次，共15次，其中头4次剂量为5ml/(kg·周)，5～11次为3ml/(kg·周)，12～15次为5ml/(kg·周)，同时以10%乙醇作为唯一饮用水，连续66d。造模期间，每日观察动物的一般情况，每周称重一次。造模结束后，抽取全血制备血清、称取部分肝组织制备匀浆以作生化检测，摘取肝、脾等器官称重，计算脏器系数，并作组织形态学检查。分别皮下注射40%、50%、60% CCl_4 溶液，连续42～66d，动物成活率为46%～77%，肝硬化动物模型成功率为72%～100%。成模动物正常肝组织被破坏，由广泛增生的纤维组织将原来的肝小叶分割包绕成大小不等的圆形状，形成假小叶。假小叶内肝细胞索排列紊乱，小叶中央静脉缺如、偏位或出现两个以上的中央静脉，再生的肝细胞结节肝细胞索排列紊乱、胞体大、核大、着色深，肝细胞还出现气泡样变和脂肪变性等。

三、肝硬化动物模型的影像表现

通常采用梯度回波（GRE）序列获得T2*WI图像，以及超顺磁性氧化铁颗粒（SPIO）增强后的T2*WI图像，进行肝硬化模型的扫描，感兴趣区（ROI）选取多个解剖层面无伪影的信号均匀的正常结构区，避开肝静脉和门静脉主要分支，为了避免使囊肿等病变进入ROI，将所有图像反复对照后确定ROI[31]。

通过T2*WI图像分析，结果发现肝硬化动物模型的肝脏在SPIO增强前后的信号强度变化明显小于正常肝脏。SPIO主要被肝、脾的网状内皮系统摄入。静脉注射后数分钟内，SPIO就有约83%分布于肝脏，静脉注射后2h，肝脏SPIO含量达到最高值（约59%）。注射3h后SNR下降最大，注射后0～3.5h影像的信号强度降低无明显差别，注射后1～6h仍可得到较大的对比度噪声比（CNR）。超顺磁性氧化铁颗粒被肝脏组织的吞噬细胞——库普弗细胞吞噬而分布于肝组织后，扰乱了周围磁场，引起了质子去相位，从而缩短了肝组织的 $T2^*$，使肝组织信号减低（阴性增强）。因此在 $T2^*$ 加权像上，病变与正常组织的 CNR 提高。正常肝组织在 $T2^*WI$ 上表现为均匀的明显的信号降低，而肝硬化由于增生的纤维间隔和再生结节而缺乏吞噬细胞，表现为不均匀的信号降低，且信号降低的程度低于正常肝组织，因此在肝硬化个体中 SPIO 对降低肝脏磁共振信号强度的作用降低。

利用硫代乙酰胺诱导方法制备大鼠肝硬化模型，SPIO 浓度为 11.2mg Fe/ml，以 5% 葡萄糖注射液稀释 20 倍（0.56mg Fe/ml），以 20μmol/kg 的剂量给药（相当于 2ml/kg）。分别于注射前、注射后 2h 进行 MRI 扫描。在左、右肝叶分别测定 ROI 信号强度（signal intensity，SI）。为减少部分容积效应造成的误差，放弃靠近膈肌和肝脏下缘的层面。组织 ROI 必须至少包括 50 像素，噪声 ROI 则至少包括 1000 像素。背景噪声测量选取腹部正前方的空白区域。增强前后肝组织信号出现强度变化，肝硬化动物模型肝脏 SPIO 增强后的信号强度（SI）明显小于增强前，并且小于正常肝脏 SPIO 增强后的信号强度。同样，肝硬化动物模型肝脏 SPIO 增强后的 SNR 明显小于增强前，并且小于正常肝脏 SPIO 增强后的 SNR。肝硬化动物模型肝脏增强前后的信号强度变化百分比小于正常肝脏，说明正常肝脏较肝硬化动物模型肝脏增强前后的信号强度变化幅度更高（图 4-22）。

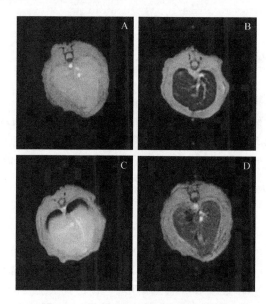

图 4-22　注射 SPIO 前后 $T2^*WI$ 图像

A. 正常肝脏；B. 正常肝脏注射 SPIO 2h；C. 肝硬化动物模型肝脏；D. 肝硬化动物模型肝脏注射 SPIO 2h

四、比较影像

肝硬化动物模型影像学评价应用解剖影像学检查 SPIO 增强 MRI 评价结构改变，肝硬化动物模型在病灶的影像表现与临床基本一致，结构成像 MRI 表现为肝脏体积的变化，各叶之间比例失调，肝表面凹凸不平，呈结节状、波浪状甚至驼峰样改变。肝硬化动物模型的 MRI 采用 T1、T2 序列扫描得到的影像中病灶与正常肝组织的信号并无明显差异，因此主要采用 SPIO 增强的 $T2^*$ 加权成像。正常肝组织在 $T2^*WI$ 上表现为均匀的明显的信号降低，而肝硬化由于增生的纤维间隔和再生结节而缺乏吞噬细胞，表现为不均匀的信号降低，且信号减低的程度低于正常肝组织。

第八节　结直肠癌的比较影像

结直肠癌是消化道最常见的恶性肿瘤之一，其发病率和病死率在消化系统恶性肿瘤中仅次于胃癌、食管癌和原发性肝癌。受其解剖位置的影响，其临床误诊率较高且手术清除难度大，易因清除不彻底而增加复发风险。对局部进展期结直肠癌而言，治疗开始前准确的影像学评估及分期是开展后续治疗的最关键因素之一。最常用的影像分期方法是直肠 MRI 和直肠内镜超声。

一、结直肠癌的临床影像表现

（一）结直肠癌的临床 MRI 影像表现

临床结直肠癌术前分期应用较多的影像技术以内镜超声检查及 MRI 检查为主，MRI 对结直肠癌术前 T 分期及系膜淋巴结良恶性诊断具有较高的诊断准确率。T1 期患者，MRI 图像可见肌层清晰、完整且与周围脂肪交界面完好（图 4-23A）；T2 期患者，MRI 图像可见直肠前壁局限性增厚，局部呈结节状软组织腔内突起，局部直肠黏膜层及肌层结构消失（图 4-23B）；T3 期患者，MRI 图像可见肿瘤信号超出肌层，肌层与周围脂肪的界面消失，T1WI 表现为不规则的等信号影从肠壁肿瘤伸入高信号的肠周脂肪中（图 4-23C）；T4 期患者，MRI 图像可见肿瘤向前方侵犯周围脏器（图 4-23D）[32]。

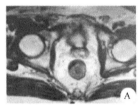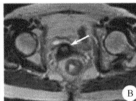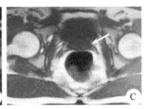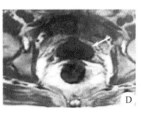

图 4-23　结直肠癌 MRI 指导肿瘤分期
A. T1 期；B. T2 期；C. T3 期；D. T4 期。箭头所示为病灶

（二）结直肠癌的临床 PET 影像表现

^{18}F-FDG PET 显像也能检出结直肠癌的原发病灶，而且灵敏度也很高，但 ^{18}F-FDG PET 全身显像的主要临床应用价值在于能同时检出转移灶，全面了解病变的累及范围，以进行准确的临床分期，为临床选用合理的治疗方案提供科学依据。结直肠癌病灶对 ^{18}F-FDG 高摄取，PET 显示为放射性浓聚影像（图 4-24）[33]。

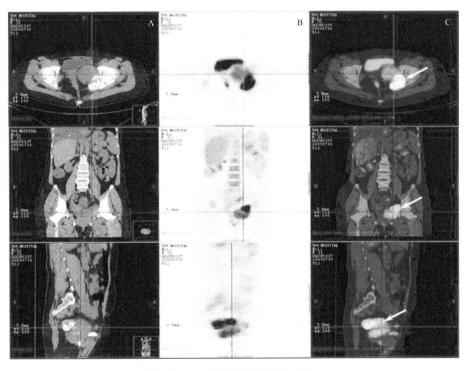

图 4-24　结直肠癌 PET/CT 图像
A. CT 图像；B. PET 图像；C. 融合图像（箭头所示为病灶）

结直肠癌在手术治疗后，局部常常出现复发病灶，CT 或 MRI 难以将较小的复发病灶与术后纤维瘢痕相鉴别；[18]F-FDG PET 显像显示的是病灶的葡萄糖代谢情况，复发的肿瘤组织的葡萄糖代谢率明显高于纤维瘢痕组织，因此在 ^{18}F-FDG PET 显像图上，复发的肿瘤组织会显示出明显的 ^{18}F-FDG 异常浓聚影，即高代谢病灶，同时还可以全面了解全身的转移情况。在结直肠癌的治疗过程中，及时掌握病灶对治疗的反应是有效治疗的基础。特别是放疗和化疗的副作用很大，及时评价疗效可以及时调整有效的治疗方案，使患者尽可能地避免放疗和化疗带来的不必要的伤害，并获取最好的疗效。

二、结直肠癌动物模型的制备

结直肠癌研究中动物模型主要分为 3 种类型：①诱导结直肠癌动物模型（化学物质、物理、生物等因素诱导），如致癌性氧化偶氮甲烷（AOM）/致炎剂葡聚糖硫酸钠（DSS）诱导结直肠癌动物模型，可以很好地模拟慢性肠道炎症诱发癌症的生理病理过程，制作方法简便，重复性好，广泛应用于肠炎相关性癌症发生和发展的研究。②移植结直肠癌动物模型，常用来进行移植的结直肠癌细胞系有 HCT-116、HT-29、SW480、SW620 等。该方法成瘤率高、实验周期短，常用于药物研发，是研究中最常用的结直肠癌动物模型。③基因修饰的结直肠癌动物模型，主要用于结直肠癌发病原因、机制的研究，也可用于靶点药物疗效评价实验[34]。

三、结直肠癌动物模型的影像表现

（一）结直肠癌动物模型的 MRI 影像表现

对 6～8 周龄的 BALB/c 裸鼠的 $2×10^6$ 个细胞分别采用脾脏内接种和盲肠接种。通常采用快速自旋回波（FSE）序列获得 T2WI 图像，进行模型腹部横断面的扫描，利用 HCT116 人结直肠癌细胞株分别采用脾脏内接种和盲肠接种两种不同方法制备结直肠癌肝转移动物模型。与此同时，借助磁共振成像（MRI）监测原发性肿瘤和转移性肿瘤的在体生长状况（图 4-25）[35]。该研究结果表明，与 HCT116 人结直肠癌细胞株盲肠接种组小鼠相比，脾脏内接种组小鼠的肿瘤形成更为快速、肿瘤转移率更高。不过，盲肠接种组和脾脏内接种组小鼠的原发性肿瘤与转移性肿瘤形成时间的差异很小。此外，脾脏内接种组小鼠的生存期更短。因此，两种结直肠癌肝转移动物模型适用于不同研究目标的实验。结合病理学结果进行分析，结果可以发现 MRI 可以很好地反映体内肿瘤的生长和转移情况。该研究提示，将结直肠癌肝转移动物模型与小动物 MRI 结合，有助于进行新型抗转移性肿瘤治疗策略的研发。

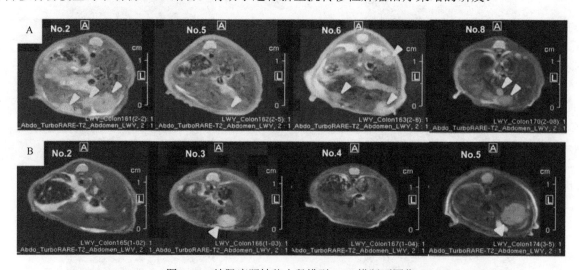

图 4-25　结肠癌肝转移小鼠模型 MRI 横断面图像

A. 脾脏内接种组小鼠模型 25d 后的 MRI 显像；B. 盲肠接种组小鼠模型 32d 后的 MRI 显像。箭头所示为病灶

（二）结直肠癌动物模型的 PET 影像表现

结直肠癌动物模型显像前禁食 6h 后，分别注射 160μCi ^{18}F-FDG 或 140μCi ^{18}F-FLT，持续麻醉 60min，进行 10min 的 PET 扫描，然后进行 CT 检测，PET 图像采用 OSEM 3D/MAP 方法重建得到，使用 CT 图像进行衰减矫正。*FC PIK3CA** 转基因小鼠模型可在结直肠近端自发侵袭性腺癌，该肿瘤依赖磷脂酰肌醇-3-激酶（PI3K）信号通路。以此模型为基础，可以研究哺乳动物雷帕霉素靶蛋白（mTOR）抑制剂雷帕霉素的靶向肿瘤治疗的潜力，并采用小动物 PET/CT 对治疗效果进行监测。使用雷帕霉素或安慰剂以 6mg/(kg·d) 的剂量治疗 14d（图 4-26）。安慰剂治疗组在 14d 的治疗期间，肿瘤的大小及对 ^{18}F-FDG 的摄取持续增大，而经雷帕霉素治疗的小鼠的肿瘤发展得到了很好的抑制，肿瘤的大小和对 ^{18}F-FDG 的摄取基本没有变化出现。小动物 PET/CT 技术对新型肿瘤模型的评价、抗癌药物的筛选和生物标志物的发现具有重要意义[36]。

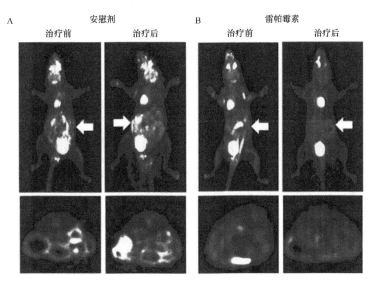

图 4-26　结肠癌动物模型 PET/CT 图像

A. 安慰剂治疗前后冠状位和横断位图像；B. 雷帕霉素治疗前后冠状位和横断位图像。箭头所示为病灶

四、比较影像

结直肠癌动物模型影像学评价应用解剖影像学检查 MRI 评价结构改变，PET 技术应用 ^{18}F-FDG 评价肿瘤分期与恶性程度。结直肠癌动物模型在病灶的影像表现与临床基本一致，结构成像 MRI 的肿瘤病灶表现为 T1WI 图像呈稍低信号，T2WI 图像呈高信号，结直肠边缘病灶处均表现为不同程度的高信号。功能成像 PET 表现为示踪剂在肿瘤病灶的聚集，聚集量与恶性程度分级呈正相关。值得注意的是，与临床常用的内窥超声检查不同，目前尚无适用于小动物的内窥超声探头，动物一般只进行 MRI 结构成像。小动物 MRI 可以作为结直肠癌动物模型评估及病程监测的有效手段，而且还可为疾病发病机制、药物疗效评价等提供影像学方面的信息和依据。

结直肠癌对 ^{18}F-FDG 高摄取，临床与小动物 PET 图像中均显示为放射性浓聚影像。与 MRI、CT 等传统结构影像技术相比，^{18}F-FDG PET 作为一种功能分子影像，可以为临床上结直肠癌的分期、疗效评价、临床前动物模型的评估、发病机制的研究等提供非常精确的定量信息，同时也可为肿瘤信号通路的研究及新型药物的开发和疗效评估提供极大的帮助。

第九节　溃疡性结肠炎的比较影像

溃疡性结肠炎是一种病因不明的直肠和结肠慢性非特异性炎症性疾病，病变主要局限于大肠黏膜与黏膜下层，呈环形对称，形态统一，患者常表现为腹泻、黏液血便及腹痛。溃疡性结肠炎主要累及直肠与乙状结肠，呈连续性病变，也可累及整个结肠。当肠壁内层炎症反应越来越严重，并形成溃疡时，它就失去了从食物残渣中吸收水分的功能，相应地，就会导致粪便越来越松散——换句话说，就是腹泻。受损的肠黏膜也可导致黏液便。同时，黏膜层的溃疡也可引起出血，因此产生血便。事实上，持续的失血会导致贫血。除了胃肠道的症状，有些患者还会有机体其他部位的症状，以下是肠外的一些症状与体征：眼睛红和痒胀、口腔溃疡、关节肿痛、皮肤肿块及其他损伤、骨质疏松、肾结石等。目前，常规结肠镜是诊断的金标准，但结肠镜属于有创检查，有发生肠道穿孔的危险。而 MRI 属于无创检查，具有较好的软组织分辨率及功能成像的优点。

一、溃疡性结肠炎的临床影像表现

临床上，MRI 能够反映疾病的活动性，比如肠壁的增厚程度、增大淋巴结的数量以及肠壁的异常强化等。溃疡性结肠炎最先起始于直肠与乙状结肠，连续性病变并逆行向上发展，管壁增厚一般小于 10mm，肠腔可略狭窄，较对称，管壁分层强化，横断面呈"靶征"，可见肠壁积气、肠系膜血管增生、纤维脂肪增生。溃疡性结肠炎在 Gd-DTPA 增强的 T1WI 图像上，肠壁有环状增强，并且在 DWI 图像上表现为高信号（图 4-27）[37]。

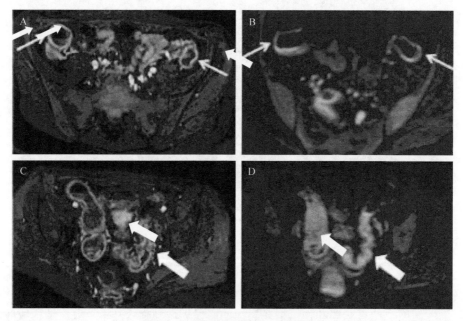

图 4-27　溃疡性结肠炎 MRI 图像

A. 左右结肠 Gd-DTPA 增强 T1WI 图像；B. 左右结肠 DWI 图像；C. 乙状结肠 Gd-DTPA 增强 T1WI 图像；D. 乙状结肠 DWI 图像。箭头所示为病灶

二、溃疡性结肠炎动物模型的制备

目前，用于构建溃疡性结肠炎动物模型的方法主要有：乙酸诱发急性溃疡性结肠炎动物模型，二硝基氯苯诱发溃疡性结肠炎动物模型，葡聚糖硫酸钠诱发急、慢性溃疡性结肠炎动物模型，过氧化亚硝酸钠（NaOONO₂）诱发急性溃疡性结肠炎动物模型，噁唑酮（Oxazolone）诱发溃疡性结肠炎动物模型，大肠杆菌免疫法溃疡性结肠炎动物模型，结肠黏膜组织致敏诱发溃疡性结肠炎动物模型，胎鼠结肠种植诱发溃疡性结肠炎动物模型[38]，三硝酸苯磺酸诱发急、慢性溃疡性结肠炎动物模型[39]。

三、溃疡性结肠炎动物模型的影像表现

通常利用快速自旋回波（FSE）序列获得 T2WI 图像，利用自旋回波（SE）序列获得 T1WI 图像以

及利用弥散加权成像序列（DWI）进行溃疡性结肠炎模型的 MRI 扫描，扫描范围包括大鼠整个结直肠走行区。在溃疡性结肠炎动物模型常规 T1WI 图像上，可见纵行的肠管，但增厚的肠壁与周围组织的分界欠清晰，并且肠腔内可见高信号。在 T2WI 图像上，可见明显增厚的肠壁，肠壁分界清晰，肠腔内亦可见高信号，结合 T1WI 图像中的高信号，说明肠腔内有积血。比较造模前后的肠壁信号，发现造模前与造模后肠壁 T2WI 信号均高于肌肉，但造模后肠壁的 T2WI 信号明显高于造模前的正常肠壁。由于急性期溃疡性结肠炎以水肿为特点，导致肠壁的水含量增加，因此我们能够通过 T2WI 去观测黏膜及黏膜下层的水含量，同时可以直接测量肠壁的厚度，区别正常及病变肠管。通过 T2WI 图像，结果证明 MRI 测得的结肠肠壁明显增厚，较好地反映了肠壁水肿和炎性活动的增加。

在 DWI 图像中，正常结肠肠壁呈等或稍高信号，而溃疡性结肠炎动物模型肠壁信号增高，呈明显结节样高亮信号，并且模型肠壁的 ADC 值显著小于正常肠壁的 ADC 值。正常肠壁与炎性肠壁的 ADC 值不同是基于其细胞构成和组织结构的不同。炎性反应造成了细胞密度和黏性的增加、淋巴管通道的扩大、肉芽肿的生成、肠壁的纤维化以及大分子蛋白含量增加，这些改变减小了细胞外间隙，从而限制了水分子的弥散，ADC 值减低。

溃疡性结肠炎动物模型 MRI 影像分析实例：利用葡聚糖硫酸钠诱导的方法制备大鼠急性溃疡性结肠炎模型。于造模前及造模后 7d（急性期）进行 MRI 扫描。扫描前，使用静脉留置针对尾静脉进行穿刺，穿刺成功后固定留置针并注射 1～2ml 山莨菪碱，以抑制肠管的蠕动。通过预实验发现患病大鼠的肠管扩张不理想，所以对造模后大鼠定位扫描，先观察其肠管状态，若见肠管未扩张或扩张不佳、肠管的图像分辨较差者，使用 20ml 的注射器连接剪掉针头的胶管，抹上肥皂液，通过肛门插入肠管 5cm 左右，向肠管内注射 0～20ml 空气。

正常大鼠肠腔扩张良好，肠壁菲薄而均匀，肠腔内呈低信号；造模后部分大鼠肠腔扩张欠佳，经灌气后扩张良好，肠壁不均匀增厚，肠腔内可见短 T1 长 T2 信号，提示肠腔内有血存在。T1WI 图像可见纵行的肠管，增厚的肠壁与周围组织分界欠清晰，肠腔内可见高信号（图 4-28A）；T2WI 图像可见明显增厚的肠壁，肠壁分界清晰，肠腔内亦可见高信号（图 4-28B）。结合 T1WI 肠腔内同样的高信号，考虑为肠腔内积血。通过测量肠壁厚度，结果发现造模后肠壁明显增厚。造模前 T2WI 图像上，清楚显示均匀而菲薄的肠管，扩张良好，肠壁信号略高于肌肉（图 4-29A、C）；造模后肠壁明显不均匀增厚，肠壁信号明显高于肌肉（图 4-29B、D）[40]。

正常大鼠肠壁 DWI 图像呈等信号或稍高信号（图 4-30A）。造模后，DWI 图像可见肠壁信号增高，呈明显结节样高亮信号，计算 ADC 值，造模后 ADC 值相对于造模前显著减小（图 4-30B）。

四、比较影像

溃疡性结肠炎动物模型影像学评价应用解剖影像学检查 MRI 评价结构改变，MRI 技术应用 DWI

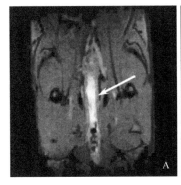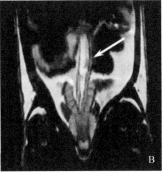

图 4-28　溃疡性结肠炎动物模型 MRI 图像

A. T1WI 图像；B. T2WI 图像。箭头所示为病灶

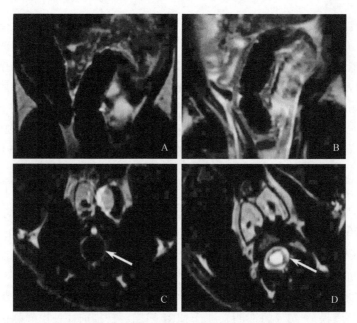

图 4-29　溃疡性结肠炎造模前后 T2WI 图像
A. 造模前，冠状位；B. 造模后，冠状位；C. 造模前，横断位；D. 造模后，横断位。箭头所示为病灶

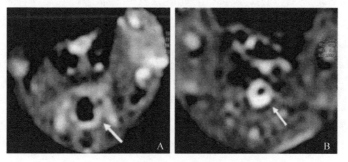

图 4-30　溃疡性结肠炎造模前后 DWI 图像
A. 造模前；B. 造模后。箭头所示为病灶

序列评价功能改变。溃疡性结肠炎临床 MRI 主要表现为管壁增厚，横断面呈"靶征"，可见肠壁积气、肠系膜血管增生、纤维脂肪增殖。在 Gd-DTPA 增强的 T1WI 图像上，肠壁有环状增强，且在 DWI 图像上表现为高信号。在溃疡性结肠炎动物模型常规 T1WI 图像上，表现出与临床 MRI 类似的影像特征，可见纵行的肠管，增厚的肠壁与周围组织分界欠清晰，并且肠腔内可见高信号。在 T2WI 图像上，可见明显增厚的肠壁，肠壁分界清晰，肠腔内亦可见高信号，较好地反映了肠壁水肿和炎性活动的增加。用 DWI 序列计算病灶区域 ADC 值，结果其值出现升高。因此 MRI 的多序列检查，不仅可以判断溃疡性结肠炎的病变范围，而且能鉴别炎性反应的活动度。

第十节　胃癌的比较影像

胃癌是胃肠道最常见的恶性肿瘤，起源于胃黏膜上皮的恶性肿瘤。胃癌可发生于胃的任何部位，其中半数以上发生于胃窦部，胃大弯、胃小弯及前后壁均可受累，绝大多数胃癌属于腺癌。随着人们饮食习惯及生活方式、生活环境的改变，其发病率呈逐渐上升趋势，发病年龄也趋于年轻化，已成为威胁人类健康及影响生活质量的主要疾病之一。胃癌的早期诊断及术前准确分期，对选择最佳治疗方案非常重要，有助于提高五年生存率。胃癌的检查方法很多，主要检查手段有胃肠双对比造影、常规胃镜、CT、磁共振成像等。

一、胃癌的临床影像表现

（一）胃癌的临床 MRI 影像表现

近年来，MRI 技术已逐渐应用于胃癌的术前分期及淋巴结良恶性的预测，有利于合理治疗方案的选择，对评价预后同样具有重要意义。胃癌患者受检前禁食、禁水 8～12h，检查前 5min 口服 500～800ml 温水，使胃腔适度充盈并训练患者屏气。检查设备采用 3.0T MRI 扫描仪，患者平卧，尽量采用胸式呼吸。胃癌病灶在 T1WI 图像上呈等信号，T2WI 图像上呈等或稍高信号，与正常胃壁的信号对比不明显。T1 期肿瘤在 MRI 平扫图像上表现为黏膜层或黏膜下层的局限性增厚，外缘肌层低信号连续；T2 期肿瘤通常表现为胃壁局限性不均匀增厚，且胃壁肌层低信号，通常显示不清晰；T3 期肿瘤通常表现为胃壁明显增厚，肌层低信号连续性中断，累及周围脂肪；T4 期肿瘤定义为癌肿突破浆膜层或侵及邻近器官或结构。准确判断 T3、T4 期，直接影响手术方案的选择，目前二者主要依据浆膜轮廓和胃周脂肪判定是否侵犯浆膜来加以区别。部分 T3 期病灶胃壁外缘与周围脏器紧贴，很难判断脏器有无受侵（图 4-31）[41]。

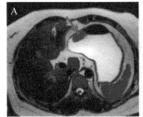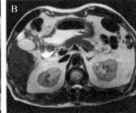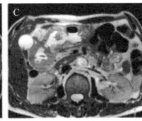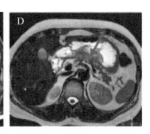

图 4-31　胃癌分期的 MRI 诊断图像
A. T1；B. T2；C. T3；D. T4。箭头所示为病灶

（二）胃癌的临床 PET 影像表现

^{18}F-FDG PET 主要用于胃癌的临床分期，胃癌及其转移灶对 ^{18}F-FDG 高摄取，显示为高代谢影像（图 4-32）。^{18}F-FDG PET 对胃癌转移灶的检出与食管癌相近。值得注意的是，在正常情况下，部分患者胃壁可出现较明显的生理性浓聚，对于可疑胃癌并出现胃壁 ^{18}F-FDG 浓聚者，应当于进食后进行延迟显像。进食后延迟显像显示胃腔呈囊状放射性缺损影[42]。

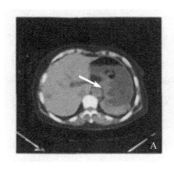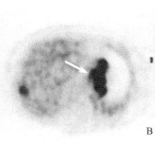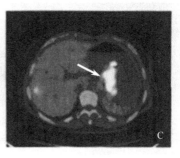

图 4-32　胃癌患者 PET/CT 图像
A. CT 图像；B. PET 图像；C. PET/CT 图像，胃底近贲门处胃壁增厚，肝脏右叶可见 1.5cm×2.6cm 低密度灶，呈高 ^{18}F-FDG 代谢。箭头所示为病灶

二、胃癌动物模型的制备

常用的胃癌荷瘤小鼠模型的构建方法有：①诱导剂建立动物模型，常用的诱导剂为亚硝基类化合物及其前体，如 N-甲基-N′-硝基-N-亚硝基胍（MMNG）诱发胃癌。②幽门螺杆菌感染动物造模。③皮下

移植瘤模型，以动物腋窝和鼠蹊为最佳种植部位，但这种方法也有缺点，会改变肿瘤的自然属性和生物学行为。④癌细胞悬液原位接种，具有胃癌自然生长过程的特点，能够证实肿瘤种植的解剖位置影响肿瘤细胞的转移，具体操作是将胃癌细胞悬液种植到裸鼠胃壁，使其成瘤。

三、胃癌动物模型的影像表现

（一）胃癌动物模型的 MRI 影像表现

胃癌异种移植小鼠模型是将 BGC-823 胃癌肿瘤细胞系接种到 7 周龄雌性 BALB/c 裸鼠胃前壁浆膜下层完成[43]。为避免因肿瘤移植造成的胃部感染，第一次 MRI 显像在手术后 7d 进行，并分别于术后 7d、10d、14d、21d、28d、35d、42d 进行显像。扫描采用临床 3T MRI 扫描设备（Discovery MR750 3.0T，GE Healthcare，Milwaukee，WI，USA），使用 8 通道的腕部线圈进行腹部 T1、T2 及 DWI 扫描。

采用 GE（AW4.4；GE Medical Systems，Waukesha，WI，USA）工作站进行数据分析，手动勾画肝区和肿瘤区域的 ROI，并计算 ADC 值。T1 图像未见明显病灶，T2 图像可以清楚地观察到裸鼠胃前壁增厚，肿瘤部位横断位、矢状位和冠状位的 T2、DWI 均呈现高信号，且肿瘤边界清晰（图 4-33）。

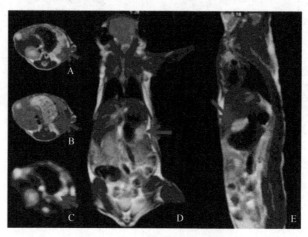

图 4-33　胃癌动物模型 MRI 图像

A～C. 胃癌小鼠横断位相同层面的 T2、T1、DWI 图像；D、E. 冠状位和矢状位的 T2 图像。箭头所示为病灶

（二）胃癌动物模型的 PET 影像表现

对于 4 周龄的雌性 BALB/c 裸鼠（20±2g），将 200μl（2×10⁶ 个细胞/ml）SGC-7901 胃癌细胞系原位接种于胃浆肌层，待肿瘤生长 2 周后，采用瘤内注射的方式，分别注射磷酸盐缓冲溶液（PBS，10mg/kg）、3-溴丙酮酸乙酯低剂量（3-BrPA-L，1.85mg/kg）、3-溴丙酮酸乙酯中剂量（3-BrPA-M，2.23mg/kg）、3-溴丙酮酸乙酯高剂量（3-BrPA-H，2.67mg/kg）、柠檬酸钠低剂量（SCT-L，7.5mg/kg）、柠檬酸钠中剂量（SCT-M，15mg/kg）、柠檬酸钠高剂量（SCT-H，30mg/kg）、5-氟尿嘧啶（5-FU，10mg/kg）。持续给药 4 周后，使用小动物 PET/CT 对各组小鼠模型进行疗效评价。小鼠模型使用 2%异氟烷诱导麻醉并维持，尾静脉注射 150μCi ¹⁸F-FDG，40min 后置于小动物 PET/CT 进行 15min 的 PET 扫描，然后进行 5min 的 CT 图像采集。使用设备自带的分析软件手动勾画感兴趣区，定量计算肿瘤对 ¹⁸F-FDG 的摄取值[44]。小动物 PET/CT 可以精确定位胃部肿瘤位置（图 4-34）。

四、比较影像

胃癌动物模型影像学评价应用解剖影像学检查 MRI 评价结构改变，PET 技术应用 ¹⁸F-FDG 等肿瘤示踪剂评价功能改变。胃癌动物模型在病灶的影像表现与临床基本一致，结构成像 MRI 的胃癌病灶在

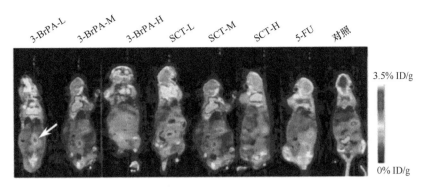

图 4-34 经药物治疗的胃癌小鼠模型的 PET/CT 图像

箭头所示为病灶。% ID/g 表示每克组织摄取率

T1WI 图像上呈等信号，T2WI 图像上呈等或稍高信号，与正常胃壁的信号对比不明显。T1 期肿瘤表现为黏膜层或黏膜下层的局限性增厚，外缘肌层低信号连续；T2 期肿瘤通常表现为胃壁局限性不均匀增厚，且胃壁肌层低信号，通常显示不清晰；T3 期肿瘤通常表现为胃壁明显增厚，肌层低信号连续性中断，累及周围脂肪。而小动物胃癌 MRI 的 T1 图像与临床一致，都不易见明显病灶，T2 图像可以清楚地观察到裸鼠胃前壁肿瘤部位呈现高信号，且肿瘤边界清晰可见。功能成像 PET 表现为示踪剂在肿瘤病灶的聚集，聚集量与恶性程度分级呈正相关。临床胃癌 ^{18}F-FDG PET 可用于胃癌的临床分期，胃癌及其转移灶对 ^{18}F-FDG 呈现高摄取，显示为高代谢影像，[18]F-FDG PET 对胃癌转移灶的检出与食管癌相近。小动物 PET/CT 采集胃癌单位模型图像，可以精确定位胃部肿瘤位置，胃部呈现与临床图像类似的 ^{18}F-FDG 高信号，与胃壁信号可明显区分。

第十一节 胰腺癌的比较影像

胰腺癌是消化道常见的恶性肿瘤之一。胰腺癌大多数发生在胰头部，尾部约占 1/3。胰腺癌多数来源于胰腺导管上皮细胞，主要为高分化腺癌。胰腺癌多呈坚硬的结节状肿块，边界不清，肿块中心可形成坏死，肿块阻塞胰管可致远端管腔扩大，并可侵及邻近组织和器官。胰腺癌的病征变化多样，常与癌肿的部位、病程早晚、远近组织受累、转移及有关并发症等因素有关；而且生长较快，很早发生转移，所以早期诊断困难，绝大部分患者一经确诊已属晚期。

一、胰腺癌的临床影像表现

（一）胰腺癌的临床 MRI 影像表现

胰腺癌是常见的消化系统恶性肿瘤，症状隐匿，恶性程度高，进展迅速，有明显的淋巴转移倾向，早期诊断困难，大多数患者在确诊后由于进展期恶性病变的出现而无法施行根治性手术，5 年生存率仅接近 20%。临床上，通常利用增强 MRI 以及磁共振胰胆管成像（magnetic resonance cholangiopancreatography，MRCP）进行胰腺癌的诊断。腹部增强 MRI 图像显示，胰头见肿块，边界模糊，轻度强化，肝内胆管、主胰管扩张（图 4-35）[45]。

（二）胰腺癌的临床 PET 影像表现

PET/CT 在胰腺癌的临床诊断中有重要的应用价值。胰腺癌可以大量摄入 ^{18}F-FDG，[18]F-FDG PET 显像表现为胰腺肿瘤部位异常放射性浓聚影，即高代谢病灶。[18]F-FDG PET 显像对评价胰腺癌对治疗的反应具有重要的临床价值，SUV 减低可以作为治疗早期反应的灵敏指标，在这方面 ^{18}F-FDG PET 显像明显优于 CT（图 4-36）。这是由于治疗后病灶的代谢减低远远早于病灶体积的缩小；有一些病例在手术或放化疗后 CT 较难鉴别局部肿瘤复发和纤维瘢痕形成，而 ^{18}F-FDG PET 显像具有明显的优势，因为

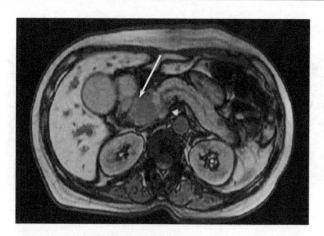

图 4-35　胰腺癌患者 T1WI 增强图像（箭头所示为病灶）

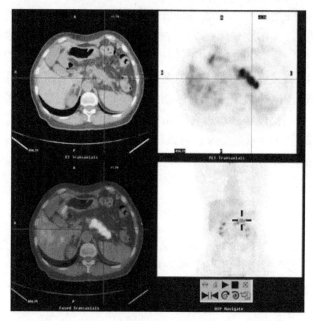

图 4-36　临床胰腺癌 ^{18}F-FDG PET 影像表现

十字标中心对应胰腺癌病灶部位

复发的肿瘤组织代谢明显高于纤维瘢痕组织。研究表明，患者 SUV 水平与生存期之间存在一定关系，提示 ^{18}F-FDG PET 显像 SUV 的变化可以为胰腺癌的预后提供一些辅助信息[46]。

二、胰腺癌动物模型的制备

胰腺癌动物模型主要分为化学诱导型、种植型及基因工程型。胰腺癌原位动物模型制备：雌性 BALB/c 裸鼠，4～6 周龄，体重 16～20g。人胰腺癌细胞株 Panc-1 裸鼠皮下移植瘤模型的建立：常规培养细胞，并以 1 传 3 瓶大量扩增细胞；取对数生长期的细胞，倒出培养液，用磷酸盐缓冲溶液（PBS）轻柔漂洗两次以清洗掉残留培养液；瓶内加入 1～1.5ml 0.25%胰蛋白酶-0.02%螯合剂（常用乙二胺四乙酸/依地酸，EDTA）混合消化液，以刚好覆盖住细胞即可，轻摇培养瓶，使消化液均匀盖住细胞表面；置于 37℃恒温下 3min 后，在倒置显微镜下观察，当细胞出现细胞质回缩、胞间隙增大时，加入 2～3ml 培养液混匀终止消化；加入 PBS 4～5ml，用吸管反复温柔吹打瓶壁细胞，使细胞脱离瓶壁后成混悬液；将细胞混悬液转入离心管，800r/min 离心 5min，弃上清液；加入无血清的 DMEM 培养基，调整细胞浓度为 $1×10^8$ 个细胞/ml，用 1ml 皮试注射器，按每只鼠 0.1ml 的剂量接种于裸鼠右侧背部皮下。共接种裸鼠 5 只，接种后分笼饲养，自由进水和进食。人胰腺癌细胞株 Panc-1 裸鼠原位移植瘤模型的建立：选取长至近 1cm³ 的皮下移植瘤，在无菌条件下摘取皮下移植瘤，去除包膜和坏死灶后进行研磨，制成 1×10⁸/ml（即 1×10⁵/μl）的细胞悬液；取 0.05g/ml 氯胺酮 0.1ml 皮下注射麻醉裸鼠后，沿左侧肋弓下切口进腹，仔细分开胃与脾之间的薄膜，暴露胰尾，取 50μL 细胞悬液注入胰腺被膜下，将胰腺轻轻送回腹腔，用 6-0 号外科线缝合腹壁肌肉及皮肤，构建人胰腺细胞株 Panc-1 裸鼠原位移植瘤模型。术后自由进食、饮水[47]。

三、胰腺癌动物模型的影像表现

（一）胰腺癌动物模型的 MRI 影像表现

胰腺癌动物模型的 MRI 扫描通常采用自旋回波（SE）序列获得 T1WI 图像。肿瘤较小（直径<5.0mm）时，MRI 主要表现为肿瘤组织 T1WI 呈均匀低信号，T2WI 呈均匀中高信号，肿瘤形态规则，边界清晰，与周围组织分界清楚。肿瘤较大（直径>5.0mm）时，MRI 主要表现为肿瘤形态不规整，边缘模糊，与周围组织分界不清，肿块信号不均、呈混杂信号，代表了肿瘤的不均质性及肿瘤组织的坏死、液化。Gd-DTPA 增强的 T1WI 图像显示，瘤灶强化不均匀，以瘤灶周缘强化明显，部分病灶中央可见片状无强化区或不均匀弱强化区，随着时间的延迟，弱强化区范围逐渐缩小。

胰腺癌动物模型在 MRI 扫描前空腹 6h，减少胃肠道内容物的干扰，然后进行 T1WI 及 T2WI 图像采集。最早于第 1 次注射 N-亚硝基双胺（BOP）后 19 周发现肿瘤，位于胃叶，直径约 3.5mm，体积 15.06mm³。在 MRI 发现的肿瘤中，直径小于 5mm 的肿瘤显示信号均匀，形态规则，边界清晰，T1WI 呈低信号，T2WI 呈中高信号（图 4-37）；而直径大于等于 5mm 的肿瘤由于常伴有出血或坏死，显示信号不均，形态不规则，边界不清晰（图 4-38）[48]。

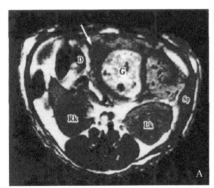
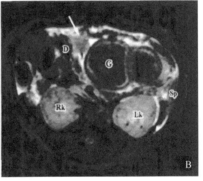

图 4-37　第 1 次注射 BOP 后第 21 周金黄地鼠胰腺胃叶导管腺癌 MRI 图像
A. T1WI 影像；B. T2WI 影像。G：胃；D：十二指肠；Sp：脾脏；Rk：右肾；Lk：左肾。箭头所示为病灶

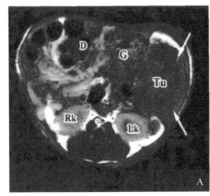
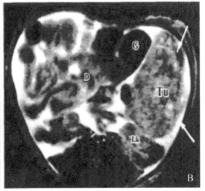

图 4-38　第 1 次注射 BOP 后第 25 周金黄地鼠胰腺脾叶导管腺癌 MRI 图像
A. T1WI 影像；B. T2WI 影像。Tu：肿瘤；G：胃；D：十二指肠；Rk：右肾；Lk：左肾。箭头所示为病灶

常规横断面 SE T1WI 显示金黄地鼠胰腺各部分的效果最佳，在胰腺周围脂肪组织高信号的天然背景下，信号相对较低的胰腺形态、轮廓、大小、走形得以清晰显示，是观察腺体的理想序列。

人胰腺癌原位移植模型在移植术后 4 周行 T1WI 扫描。荷瘤鼠 MRI 扫描显示，胰腺肿瘤平均体积为 0.7cm×0.7cm×0.5cm，磁共振诊断的接种成功率为 100%。瘤灶呈类圆形或不规则形，部分病灶沿周围组织间隙浸润生长。与邻近组织信号相比，90%病灶的 T1WI 呈均匀稍低信号，10%信号欠均匀。经腹腔注入对比剂 Gd-DTPA 后，瘤灶强化不均匀，以瘤灶周缘强化明显，部分病灶中央可见片状无强化区或不均匀弱强化区，随着时间的延迟，弱强化区范围逐渐缩小（图 4-39）。增强扫描的各时相瘤灶信号强度与平扫有显著统计学差异，各时相肿瘤的信号强度均明显高于平扫，以注入对比剂后 9min 的强化信号与平扫信号的统计学差异最明显。

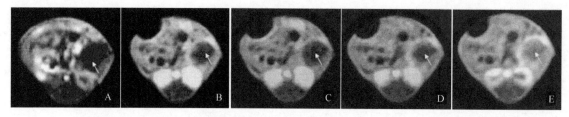

图 4-39　人胰腺癌原位移植瘤术后 4 周平扫及经腹腔注射 Gd-DTPA 增强扫描的 MRI T1WI 横断位图像
A. 注射 Gd-DTPA 前图像；B～E. 分别为腹腔注射对比剂后 1.5min、3min、6min、9min 后的图像。箭头所示为病灶

此外，由人胰腺癌细胞株 Panc-1 形成的移植瘤相对于富血供的正常胰腺及胰周组织属于相对乏血供低分化腺癌，生长较快，内部血供明显不均，导致肿瘤生长旺盛，血供丰富的周围区域先强化，中央区域血供较少，肿瘤细胞致密，组织间隙小，坏死多，对比剂渗透慢，故瘤灶中央早期强化并不明显，但随着时间延长，对比剂可逐渐渗透到瘤灶中央的组织间隙，所以延迟扫描会显示弱强化区逐渐缩小。同时，上述病理改变导致肿瘤内部对比剂廓清慢，所以强化时间长、强化程度降低慢。另外，增强扫描中掌握瘤灶与周围组织信号差别的最佳时间窗，是更好地了解肿瘤生物学特性的关键，经腹腔注射对比剂后 1.5min 瘤灶即可明显强化，增强扫描 9min 的信号强度与平扫差别最大。分别比较增强后 1.5min、3min、6min 及 9min 的肿瘤信号变化，结果表明，增强扫描后各时相肿瘤的信号强度、强化率之间均有明显差异，从而为胰腺癌动物模型的 MRI 增强扫描研究提供较长的时间窗及特征性的强化率曲线（表 4-6）。

表 4-6　肿瘤平扫与增强扫描各时相的信号强度和强化率（平均值±标准差）

时相	肿瘤信号强度	强化率	增强扫描各时相信号强度与平扫相比	
			t 值	P 值
平扫	228.35±11.71			
1.5min/C+	258.20±11.17	0.13±0.04	13.36	<0.01
3min/C+	301.75±17.09	0.35±0.11	22.86	<0.01
6min/C+	358.65±25.13	0.56±0.10	25.34	<0.01
9min/C+	480.05±19.01	1.10±0.10	67.74	<0.01

（二）胰腺癌动物模型的 PET 影像表现

建立两种胰腺癌基因工程小鼠模型：*LsL-KrasG12D*、*Pdx1-Cre* 双转基因小鼠和 *LsL-KrasG12D*、*LsL-Trp53R172H*、*Pdx1-Cre* 三转基因小鼠。采用 Siemens Inveon 小动物多模态 PET/CT 影像系统进行影像采集，FOV=10cm×12.7cm，PET 采用 OSEM-3D 方法进行重建，CT 电流 500μA，电压 80kV，FOV=5.5cm×8.4cm，360°双床位扫描，曝光时间 300ms。胰腺肿瘤组织中葡萄糖转运载体 GLUT-2 过表达，通过对 PET/CT 显像分析，正常小鼠的胰腺对 FDG 没有摄取，双转基因小鼠的胰腺对 ^{18}F-FDG 摄取较低，而三转基因小鼠的胰腺对 ^{18}F-FDG 摄取较高（图 4-40）[49]。

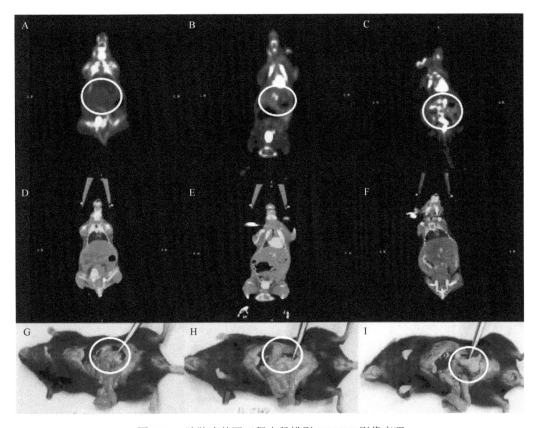

图 4-40　胰腺癌基因工程小鼠模型 PET/CT 影像表现

A、D、G　正常组小鼠腹腔 ^{18}F-FDG 摄取情况；B、E、H. *LsL-KrasG12D*、*Pdx1-Cre* 双转基因小鼠腹腔 ^{18}F-FDG 摄取情况；C、F、I. *LsL-KrasG12D*、*LsL-Trp53R172H*、*Pdx1-Cre* 三转基因小鼠腹腔 ^{18}F-FDG 摄取情况

四、比较影像

胰腺癌的临床症状隐匿且不典型，是诊断和治疗都很困难的消化道恶性肿瘤，常规 MRI 影像难以区分瘤灶，通常采用增强 MRI 扫描。胰腺癌动物模型影像学评价应用解剖影像学检查 MRI 评价结构改变，PET 技术应用 ^{18}F-FDG 等肿瘤示踪剂评价功能改变。小动物磁共振对胰腺癌的诊断与临床 MRI 存在一定差异，T2WI 上胰腺癌与正常胰腺对比不明显，而动态增强 T1WI 扫描是诊断少血供性胰腺癌的有效方法，有助于发现直径微小病灶。强化明显区为供血丰富的肿瘤生长活跃区，中央无强化区为坏死组织和（或）肿瘤细胞致密但毛细血管较少区。[18]F-FDG PET 显像对胰腺癌诊断及疗效评价具有重要的临床价值。胰腺癌可以大量摄入 ^{18}F-FDG，在 ^{18}F-FDG PET 显像中表现为胰腺肿瘤部位异常放射性浓聚影。同时，SUV 减低可以作为治疗早期反应的灵敏指标。小动物 ^{18}F-FDG PET 对胰腺癌小鼠模型的显像研究与临床结果相似，胰腺肿瘤组织中葡萄糖转运载体 GLUT-2 过表达，通过对 PET-CT 显像分析，正常小鼠的胰腺对 ^{18}F-FDG 没有摄取，胰腺癌小鼠模型的胰腺肿瘤病灶对 ^{18}F-FDG 摄取较高，显示高放射性浓聚。

参 考 文 献

[1] 陈佳婧、吴补领、徐稳安，等. 小鼠下颌第一磨牙根尖周炎及牙髓血运重建模型的建立[J]. 牙体牙髓牙周病学杂志，2016, 1: 12-16.

[2] 周维君、车英林、杨瑞琨，等. 根尖周炎模型小鼠 DKK1、SFRP1 及骨形成相关分子 Runx2、Osteocalcin 的表达变化[J]. 临床口腔医学杂志，2017, 33: 715-719.

[3] 陈兴兴、谷苗、吕海鹏，等. 不同方法建立实验性狗根尖周炎模型的比较[J]. 口腔医学研究，2009, 25: 416-419.

[4] Coimbra L S, Rossa Jr C, Guimaraes M R, et al. Influence of antiplatelet drugs in the pathogenesis of experimental periodontitis and periodontal repair in rats[J]. J Periodontol, 2011, 82: 767-777.

[5] 刘颖凤, 王小竞, 吴礼安. 大鼠尼古丁实验性牙周炎动物模型的建立[J]. 牙体牙髓牙周病学杂志, 2008, 18: 148-152.

[6] 姜帅, 邓婧, 刘桂荣, 等. 慢性牙周炎合并血管钙化大鼠实验模型的建立[J]. 牙体牙髓牙周病学杂志, 2014, 5: 278-281.

[7] 张艳, 孙汉堂, 汪平, 等. 对大鼠牙周炎模型中骨吸收的诱导与自然转归情况的观察[J]. 牙体牙髓牙周病学杂志, 2013, 23: 294-297.

[8] 李君, 乔文静, 刘琪. 构建山羊实验性中度牙周炎模型[J]. 牙体牙髓牙周病学杂志, 2015, 7: 427-429.

[9] Deshpande S S, Thakur M H, Dholam K, et al. Osteoradionecrosis of the mandible: through a radiologist's eyes[J]. Clin Radiol, 2015, 70: 197-205.

[10] Mendenhall W M, Suarez C, Genden E M, et al. Parameters associated with mandibular osteoradionecrosis[J]. Am J Clin Oncol, 2018, 41(12): 1276-1280.

[11] 李松, 房殿吉, 王占义, 等. 小型猪下颌骨放射性骨坏死动物模型的建立[J]. 华西口腔医学杂志, 2015, 33: 570-574.

[12] 郭宇轩, 何黎升, 宗春琳, 等. 大鼠复合型放射性下颌骨骨坏死动物模型建立及观察[J]. 中华口腔医学研究杂志, 2016, 10: 22-29.

[13] 马绪臣. 口腔颌面医学影像学[M]. 北京: 北京大学医学出版社, 2014.

[14] 孙莲, 张卫兵, 王林. 开𬌗诱导大鼠颞下颌关节骨关节炎样退变的实验性研究[J]. 口腔医学, 2016, 36: 390-393.

[15] Liu Y D, Liao L F, Zhang H Y, et al. Reducing dietary loading decreases mouse temporomandibular joint degradation induced by anterior crossbite prosthesis[J]. Osteoarthritis Cartilage, 2014, 22: 302-312.

[16] 张婧. 实验性咬合紊乱致大鼠 TMJ 髁突骨关节炎样变及 Cx43 半通道在关节软骨退变中的作用[D]. 第四军医大学博士学位论文, 2013.

[17] 张晓东, 唐秉航, 杨建勇. 肝癌 CT 动脉期强化特征的相关生物学特性研究[J]. 临床放射学杂志, 2008, 27(10): 1321-1323.

[18] 李正平, 周杰, 张峻, 等. F-18 FDG-PET 在原发性肝癌中的诊断作用[J]. 肝胆外科杂志, 2005, 13(5): 351-354.

[19] 徐静, 李旭. 肝癌动物模型的建立[J]. 实用肝脏病杂志, 2005, (2): 116-118.

[20] Boll H, Figueiredo G, Fiebig T, et al. Comparison of Fenestra LC, ExiTron nano 6000, and ExiTron nano 12000 for micro-CT imaging of liver and spleen in mice[J]. Academic Radiology, 2013, 20(9): 1137-1143.

[21] 杨家和, 钱其军, 王中秋, 等. 大鼠肝癌 MRI、DSA 与病理对照研究[J]. 中国医学影像学杂志, 2001, 9(2): 125-127.

[22] Wei Y, Liao R, Liu H, et al. Biocompatible low-retention superparamagnetic iron oxide nanoclusters as contrast agents for magnetic resonance imaging of liver tumor[J]. Journal of Biomedical Nanotechnology, 2015, 11(5): 854-864.

[23] Hueper K, Elalfy M, Laenger F, et al. PET/CT imaging of c-Myc transgenic mice identifies the genotoxic N-nitroso-diethylamine as carcinogen in a short-term cancer bioassay[J]. PLoS One, 2012, 7(2): e30432.

[24] Salem N, Kuang Y, Wang F, et al. PET imaging of hepatocellular carcinoma with 2-deoxy-2[^{18}F] fluoro-D-glucose, 6-deoxy-6[^{18}F] fluoro-D-glucose, [^{11}C]-acetate and [N-methyl-^{11}C]-choline[J]. The Quarterly Journal of Nuclear Medicine and Molecular Imaging, 2009, 53(2): 144.

[25] Stewart E E, Chen X, Hadway J, et al. Correlation between hepatic tumor blood flow and glucose utilization in a rabbit liver tumor model[J]. Radiology, 2006, 239(3): 740-750.

[26] 杨冬均, 张川, 张娟, 等. 肝纤维化的 MRI 研究进展[J]. 医学影像学杂志, 2015, 25(11): 2025-2028.

[27] 许建明, 徐叔云, 张运芳, 等. 四氯化碳诱导小鼠肝纤维化模型的建立[J]. 中国药理学通报, 2000, 16(3): 339-341.

[28] 沈亚琪. 肝纤维化动物模型的功能磁共振定量研究及部分临床应用[D]. 武汉: 华中科技大学博士学位论文, 2010.

[29] 赵英, 戴敏方. 肝硬化的 MRI 诊断(附 53 例分析)[J]. 实用放射学杂志, 1999, (4): 232-234.

[30] 叶春华, 刘浔阳. 四氯化碳综合法制备大鼠肝硬化模型[J]. 医学临床研究, 2005, 22(5): 619-622.

[31] 赵云辉. 大鼠肝硬化肝癌 SPIO 增强及磁化传递对比 MR 成像与病理改变的关系研究[D]. 广州: 第一军医大学博士学位论文, 2005.

[32] 谢英遂, 顾峰, 徐慧玲. MRI 在直肠癌患者诊断及评估疗效中应用研究[J]. 中国 CT 和 MRI 杂志, 2016, 11(14): 106-108.

[33] 王大龙, 于丽娟, 田墨涵, 等. ^{18}F-FDG PET/CT 显像在结直肠癌术前分期中的价值[J]. 临床放射学杂志, 2012, 31(1): 70-74.

[34] 孙钰, 严卿莹, 阮善明, 等. 转移性结直肠癌动物模型的研究进展[J]. 肿瘤学杂志, 2015, 21(4): 335-339.

[35] Lee W Y, Hong H K, Ham S K, et al. Comparison of colorectal cancer in differentially established liver metastasis models[J]. Anticancer Research, 2014, 34(7): 3321-3328.

[36] Deming D A, Leystra A A, Farhoud M, et al. MTOR inhibition elicits a dramatic response in PI3K-dependent colon cancers[J]. PLoS One, 2013, 8(4): e60709.

[37] 常国庆, 孙浩然, 赵新, 等. 活动性与非活动性溃疡性结肠炎的 MRI 表现对比分析[J]. 磁共振成像, 2013, 4(2): 112-116.

[38] 徐晶莹, 李益民, 李玉兰, 等. MNNG 诱导大鼠胃癌模型的建立[J]. 哈尔滨医科大学学报, 2003, 37(2): 104-106.

[39] 郑礼, 高振强, 王淑仙. 大鼠溃疡性结肠炎模型的实验研究[J]. 中国药理学通报, 1998, (4): 370-372.

[40] 陈佳妮. DSS 诱导大鼠溃疡性结肠炎急性期模型的 3.0T MRI 研究[D]. 天津: 天津医科大学硕士学位论文, 2012.

[41] 耿晓丹, 于丽娟, 陈慕楠, 等. MRI 平扫结合 DWI 在胃癌术前 T 分期及淋巴结转移上的价值[J]. 中国癌症杂志, 2016, 26(7): 629-634.

[42] 朱仁娟, 刘松涛, 王莉. 胃癌 PET-CT 显像的临床应用[J]. 医学影像学杂志, 2006, 16(6): 586-588.

[43] Sun J, Zhang X P, Li X T, et al. Applicable apparent diffusion coefficient of an orthotopic mouse model of gastric cancer by improved clinical MRI diffusion weighted imaging[J]. Scientific Reports, 2014, 4: 6072.

[44] Wang T A, Xian S L, Guo X Y, et al. Combined ^{18}F-FDG PET/CT imaging and a gastric orthotopic xenograft model in nude mice are used to evaluate the efficacy of glycolysis-targeted therapy[J]. Oncology Reports, 2018, 39(1): 271-279.

[45] 陈克敏. 胰腺癌的 MRI 诊断与术前分期[J]. 国际医学放射学杂志, 2001, 24(4): 232-235.

[46] 王中秋, 卢光明, 郑玲, 等. PET/CT 及其他影像手段对胰腺癌诊断的比较研究[J]. 医学影像学杂志, 2006, 16(1): 84-87.

[47] 李朝阳, 张曙光, 于振海, 等. 大鼠胰腺癌模型制备的实验研究[J]. 中国现代普通外科进展, 2005, 8(2): 102-103.

[48] 马青松. 诱导型金黄地鼠胰腺癌模型的建立与磁共振成像(MRI)研究[D]. 南充: 川北医学院硕士学位论文, 2011.

[49] Fendrich V, Schneider R, Maitra A, et al. Detection of precursor lesions of pancreatic adenocarcinoma in PET-CT in a genetically engineered mouse model of pancreatic cancer[J]. Neoplasia, 2011, 13(2): 180-186.

第五章 呼吸系统疾病的比较影像

呼吸系统疾病在各类疾病谱中属于常见病和多发病。影像学检查在诊治呼吸系统疾病中占有非常重要的地位。尤其是 X 线、CT 技术在呼吸系统常见疾病的诊断中具有明显的优势。呼吸系统疾病动物模型广泛应用于疾病研究中，比较影像技术可以活体、无创、动态地监测动物模型的疾病进程，Micro CT 检测已经成为呼吸系统疾病动物模型检测的金标准。

第一节 肺癌的比较影像

肺癌（lung cancer）是原发性支气管肺癌（primary bronchogenic carcinoma）的简称。肿瘤细胞源于支气管黏膜或腺体，常有区域性淋巴结转围型肺癌；起源于细支气管或肺泡，位置弥漫分布于两肺者为弥漫型肺癌。

一、肺癌的临床影像表现

（一）肺癌的 CT 临床影像表现

肺癌的临床影像诊断以 X 线与 CT 为主，CT 影像（图 5-1 和图 5-2）可以提供胸部无重影的纵断面影像，因此 CT 检查可以发现 X 线发现不到的"隐蔽性肺癌"，CT 可发现 2cm 大小的病灶组织，而且 CT 检查还可对 X 线不能作出诊断的病例进行定性诊断，临床证明 CT 检查在肺癌的发现、定性、定位和分期等方面均是 X 线诊断的重要补充，特别是高分辨率 CT 和螺旋 CT。MRI 对肺癌的诊断价值基本与 CT 相似，在某些方面优于 CT，但有些方面又不如 CT。例如，MRI 在明确肿瘤与大血管之间的关系方面明显优于 CT，在发现小病灶（<5mm）方面又远不如薄层 CT。

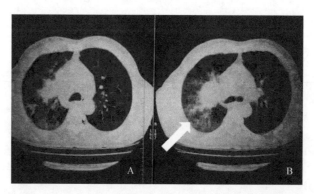

图 5-1 肺癌患者右肺中央型肺癌并阻塞性肺炎和淋巴结转移（箭头所示）

肺癌影像有以下特点：第一，孤立性结节及肿块有别于肺结核病灶，周围型肺癌表现为孤立性病灶，周围肺组织往往是清晰的，而无卫星灶（在肺结核基础上发展为瘢痕癌除外）。第二，形态欠规则，结节病灶表现为数个结节堆聚，这是由癌组织以一个中心向周围多个腺泡浸润生长而形成的，由于其生长不均衡，中间有残余肺泡组织，即形成所谓小泡征。肿块生长的同时遇血管或支气管的阻碍而形成切迹，即所谓分叶。第三，边缘欠光滑，表现为棘状突起和短毛刺，毛刺往往较密集，周边均有分布，两者是由侵及肺泡表面或小叶间隔及淋巴管形成的；有别于炎症性肿块的边缘毛刺，炎症性毛刺表现较长和稀疏，一般只有两三条，是由炎症慢性过程中的纤维化导致的。

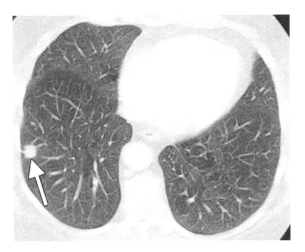

图 5-2　肺癌患者右肺单发孤立肿瘤结节（箭头所示）

（二）肺癌的 PET 临床影像表现

临床上，肺癌的 PET/CT 检测（图 5-3）以 ^{18}F-FDG 为主，其影像表现为恶性病变，或其转移灶多为放射性浓聚，成结节状、团块状分布，边界较清楚。良性病变多边缘模糊，形态与密度均不规则。

PET/CT 对肺癌的定位、定性诊断比目前临床上常用的 CT 更准确、有效，是一种较好的相对无创性的肺癌诊断技术，并可以使用半定量分析方法鉴别肺结节良性、恶性及其程度。

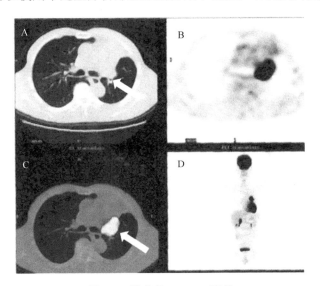

图 5-3　肺癌的 PET/CT 影像

左上肺门处见一不规则软组织结节，与远端不张肺分界不清，近端支气管截断，^{18}F-FDG 摄取明显增高，病灶远端不张肺组织对 ^{18}F-FDG 未见异常摄取。经支气管镜证实为：左上肺中央型鳞癌

二、肺癌动物模型的制备

（一）诱发性肺癌动物模型

在实验动物身上诱发肺癌相对困难，若经呼吸道给药，由于气管或支气管上皮的纤毛运动将致癌物排出，诱癌率低，常诱发多种肺外肿瘤。不同的化学诱导方式可以诱导不同类型的肺癌，如用氡、砷、黄曲霉素诱发小鼠肺腺癌及支气管肺泡癌，用氨基甲酸乙酯、乙酰胺基氟诱发小鼠肺腺癌。但诱发性肺癌动物模型的肿瘤发生情况参差不齐，不易同时获得大量病程一致的动物，且肿瘤生长缓慢，实验周期相对较长。

（二）移植性肺癌动物模型

移植性肺癌动物模型包括同种原位／异位移植肺癌动物模型或者异种移植肺癌动物模型，此类模型成瘤率高，易监视肿瘤生长情况，是目前最常用的模型。

（三）转基因肺癌动物模型

转基因肺癌动物模型是指运用转基因技术将人肺癌中发现的癌基因导入小鼠体内，或者运用基因敲除技术将抑癌基因敲除来制造肺癌动物模型。但在这些传统转基因小鼠中肺部肿瘤的生长并不能完全复制肿瘤散发性生长的微环境。

利用重组腺病毒载体表达 CRE 重组酶诱导 *K-ras G12D* 在小鼠肺部表达，建立小鼠肺腺癌模型，可以在小鼠成年后诱导，但并不能模拟人体内肿瘤生成的慢性、自发性的特征。并且，使用腺病毒感染小鼠的稳定性不够，与人类肿瘤形成一个或较少数量的瘤灶的特点有差距。

有研究构建了肺部特异性低表达 CRE 重组酶的 *SPC-CRE* 转基因小鼠，转基因载体使用的是肺特异性的 *SPC* 启动子，*SPC* 启动子可以使基因特异性表达于肺泡 II 型细胞。而后将 *SPC-CRE* 转基因小鼠与 *LSL-KrasG12D* 转基因小鼠杂交，筛选出 *SPC-CRE-Kras* 双阳性转基因小鼠，并对其肺部组织进行病理学观察。结果发现 4 月龄的 *SPC-CRE-Kras* 双阳性转基因小鼠肺部尚未形成肿瘤结节，但肺部血管周围出现少量淋巴细胞浸润，提示肺部的轻度炎症反应。5 月龄 *SPC-CRE-Kras* 双阳性转基因小鼠肺部开始出现腺瘤样结节，并且随着月龄增加小鼠肺腺瘤结节呈增大趋势，病理变化呈进展状态。9 月龄时小鼠肿瘤结节可以被 Micro CT 检测到。

三、肺癌动物模型的影像表现

（一）肺癌动物模型的 CT 影像表现

Micro CT 在大脑、肝、肾等组织密度较小的器官中成像的对比度稍不足，无法清晰辨识出器官结构与边界，但肺组织固有的生理物理特性适用于 Micro CT 成像（图 5-4）[1]。肺泡、气管、血管与病灶的密度差异，使得 Micro CT 广泛应用于人类疾病动物模型的肺成像，可以进行动物模型的活体与离体成像，进而对肺功能与肺微结构进行分析。使用数字影像分析技术，还能够对各种急慢性肺疾病模型进行定量分析。早期由于球管与探测器技术水平的限制，想要对动物肺部进行研究只能对离体标本进行CT 成像。使用 Micro CT 系统对充气固定的肺标本成像，可显示肺部微小结构（如细支气管、肺泡管），评估肺泡结构，并能与病理学标准——组织形态学检测相对照。而小动物肺活体成像由于高呼吸频率而面临更多挑战，需要 Micro CT 较快的扫描速度，运动伪影也是早期难题，胸部和上腹运动造成伪影，且大部分微型 CT 时间长达 10min 以上，而动物的呼吸是无法控制的。为减少呼吸运动伪影，图像采集

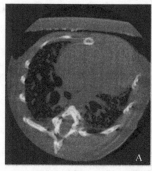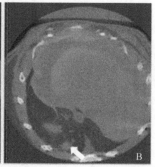

图 5-4 Micro CT 对比分析 9 月龄 *LSL-KrasG12D* 转基因小鼠与 *SPC-CRE-Kras* 双阳性转基因小鼠肺部

A. 9 月龄 *LSL-KrasG12D* 转基因小鼠肺部 Micro CT 结果，CT 肺视野清晰无结节，未见实变及肿块阴影；B. 9 月龄 *SPC-CRE-Kras* 双阳性转基因小鼠肺部 Micro CT 结果，肺部右下肺野中内带可见一高密度阴影，密度较均匀，边缘有分叶状改变，并可见细小毛刺，肺视野清晰

应与呼吸周期同步。采用前瞻性呼吸门控时，将动物插管连于呼吸机，其输出信号触发图像采集；也有研究采用回顾性呼吸门控，整个呼吸周期都采集图像，但只重建相同呼吸时相的投影，但操作不当或多次重复会损伤上呼吸道。此外，麻醉状态、压力容量设置会影响呼吸力学及肺功能。技术的进步使得Micro CT 在分辨率与采集速度上都大大改进，加载呼吸门控系统后可以对活体小鼠进行成像。肺癌动物模型的影像表现早期为孤立小结节，周围肺组织清晰，而无卫星灶，随着疾病进展，出现数个结节堆聚，发展迅速的模型出现大面积实变影。

（二）肺癌动物模型的 PET 影像表现

肺癌动物模型的 PET 影像表现如图 5-5 所示。对小鼠尾静脉注射 B16 细胞进行造模，1 周后对小鼠模型尾静脉注射 ^{18}F-FDG，采用小动物 PET/CT 检测，肺部 CT 影像正常且无 ^{8}F-FDG 摄取，2 周时可发现肺部出现小结节并伴随较高的 ^{18}F-FDG 摄取，3 周时结节略有增长并伴随 ^{18}F-FDG 摄取的明显增加，4 周时肿瘤生长迅速，CT 出现大面积片状实变影，伴随 ^{18}F-FDG 摄取的进一步增加。

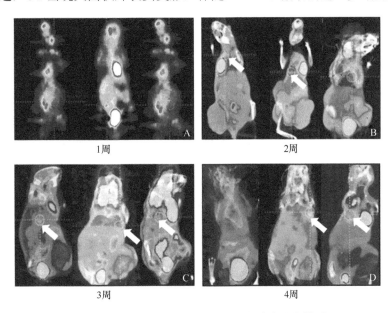

1周　　　　　　　　　　　2周

3周　　　　　　　　　　　4周

图 5-5　Micro PET/CT 动态观察评价肺癌动物模型
箭头所示为病灶

四、比较影像

肺癌是起源于肺部支气管黏膜或腺体的恶性肿瘤，是最常见的肺部原发性恶性肿瘤。CT 是临床诊断肺癌最常用的影像方法，CT 对肺癌的显示效果明显优于 X 线，有利于显示结节或肿块的边缘、形态和内部结构特点及密度变化，从而更易明确诊断。早期肺癌表现为磨玻璃或混合性结节，中晚期结节或肿块增大，同时也会有分叶非常明显，且在强化 CT 上可表现为明显的强化。如肺部发生转移可表现为两肺多发实性结节，可判断为肺部转移性瘤。肺癌动物模型的影像表现与临床影像不同的是，动物模型因针对性造模，肺部的疾病影像表现可排除其他疾病，如临床影像存在良性结节，在判断结节是否为恶性时需要动态观察或结合病理结果判断，而动物模型一般认为不会出现良性结节，观察到结节即可确诊。目前，Micro CT 的分辨率虽然达到了 10 微米级，但由于动物模型肺部体积小、呼吸急促，Micro CT 影像会出现运动伪影，有时出现较小结节难以识别的情况。总的来说，Micro CT 是活体动态观察肺癌动物模型最经典的影像设备。PET/CT 则有着敏感度高、可定量分析等优势，可以对肿瘤生长恶性程度进行实时定量分析，主要用于肺癌的临床分期、疗效评估、预后评估和肺结节良恶性鉴别诊断，而小动物PET/CT 更适用于肺癌药物与疗法的评估。

第二节　肺炎的比较影像

肺炎（pneumonia）是指终末气道、肺泡和肺间质的炎症，由多种病原体如细菌、病毒、真菌、寄生虫等引起，其中以细菌、病毒最为常见，理化因素、药物和免疫损伤等也可引起。细菌性肺炎是最常见的肺炎，也是最常见的感染性疾病之一。比较医学研究中细菌性肺炎、病毒性肺炎与放射性肺炎较为常见。

一、病毒性肺炎

病毒性肺炎是由上呼吸道病毒感染向下蔓延所致的肺部炎症。该病一年四季均可发生，但大多见于冬春季节，可暴发或散发流行。临床主要表现为发热、头痛、全身酸痛、干咳及肺浸润等。病毒性肺炎的发生与病毒的毒力、感染途径以及宿主的年龄、免疫功能状态等有关。引起肺炎的病毒以流行性感冒病毒为常见，其他为冠状病毒，如严重急性呼吸综合征（severe acute respiratory syndrome，SARS）冠状病毒、中东呼吸综合征（Middle East respiratory syndrome，MERS）冠状病毒、新型冠状病毒，以及副流感病毒、巨细胞病毒、腺病毒、鼻病毒和某些肠道病毒。

（一）病毒性肺炎的临床影像表现

病毒性肺炎 X 线检查中肺部炎症呈斑点状、片状或均匀的阴影。白细胞总数可正常、减少或略增加。病程一般为1～2周。在免疫缺损的患者中，病毒性肺炎往往比较严重，有持续性高热、心悸、气急、发绀、极度衰竭症状，可伴休克、心力衰竭和氮质血症。由于肺泡间质和肺泡内水肿，严重者可发生呼吸窘迫综合征。体检可有湿啰音。X 线检查显示弥漫性结节性浸润，多见于两下 2/3 肺野。

甲型 H1N1 流行性感冒病毒肺炎的 CT 表现为双侧网状、结节样阴影，有或无局灶性实变，通常位于下叶。边界不清的斑片状或结节实变区迅速融合，提示弥散性肺泡损伤或重复感染。H7N9 型禽流感病毒肺炎的常规体位 CT 检查显示，位于肺部背侧的病变主要为实变影，腹侧为磨玻璃密度影，揭示了典型的急性呼吸窘迫综合征的发生。MERS 病毒肺炎在 CT 上表现为胸膜下和基底部气腔病变，伴有广泛磨玻璃影和实变影，空洞并不常见[2]。新型冠状病毒肺炎（COVID-19）的典型 CT 影像表现为肺多发、斑片状、亚段或节段性磨玻璃密度影，被细网格状或小蜂窝样小叶间隔增厚分隔成"铺路石样"改变，CT 扫描层越薄，磨玻璃密度影与小叶间隔增厚显示越清晰[3]（图 5-6）。

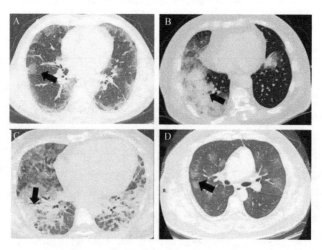

图 5-6　病毒性肺炎的临床 CT 影像
A. 甲型 H1N1 流行性感冒病毒肺炎；B. H7N9 型禽流感病毒肺炎；C. MERS 病毒肺炎；D. COVID-19

（二）病毒性肺炎动物模型的制备

病毒性肺炎模型使用的动物主要以小鼠为主，亦有使用豚鼠、大鼠者，大多使用滴鼻、腹腔注射等方法，剂量及浓度均随着病毒的不同而异。

1. MERS 病毒肺炎动物模型

野生型小鼠和免疫缺陷鼠都不能感染 MERS，而将 *hDPP4* 基因转染入小鼠支气管和肺组织，可以构建能够感染 MERS 病毒的小鼠模型。MERS 病毒滴鼻感染转基因小鼠后，小鼠呈现出活动力下降和体重明显减轻等表现，至感染第 10 天全部死亡。该转基因小鼠的 *hDPP4* 基因能够稳定遗传与表达，不同小鼠相同组织器官中的 *hDPP4* 分布稳定、个体差异小，研究结果更加稳定可靠，不同批次实验数据之间也更加具有可比性。在感染 MERS 病毒后，小鼠呈现出与 MERS 临床患者相似的症状，能很好地模拟临床患者感染。

2. 甲型流感病毒肺炎动物模型

将 4～6 周龄雄性 BALB/c 小鼠麻醉后，将 106 TCID$_{50}$ 甲型流感病毒液通过滴鼻途径感染小鼠，每只小鼠接种剂量为 50μL。小鼠感染后第 3 天，体重开始下降，出现竖毛，摄食量下降，活动度下降，3～4d 开始死亡。小鼠支气管和肺组织病理表现为病毒性肺炎的特点，剖检可见感染小鼠肺部有明显的充血和水肿，肺体积变大，肺组织表面有局部轻度实变，呈斑点充血状。光镜下的主要改变是肺组织肺泡间隔不同程度增宽，肺内小血管及肺泡间隔的毛细血管扩张、淤血，肺泡不同程度缩小，可见中等量淋巴细胞和单核细胞浸润。

3. COVID-19 肺炎动物模型

血管紧张素转换酶 2（ACE2）是 SARS-CoV 感染细胞的受体，病毒 S 蛋白的受体结合 RBD 区域通过与 ACE2 结合而进入细胞内。SARS-CoV S 蛋白和 SARS-CoV-2 S 蛋白具有大约 76% 的氨基酸序列一致性，生物学分析推测 ACE2 同为 SARS-CoV-2 的细胞受体，但尚缺乏确凿的证据。ACE2 人源化的转基因小鼠非常适用于建立 COVID-19 肺炎动物模型，感染 SARS-CoV-2 的 *hACE2* 转基因小鼠出现体重减轻等症状，病毒主要在小鼠肺部复制。典型的组织病理学表现为间质性肺炎，肺泡间质有明显的巨噬细胞和淋巴细胞浸润，肺泡腔内有巨噬细胞聚集。病毒抗原可见于支气管上皮细胞、巨噬细胞和肺泡上皮细胞。

（三）病毒性肺炎动物模型的影像表现

1. 甲型流感病毒肺炎动物模型的 CT 影像表现

经甲型流感病毒 H1N1 感染的小鼠模型在感染 10d 后采用 Micro CT 进行扫描，扫描参数设置为：电压 80kV，电流 450μA，曝光时间 90ms。对照组正常小鼠肺部组织纹理清晰，无异常密度影，血管、支气管走行规则。甲型流感病毒肺炎小鼠模型肺部组织出现大面积实变，双肺结构紊乱，均出现明显磨玻璃影，可证实肺炎以及肺水肿的发生（图 5-7）[4]。

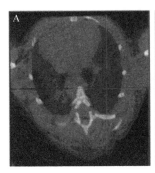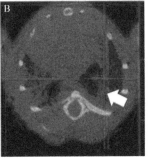

图 5-7　甲型流感病毒感染的小鼠模型的 CT 影像

A. 对照组正常小鼠；B. 甲型流感病毒 H1N1 感染的小鼠模型

选取 6 月龄的雪貂，使用 400μl 108 TCID$_{50}$ 的 A/Anhui/1/2013（H7N9）病毒经鼻感染后，每天行 Micro CT，扫描参数为：电压 70kV，电流 400μA，曝光时间 800ms，扫描视野 72mm×71mm，分辨率 70.74μm。扫描结果显示，雪貂在被感染后的第 6～14 天出现明显的炎症反应，双肺均呈现中等程度的磨玻璃影，其中右肺下叶的表现更为明显（图 5-8）[5]。

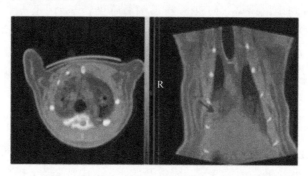

图 5-8　H7N9 病毒感染的雪貂模型的 CT 影像

2. COVID-19 肺炎动物模型的 CT 影像表现

采用 SARS-CoV-2/UT-NCGM02/Human/2020/Tokyo（UT-NCGM02）滴鼻感染的方式，选取 1 月龄的仓鼠分为三组：无感染组、低剂量组（103pfu）、高剂量组（105.6pfu）。仓鼠感染 2d 后，在支气管周边出现斑片状磨玻璃影，伴随时间的推移，肺部异常更为严重，支气管周边出现大片磨玻璃影并伴随肺部实变。右肺上叶最先发生变化，并且右肺的病变严重程度高于左肺。最严重的肺部变化发生在感染后 7～8d，且高剂量组的仓鼠肺部病变严重程度高于低剂量组。所有感染模型在感染后 4～6d 会出现纵隔气肿，8～10d 后逐渐恢复（图 5-9）[6]。

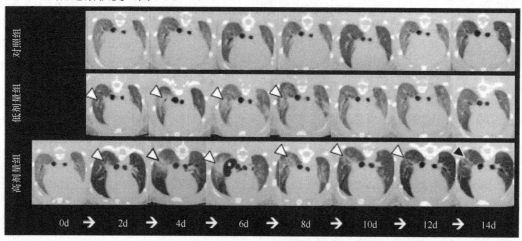

图 5-9　COVID-19 感染的仓鼠模型的 CT 影像
从上到下依次为对照组、低剂量组、高剂量组

选取 3～5 岁猕猴和 15 岁猕猴经鼻感染 106 TCID$_{50}$/ml SARS-CoV-2 病毒，感染后经 X 线照射，3～5 岁猕猴在感染 7d 后右肺上叶出现磨玻璃影和肺纹理增粗。而 15 岁猕猴在感染后 5d 即出现肺部影像学变化，在双侧叶和左肺下叶发现磨玻璃影，且双侧叶有斑片状实变影。3～5 岁猕猴和 15 岁猕猴均具有明显的间质性肺炎的表现，15 岁猕猴的肺炎程度更为明显（图 5-10）[7]。

（四）比较影像

早期或轻型病毒性肺炎表现为间质性肺炎，炎症从支气管、细支气管开始，沿肺间质发展，支气管、细支气管壁及其周围、小叶间隔与肺泡壁等肺间质充血、水肿，有一些淋巴细胞和单核细胞浸润，肺泡壁明显增宽。肺泡腔内一般无渗出物或仅有少量浆液。病变较重者，肺泡也可受累，出现由浆液、少量

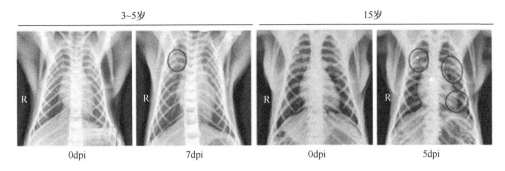

3~5岁　　　　　　　15岁

0dpi　　　　7dpi　　　　0dpi　　　　5dpi

图 5-10　COVID-19 感染的猕猴模型的 X 线影像

纤维蛋白、红细胞及巨噬细胞组成的炎性渗出物，甚至可发生组织坏死。病毒性肺炎动物模型的影像分析主要采用 Micro CT 及 X 线扫描，经合适滴度的病毒感染后肺部炎症表现较为明显，随时间进展以轻度至重度的磨玻璃影为主，部分表现为实变影，与临床肺炎的 CT 影像基本一致。CT 与 X 线影像学可以作为传染性疾病动物模型的药物疗效评价及疫苗研发的重要技术手段。但不同病毒感染的模型 CT 影像表现的特异性不如临床 CT 影像较为明显。这可能受制于动物呼吸及心率较快，因此有效地控制呼吸及心跳的频率以减少运动伪影是今后动物肺部 CT 影像的挑战。

二、细菌性肺炎

细菌性肺炎是一类由细菌感染引起的肺炎，是最常见的肺炎，也是最常见的感染性疾病之一。常见的细菌性肺炎类型包括铜绿假单胞菌肺炎、肺炎链球菌肺炎、肺炎克雷伯菌肺炎、金黄色葡萄球菌肺炎、大肠杆菌肺炎和鲍曼不动杆菌肺炎等。感染细菌性肺炎后，细菌可以从肺部传播到血液中，进而可能引发其他严重的疾病，对儿童和老年人的健康危害很大。

（一）细菌性肺炎的临床影像表现

细菌性肺炎的胸部临床影像表现与感染的菌群毒力、数量以及机体的免疫状态有关，表现包括肺实变、肺浸润、空洞、气囊肿、结节、气胸、脓胸等，临床影像诊断以 X 线和 CT 影像为主。其中 CT 影像分辨率更高，在充血期可发现病变区域出现磨玻璃样阴影，同时血管仍隐约可见。实变期可能出现大叶或肺段分布的致密阴影，有时致密阴影内有透亮支气管影，即充气支气管征。消散期随病变的吸收，实变阴影密度减低，表现为大小不等、散在的斑片状阴影，最后炎症可完全吸收。消散期的表现与肺结核或小叶性肺炎易混淆，结合患者的发病过程、临床表现以及实验室检测将有助于肺炎的诊断。

金黄色葡萄球菌肺炎是细菌性肺炎的一种，其病变发展极快，临床影像改变可为单一改变，也可以是多种表现同时存在或互相演变。肺浸润、肺脓肿、肺气囊肿和脓胸或脓气胸为金黄色葡萄球菌肺炎的四大影像征象，在不同类型的不同病期以不同的组合表现。图 5-11 为金黄色葡萄球菌肺炎临床 CT 影像。两肺胸膜下散在多发斑片状、结节状伴空洞影，边缘欠清晰（箭头所示）。

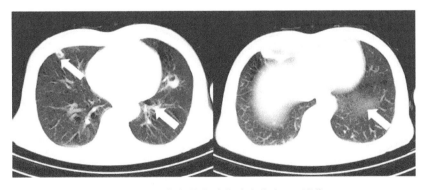

图 5-11　金黄色葡萄球菌肺炎临床 CT 影像

（二）细菌性肺炎动物模型的制备

细菌性肺炎动物模型的实验动物对象多为啮齿类，包括大鼠、小鼠、地鼠、豚鼠，但也有用猪、犬、猴和新西兰白兔的。一般经鼻滴入菌液感染造模，亦可用皮肺穿刺法，操作时直接用注射器插入肺叶后注入菌液，注入的剂量根据动物体重与身体状况计算。

（三）细菌性肺炎动物模型的影像表现

金黄色葡萄球菌肺炎小鼠模型和野生型小鼠的肺部 CT 影像对比如图 5-12 所示。图 A 和图 B 分别显示的是野生型小鼠和金黄色葡萄球菌肺炎小鼠模型的肺部横断面与冠状面的 CT 影像。图 B 所示的金黄色葡萄球菌肺炎小鼠模型采用 1.5×10^8 菌落单位（CFU）滴鼻造模，感染时间为 24h，CT 影像中右肺出现斑片状实变影，左肺已发生实变[8]。

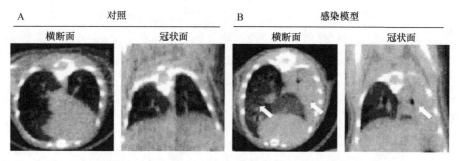

图 5-12　野生型小鼠和金黄色葡萄球菌肺炎小鼠模型的肺部 CT 影像

A.　野生型小鼠的肺部 CT 影像；B. 金黄色葡萄球菌肺炎小鼠模型的肺部 CT 影像，肺部发生实变（箭头所示）

（四）比较影像

细菌性肺炎占成人各类病原体肺炎的 80%，是经典的肺炎，又称为典型肺炎。病变一般发生在单侧肺，多见于左肺下叶，也可同时或先后发生于两个以上肺叶。病变的基本特征是肺的微循环障碍。由于毛细血管通透性增高，大量纤维蛋白原渗出肺泡，使肺组织大面积广泛实变。细菌性肺炎的临床病例和动物模型的病变发展都很快。细菌性肺炎的临床影像检测以 X 线和 CT 为主，影像表现可能出现单一病变，也可能出现多种病变同时存在或者相互演变，如肺实变、肺浸润、空洞、气囊肿、结节、气胸、脓胸等影像表现。细菌性肺炎动物模型的影像检测以 CT 为主，其影像表现与临床基本一致，但病变的影像表现大多更为单一，为肺部斑片状阴影以及肺部质变。由于活体扫描时动物呼吸频率较快的影响，动物模型的胸部 CT 影像会出现一定程度的运动伪影，清晰度和细节不如临床影像。

三、放射性肺炎

放射性肺炎是由放射野内的正常肺组织受到损伤而引起的炎症反应。一般将发生于放射暴露后 3 个月内出现的肺损伤症状称为急性放射性肺炎，肺部损伤的严重程度与放射剂量、肺部的照射面积以及照射速度密切相关。

（一）放射性肺炎的临床影像表现

放射性肺炎是恶性肿瘤照射最常见的剂量限制性并发症，放射性肺炎 CT 表现为病灶多样化，密度不均，边缘模糊，周围可见粗长条状影（图 5-13）。CT 诊断的敏感性与特异性分别为 100.0% 和 40.0%。

（二）放射性肺炎动物模型的制备

放射性肺炎是指放射野内的正常肺组织受到放射损伤而引起的一种炎症反应。放射性肺炎动物模型

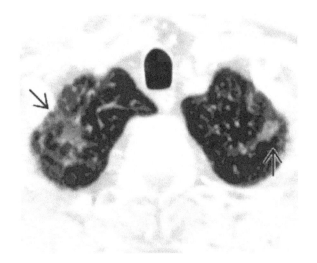

图 5-13 放疗后放射性肺炎的典型表现
上尖叶段斑片状磨玻璃影代表放射野下方的纤维化

造模多使用大小鼠和家兔，一般将麻醉后的动物采用仰卧位固定，铅板防护动物全身，只暴露胸部，采用直线加速器单次大剂量投射高能 X 线 10～25Gy 进行造模。

（三）放射性肺炎动物模型的影像表现

放射性肺炎动物模型主要采用 Micro CT 进行诊断，CT 影像主要表现为急性期的渗出性炎症反应和慢性期的广泛肺组织纤维化。如图 5-14 所示，在对 C57 小鼠采用 17Gy 射线照射后，23 周后对小鼠进行 CT 后发现，两肺均出现大面积纤维化，气管附近出现"袖套影"状实变影。

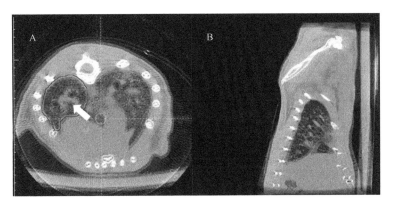

图 5-14 17Gy 投射剂量造模的放射性肺炎小鼠模型 CT 图像
A. 横断面；B. 矢状面。23 周出现广泛纤维化，气管出现实变"袖套影"（箭头所示）

（四）比较影像

放射性肺炎的高发期主要在放射治疗结束后 2～3 个月，一般不可逆。目前认为放射性肺炎的发生与肺泡 II 型细胞及血管内皮细胞的损伤密切相关，肺泡 II 型细胞损伤导致肺泡张力变化，肺顺应性降低，肺泡塌陷或不张；血管内皮细胞损伤导致肺血流灌注改变及血管通透性增加，微血栓形成，毛细血管堵塞。放射性肺炎的临床 CT 主要表现为照射野内散在的小片状磨玻璃状影，密度淡薄，边缘模糊，"袖套征"，严重者可见大面积密度增高的实变影。放射性肺炎动物模型的检测同样以 CT 为主，其影像表现与临床基本一致，根据放射剂量、肺部的照射面积以及照射速度，动物模型肺炎表现为程度不一的急性期的渗出性炎症反应和慢性期的广泛肺组织纤维化，CT 表现为片状磨玻璃影或广泛实变影。放射性肺炎动物模型 CT 成像最大的挑战是动物呼吸频率快，扫描时间长，且无法主动屏气，对如何避免扫描时的运动伪影这一问题，一般采取扫描时加载呼吸门控在呼吸周期平稳期采集图像进行解决。

第三节　肺间质纤维化

　　肺间质纤维化是由多种原因引起的肺间质的炎症性疾病，病变主要累及肺间质，也可累及肺泡上皮细胞及肺血管。病因有的明确，有的未明。明确的病因有吸入无机粉尘如石棉、煤；吸入有机粉尘如霉草尘、棉尘；吸入气体如烟尘、二氧化硫等；病毒、细菌、真菌、寄生虫感染；药物影响及放射性损伤。

　　间质性肺疾病都有共同的病理基础过程。初期肺损伤之后有肺泡炎，随着炎性-免疫反应的进展，肺泡壁、气道和血管最终都会发生不可逆的肺部瘢痕（纤维化）。炎症和异常修复导致肺间质细胞增殖，产生大量的胶原和细胞外基质。肺组织的正常结构被囊性空腔所替代，这些囊性空腔由增厚的纤维组织所包绕，此为晚期的"蜂窝肺"。肺间质纤维化和"蜂窝肺"的形成，导致肺泡气体交换单元持久性地丧失。肺间质纤维化发展过程中肺泡塌陷是失去上皮细胞的结果。暴露的基底膜可直接接触和形成纤维组织，大量肺泡塌陷即形成密集的瘢痕，形成蜂窝样改变。蜂窝样改变是瘢痕和结构重组的一种表现。肺脏损伤后，修复的结果是纤维化还是恢复正常解剖结构，取决于肺泡内渗出物及碎屑能否有效清除。

一、肺间质纤维化的临床影像表现

　　肺间质纤维化的临床诊断以 CT 为主（图 5-15），CT 能够深入细致地观察肺内细小结构，准确地反映肺间质纤维化的大体病理变化，使肺间质纤维化诊断得到很大提高。其主要影像表现为磨玻璃样密度影、肺小叶间隔增厚、小叶内间质增厚、"蜂窝肺"、肺小叶结构变形、交界面不规则、胸膜增厚。但这些征象并非肺间质纤维化所特有，如磨玻璃样密度影可见于任何原因引起的肺泡隔轻度增厚及肺泡腔的不完全充盈，甚至见于肺的血管源性疾病。所以，仅发现磨玻璃样密度影对肺间质纤维化的定性诊断意义不大。但是，如果在肺间质纤维化的基础上出现磨玻璃样密度影，则代表病变有活动性。肺小叶间隔增厚除见于肺间质纤维化外，还见于淋巴管转移癌、间质性肺水肿等疾病。

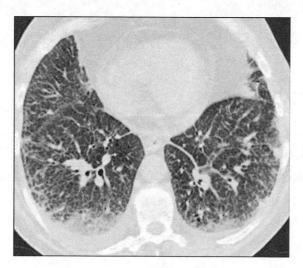

图 5-15　肺间质纤维化的 CT 影像

二、肺间质纤维化动物模型的制备

　　研究者对肺间质纤维化进行了大量的研究，无论是研究其发病机制还是开发研制新药，均先建立肺间质纤维化动物模型，再过渡于临床模型。选用的动物种类因研究目的和造模方法不同而异。大小鼠因体型小、体重轻、价格低、操作简便，既可局部给药造模，又可全身给药造模，成为被选用最多的造模动物。

（一）诱导剂纤维化动物模型

博来霉素是从轮生链霉菌中提取的一种抗肿瘤药物，具有致肺间质纤维化的副作用，因而常被用来制备肺间质纤维化动物模型。静脉给药更接近人类给药的基本途径。最早的损伤位于内皮细胞，但此种方法在肺周边更容易形成明显的纤维化病理改变，模型形成晚，约需要 40d。腹腔注射博来霉素制作小鼠肺间质纤维化动物模型，操作简便、快捷、个体间差异小，可以减轻因手术操作熟练程度不同而造成的纤维化程度不同，形成的病变主要分布于胸膜下，接近人类特发性肺间质纤维化的影像学表现，所以腹腔注射法与临床 IPF 的病理分布更为接近。小鼠的体重及肺系数变化更为明显，但由于造模需要的博来霉素总剂量较大、费用高，且药物注射次数较多，因此在国内应用受到一定限制。气管滴入法主要分布在支气管、细支气管周围，死亡率较高。如博来霉素（BLM）、胺碘酮（AD）、百草枯、高浓度氧、石棉以及放射线等均可以引起肺部损伤，最终导致肺间质纤维化，其中以 BLM 最为常用。

（二）辐照动物模型

肺是辐射中度敏感性器官，放射性间质性肺炎/肺间质纤维化是胸部肿瘤放疗患者常见的并发症，对实验动物进行 ^{60}Co 照射可诱发肺间质纤维化模型。

三、肺间质纤维化动物模型的影像表现

肺间质纤维化动物模型通常采用 Micro CT 进行鉴定。正常动物双肺野清晰，纹理分布均匀，无异常密度影，血管、支气管走行规则，由内向外分支逐渐变细，胸膜正常，交界面规则。博来霉素诱导建立的肺间质纤维化动物模型组 CT 影像的表现为：初期可见部分区域肺实质密度轻微增高，部分肺纹理模糊，个别大鼠中央小叶处出现斑片影和粗线条。在造模一周左右以侧肺门为中心可见肺血管和大的支气管分支所形成的纹理影。两周时肺实质密度增加，部分区域可见磨玻璃影，病变范围可达胸膜面，肺间质增生、肥厚。4 周时出现蜂窝状改变，肺实质密度升高显著，肺间质异常，小叶间隔增厚，肺内结构紊乱，增生的线状影和间质结节散布于肺野内，支气管血管束粗（图 5-16）。

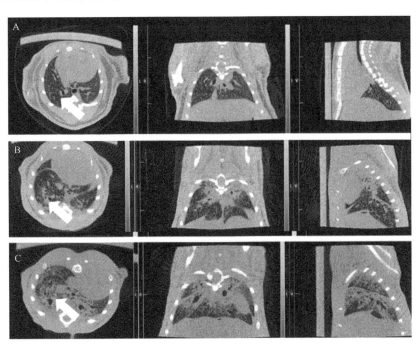

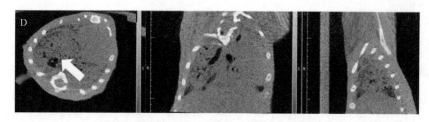

图 5-16　肺间质纤维化进程的 CT 影像

A. 正常对照小鼠；B. 可见肺纹理模糊，一周出现斑片影；C. 2 周大面积磨玻璃影；D. 4 周病变区域遍布全肺，实质密度显著升高，呈蜂窝肺影。
箭头所示为病灶。每行从左至右依次为同动物横断面、冠状面、矢状面图像

四、比较影像

复杂的致病因素激发各种细胞活素、组胺、蛋白酶、氧化剂等形成免疫复合物，与肺泡巨噬细胞、中性白细胞、淋巴细胞和成纤维母细胞共同聚集于肺间质，形成肺间质炎症，致使肺间质成纤维细胞和过量的胶原蛋白沉积，产生瘢痕和肺组织的破坏，终成肺间质纤维化。在肺间质纤维化临床 CT 影像中，绝大多数患者可见肺内实变影，大部分伴有充气支气管征，病灶主要分布于胸膜下或支气管周围，下肺野常见，实变影区域常有轻度柱状支气管扩张。磨玻璃影约见于 60%的患者中；部分患者可见多发的小结节影，边缘多不规则，内可见充气支气管，也可见胸膜凹陷征、毛刺影。胸腔积液少见，大多数患者在治疗后能完全吸收，可残留少许条索影。肺间质纤维化动物模型的 X 线与 CT 影像与临床基本一致，其中 CT 在小片状阴影、网织状阴影、牵引性支气管扩张、小叶内间质增厚、磨玻璃影的显示上，其诊断准确性显著优于 X 线平片，并且从图像质量来看，CT 显示的影像清晰度更高。

参 考 文 献

[1]　高昆, 刘学丽, 高珊, 等. SPC-CRE-Kras 双阳性转基因小鼠自发肺部肿瘤模型的建立[J]. 中国比较医学杂志, 2013, 23(7): 11-15.

[2]　Ajlan A M, Ahyad R A, Jamjoom L G, et al. Middle East respiratory syndrome coronavirus (MERS-CoV)infection: chest CT findings[J]. American Journal of Roentgenology, 2014, 203(4): 782-787.

[3]　Liu H, Liu F, Li J, et al. Clinical and CT imaging features of the COVID-19 pneumonia: focus on pregnant women and children[J]. Journal of Infection, 2020, 80(5): e7-e13.

[4]　Ajlan A M, Quiney B, Nicolaou S, et al. Swine-origin influenza A (H1N1)viral infection: radiographic and CT findings[J]. American Journal of Roentgenology, 2009, 193(6): 1494-1499.

[5]　Xu L, Bao L, Deng W, et al. The mouse and ferret models for studying the novel avian-origin human influenza A (H7N9)virus[J]. Virology Journal, 2013, 10(1): 1-8.

[6]　Imai M, Iwatsuki-Horimoto K, Hatta M, et al. Syrian hamsters as a small animal model for SARS-CoV-2 infection and countermeasure development[J]. Proceedings of the National Academy of Sciences, 2020, 117(28): 16587-16595.

[7]　Yu P, Qi F, Xu Y, et al. Age-related rhesus macaque models of COVID-19[J]. Animal Models and Experimental Medicine, 2020, 3(1): 93-97.

[8]　Mason W J, Skaar E P. Assessing the contribution of heme-iron acquisition to staphylococcus aureus pneumonia using computed tomography[J]. PLoS One, 2009, 4(8): e6668.

第六章　循环系统疾病的比较影像

循环系统是分布于全身各部分的连续封闭的管道系统，主要包括心血管系统和淋巴系统。循环系统疾病通常以心血管疾病为主，严重威胁人类健康，是由动脉粥样硬化、高血压等所导致的心脏、大脑及全身组织发生的缺血性或出血性疾病。针对心血管疾病模型的比较影像学对开展疾病的发病机制、治疗和预防等研究具有重要的参考价值。而淋巴系统的影像检测相对较少。磁共振广泛应用于心血管疾病的诊断和研究，具有能同时获得解剖与生理信息的优点，具有较高的分辨率，如对先天性心脏病的三维结构成像。三维血管成像有独特的优势。超声是心血管系统成像的主要工具之一，该技术相对简单，仪器易于携带，且能实时成像，无辐射，时间分辨率和空间分辨率高，能可靠地评价心血管的解剖及生理学功能。核医学技术由于具有高度敏感性及拥有目前可应用于临床的分子探针，是目前心脏分子影像学的主流技术之一，但其空间分辨率低，不能对检测的分子水平的异常信号进行准确的解剖定位，而与CT、磁共振等其他影像技术相结合的多模态影像技术可以克服这一不足[1-5]。

第一节　扩张型心肌病的比较影像

扩张型心肌病（dilated cardiomyopathy，DCM）是最常见的心肌病类型之一，是左心室或双侧心室扩张及收缩功能障碍，可以是特发性、家族性或遗传性、病毒性和（或）免疫性、酒精性/中毒性的或者伴发于已知的心血管疾病，但其心功能损伤的程度不能以异常负荷或缺血损伤的范围来解释。其组织学变化是非特异性的。临床上其以心脏扩大、心力衰竭、心律失常、栓塞为基本特征。中老年多见，男性多于女性。

在病理解剖方面，其以心腔扩张为主，肉眼所见有心室扩张，心尖部变薄、呈钝圆形，左心室壁厚度多在正常范围内，右心室壁常呈轻度增厚，室壁可见纤维化瘢痕，常有附壁血栓；组织学上有心肌组织肥大变性、纤维化等改变。在病理生理方面，其以心肌收缩功能障碍为主，心排血量减少，左室舒张末压升高，心腔被动扩张，肺循环与体循环淤血，导致充血性心力衰竭；由于心腔极度扩张，房室瓣环扩大，引起房室瓣关闭不全，二尖瓣、三尖瓣功能性反流；心肌病变累及起搏和传导系统时可引起各种心律失常；附壁血栓脱落可发生周围动脉栓塞。

在临床表现方面，其通常起病缓慢，早期无症状。由于心排出量减少，致血压下降，脉压变低，患者感觉疲劳或劳力性呼吸困难，晚期以充血性心力衰竭为主要表现。体检时心脏向左扩大，常有第三、第四心音及反流性收缩期杂音，心律失常，20%的患者可有脑、心、肾、肺等处的栓塞。

一、扩张型心肌病的临床影像表现

（一）扩张型心肌病的临床 MRI 影像表现

临床 MRI 观察扩张型心肌病，可见受累心室扩大，相应心房心室收缩功能减弱，壁厚度基本正常。利用心脏电影序列（CINE）不仅能清楚显示心脏的解剖结构和扩张型心肌病形态学的异常改变，还能够动态观察心脏收缩和舒张功能的变化（图6-1）。图6-1中可见左心房和左心室扩张，左心室壁普遍变薄，心室整体收缩功能下降，二尖瓣环扩大，继发性二尖瓣关闭不全，左心室收缩末期左心房区可见反流（箭头所示）信号。

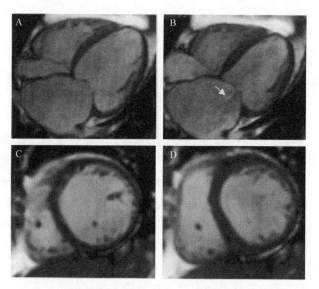

图 6-1　扩张型心肌病 MRI 图像

A. 四腔心舒张期 CINE 图像；B. 四腔心收缩期 CINE 图像；C. 左心室短轴舒张期 CINE 图像；D. 左心室短轴收缩期 CINE 图像

（二）扩张型心肌病的临床超声影像表现

扩张型心肌病超声图像（图 6-2）的临床表现主要有 5 个方面：①心脏全心腔扩大，以左心室扩大为明显；②心室壁不厚或变薄，室壁运动普遍减弱，有时可见附壁血栓；③二尖瓣开放幅度明显减小，呈"大心腔，小开口"样改变；④主动脉壁活动幅度低，主肺动脉增宽或稍增宽；⑤扩大的心房、心室内血流速减慢，显示暗淡血流信号；多数患者左、右心房可见收缩期反流；合并肺动脉高压时，右心室流出道内可见舒张期反流，部分由于主动脉瓣环明显扩张左心室流出道内亦可出现舒张期反流[6-7]。

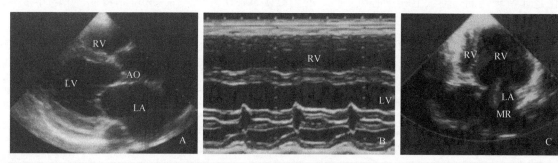

图 6-2　扩张型心肌病超声图像

A. 人扩张型心肌病 B 型超声图，显示心室腔明显扩大；B. 人扩张型心肌病 M 型超声图，显示二尖瓣开放幅度减低，呈"钻石"样改变；C. 人扩张型心肌病 B 型彩色超声图，显示扩张型心肌病，二尖瓣反流。LV：左心室；LA：左心房；RV：右心室；AO：主动脉；MR：二尖瓣反流

二、扩张型心肌病动物模型的制备

扩张型心肌病动物模型的类型主要有酒精及阿霉素毒性致扩张型心肌病动物模型、病毒感染致扩张型心肌病动物模型、转基因或基因敲除动物模型等。以遗传性扩张型心肌病致病基因建立的转基因或基因敲除大小鼠模型，是扩张型心肌病机制研究的主要工具，常见的转基因大小鼠扩张型心肌病模型有 *LaminA/C E82K* 突变转基因小鼠模型、*MLP* 基因剔除小鼠模型、*Cypher* 基因剔除小鼠模型等。

1. $cTnT^{R141W}$ 扩张型心肌病动物模型

把 $cTnT^{R141W}$ 基因插入心肌特异α-MHC 启动子下游，构建 $cTnT^{R141W}$ 转基因 C57BL/6J 小鼠。$cTnT^{R141W}$ 转基因小鼠全心扩大，室壁变薄，心室扩张，间质纤维化。电镜检测显示肌纤维变细，部分溶解。突变的 cTnT 蛋白聚集在 $cTnT^{R141W}$ 转基因小鼠心脏的肌小节中。M 型超声心动图检测显示，左心室收缩末期内径和左心室舒张末期内径明显增加，左心室收缩期容积和左心室舒张期容积显著增加，射血分数和短轴缩短率明显降低，室壁运动度下降。

2. 阿霉素诱导扩张型心肌病动物模型

阿霉素（adriamycin）是一种高效蒽醌类广谱抗肿瘤药物，与心肌组织的亲和力高于其他组织，具有严重的心脏毒性，累积的毒性反应可以引起充血性心力衰竭，因此人们利用它的这种作用制作阿霉素心肌病动物模型。采用 2 月龄小鼠，雌雄不限，隔日腹腔注射阿霉素注射液（4mg/kg），连续 2 周，对照组小鼠给予等体积生理盐水。

三、扩张型心肌病动物模型的影像表现

（一）扩张型心肌病动物模型的 MRI 影像表现

对扩张型心肌病动物模型的心脏的常规扫描方位包括两腔心、四腔心和心室短轴位。应首先进行梯度回波（gradient echo，GRE）序列扫描小鼠胸腔标准横轴位，然后进行其他序列扫描：①在标准的横轴位图像上，定位线通过左心室心尖和二尖瓣中点，即可获得左心室两腔心切面图像；②在左心室两腔心切面图像上，定位线通过左心室心肌和二尖瓣中点，即可获得四腔心切面图像；③在左心室两腔心或四腔心切面图像上，定位线从心底至心尖垂直于左心室长轴均可获得一系列左心室短轴切面图像。范围覆盖心底至心尖，于呼气末屏气时进行扫描，大鼠获得 11～12 层、小鼠获得 7～8 层心室短轴位电影图像。整个采集过程由心电和呼吸门控触发。通常情况，这三种方位需要使 FOV 覆盖整个心脏，但当有特殊需要时，可缩小、放大 FOV，或以目标部位为 FOV 中心进行扫描。

利用 7.0T 磁共振，得到正常大鼠心脏两腔心、四腔心切面图像（图 6-3）以及舒张末和收缩末的心室短轴切面图像（图 6-4），所用序列为 CINE 扫描序列。心电门控控制在呼吸平缓期以及心电 QRS 波

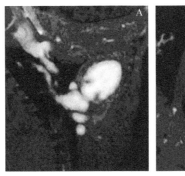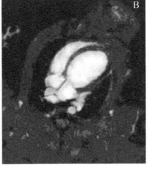

图 6-3　正常大鼠心脏 CINE 图像
A. 两腔心切面图像；B. 四腔心切面图像

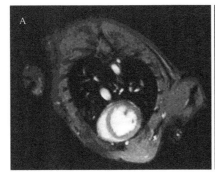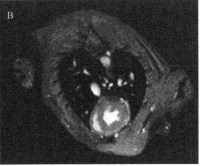

图 6-4　正常大鼠心室短轴层面 CINE 图像
A. 舒张末图像；B. 收缩末图像

下降沿采集触发采集。动物 MRI 可以显示的大鼠心脏结构包括：血池、左右心房、左右心室、心内膜、心外膜、乳头肌以及主动脉等血管。

利用心脏电影序列，可获得整个心动周期内心脏运动的连续影像，可更清楚地显示出心肌于舒张期和收缩期不同时相的动态变化情况。心室短轴位电影图像的空间分辨率高，心内膜边界清晰，可以准确划分血池和心肌的界限，通过软件后处理得到心室整体功能的定量参数，如心室容量、射血分数等。通常采用心脏电影序列对扩张型心肌病动物模型进行结构及功能分析。$cTnT^{R141W}$ 突变基因的转基因小鼠模型的特点是在 2 月龄开始出现心肌变薄，4 月龄表现典型的心脏室壁变薄、心肌紊乱、纤维化等人类扩张型心肌病表型。利用 MRI 心脏电影序列（CINE）对同窝阴性小鼠和 $cTnT^{R141W}$ 转基因小鼠进行动态分析，磁共振图像见图 6-5。与同窝阴性小鼠相比，$cTnT^{R141W}$ 转基因小鼠在 2 月龄出现双侧心室腔扩张的趋势，8 月龄时双侧心室腔明显扩张，动态电影图像显示双侧室壁运动度明显降低。

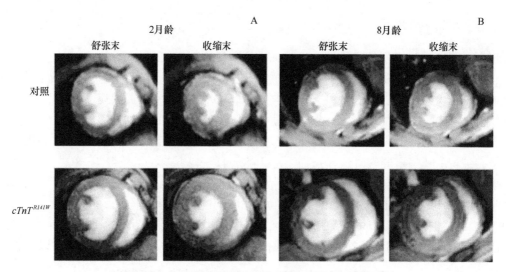

图 6-5 小鼠心室短轴 MRI 电影（CINE）图像

A. 2 月龄；B. 8 月龄。图中为 NTG 小鼠和 $cTnT^{R141W}$ 转基因小鼠模型 2 月龄及 8 月龄舒张末和收缩末心脏短轴乳头肌中间层面的电影（CINE）图像

利用心脏 MRI 图像，分别对 2 月龄、4 月龄、6 月龄和 8 月龄的阴性对照（NTG）小鼠与 $cTnT^{R141W}$ 转基因小鼠模型进行左心室形态及功能分析。结果如图 6-6 所示，在 2 月龄时，$cTnT^{R141W}$ 转基因小鼠模型左室舒张末容积（EDV）和左室收缩末容积（ESV）均大于对照组，而射血分数（EF）值均小于对照组，但无明显差异；但 4 月龄、6 月龄和 8 月龄这三个时间点 $cTnT^{R141W}$ 转基因小鼠模型左室 EDV 和 ESV 均大于对照组，而 EF 值均小于对照组，并且有显著性差异（$P<0.05$）。

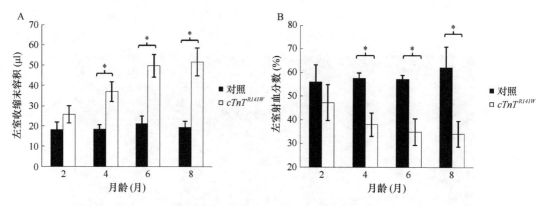

图 6-6 小鼠左心室功能参数测定

分别对 2 月龄、4 月龄、6 月龄和 8 月龄的 NTG 小鼠与 $cTnT^{R141W}$ 转基因小鼠模型的心脏 MRI 电影（CINE）图像进行右心室形态及功能分析。结果如图 6-7 所示，在 2 月龄时，$cTnT^{R141W}$ 转基因小鼠模型

右室 EF 值已显著小于对照组（$P<0.05$），4 月龄、6 月龄和 8 月龄 $cTnT^{R141W}$ 转基因小鼠模型右室 EDV 和 ESV 均大于对照组，并且有显著性差异（$P<0.05$）。这种差异一直持续到 8 月龄。

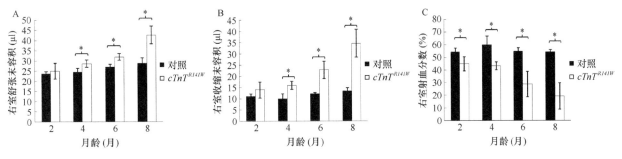

图 6-7 小鼠右心室心功能参数测定

（二）扩张型心肌病动物模型的超声影像表现

对 4 月龄的 $cTnT^{R141W}$ 转基因小鼠模型和同窝阴性小鼠进行心脏超声影像分析，结果如图 6-8 和表 6-1 所示。$cTnT^{R141W}$ 转基因小鼠模型收缩末期左心室内径（LV ESD，mm）增加了 58.3%，舒张末期左心室内径（LV EDD，mm）增加了 27.8%，收缩期容积（LV Volume，s，μl）增加了 2 倍左右，舒张期容积（LV Volume，d，μl）增加了 75.9%；射血分数（EF，%）降低了 39.9%，短轴缩短率（FS，%）降低了 45.4%；室间隔运动度（IVS vel，mm/s）降低了 40.3%，后壁运动度（PW vel，mm/s）降低了 47.9%。对 4 月龄的野生型小鼠（A）和转基因小鼠（B）进行 M 型超声检查，表明转基因阳性小鼠左心室腔明显变大，室壁运动度明显降低[8]。

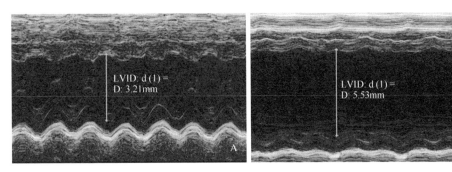

图 6-8 $cTnT^{R141W}$ 转基因小鼠模型心脏的 M 型超声
A. 野生对照小鼠；B. $cTnT^{R141W}$ 转基因小鼠模型

表 6-1 $cTnT^{R141W}$ 转基因小鼠模型和野生型小鼠 M 型超声参数的独立样本 T 检验

参数	心率（bmp）	收缩末期左心室内径（mm）	舒张末期左心室内径（mm）	收缩期左心室容积（s）（μl）	舒张期左心室容积（d）（μl）	射血分数（%）	左心室短轴缩短率（%）	室间隔运动度（mm/s）	左心室后壁运动度（mm/s）
野生型	419±46	2.4±0.5	3.6±0.4	21.6±9.7	56.0±14.1	62.7±12.4	33.9±9.1	7.7±2.5	11.7±3.1
$cTnT^{R141W}$	437±48	3.8±0.9	4.6±0.7	65.0±34.7	98.5±36.9	37.7±13.8	18.5±7.9	4.6±2.0	6.1±1.3

阿霉素诱导扩张型心肌病小鼠模型于给药前及给药终点后 2 周进行超声检查。结果见图 6-9 与表 6-2，与生理盐水对照组相比，阿霉素处理组小鼠左心室内径显著增大，左心室壁显著变薄，短轴缩短率显著下降。心肌超微病理检查出现心肌结构的改变，肌原纤维呈轻度灶性变性、断裂、溶解，偶见核周轻度水肿及肌原纤维排列紊乱。心肌细胞内线粒体增多肿胀，聚集在细胞核附近，线粒体有断嵴、空泡样变性现象。对 4 月龄的野生型小鼠（A）和转基因小鼠（B）进行 M 型超声检查，表明转基因阳性小鼠左心室腔明显变大，室壁运动度明显降低。

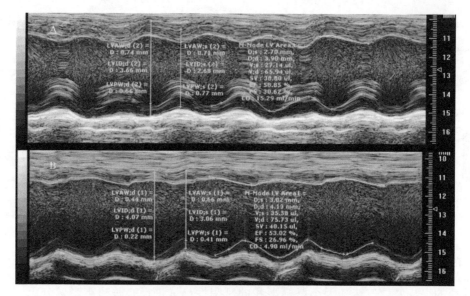

图 6-9 阿霉素诱导扩张型心肌病小鼠模型心脏的 M 型超声分析

表 6-2 C57BL/6J 野生型小鼠经阿霉素处理终点后 2 周 M 型超声的参数比较

参数	心率（bmp）	收缩末期左心室内径（mm）	舒张末期左心室内径（mm）	收缩末期左心室后壁厚度（mm）	舒张末期左心室后壁厚度（mm）	收缩末期左心室前壁厚度（mm）	舒张末期左心室前壁厚度（mm）	射血分数（%）	短轴缩短率（%）
生理盐水对照组	419.7±27.0	2.26±0.27	3.52±0.26	0.85±0.09	0.60±0.08	1.01±0.12	0.73±0.09	66.27±6.18	35.96±4.77
阿霉素组	435.7±36.6	2.54±0.16	3.73±0.17	0.71±0.08	0.48±0.05	0.80±0.09	0.62±0.07	57.86±6.36	30.01±4.09

四、比较影像

扩张型心肌病临床采用 MRI 进行诊断，MRI 的主要表现为可见受累心室扩大，相应心房心室收缩功能减弱，壁厚度基本正常。左心房和左心室扩张、左心室壁普遍变薄，心室整体收缩功能下降，二尖瓣环扩大，继发性二尖瓣关闭不全，左心室收缩末期左心房区可见反流（箭头）信号。而动物模型的 MRI 表现与临床类似，尤其是在模型 4 月龄时表现出典型的心脏室壁变薄、心肌紊乱、纤维化等人类扩张型心肌病的表型。8 月龄时，双侧心室腔明显扩张，动态电影图像显示双侧室壁运动度明显降低，心功能减弱。

扩张型心肌病动物模型的超声表现以 $cTnT^{R141W}$ 转基因小鼠为例，病理表现为全心扩大，室壁明显变薄，光镜下可见心肌细胞不同程度的肥大和间质纤维化。人类 DCM 的病理表现为心腔明显扩张，心内膜常见附壁血栓，光镜下心肌细胞不均匀肥大、伸长，可见间质纤维化。$cTnT^{R141W}$ 转基因小鼠的病理表现与人类 DCM 的表现十分相似。超声检查结果显示，左心室扩大，射血分数降低，短轴缩短率降低，心肌收缩力减弱，室壁运动度降低。人类 DCM 超声诊断表现为以左心室扩大为主的全心扩大，左心室壁运动减弱，左室射血分数低于正常值，心室收缩功能减低，心脏呈球形。$cTnT^{R141W}$ 转基因小鼠心腔扩大，收缩功能受损，与人类 DCM 疾病的表现一致。

第二节 心肌梗死的比较影像

心肌梗死是由缺血时间过长导致的心肌细胞死亡，是心肌灌注供给与需求失衡的结果，心肌缺血在临床中可通过患者的病史、心电图和心肌酶学的改变而发现。心肌梗死有时表现为不典型症状，甚至没有任何症状，仅能通过心电图、心脏标志物升高或影像学检查发现。

心肌梗死后梗死区域内心肌细胞的变性坏死、梗死边缘处组织的转变以及心肌细胞坏死后的不能再生，这些原因可引起心室重构、心输出量减少，影响局部或整体的心功能，严重者导致死亡。另外，一小部分大动脉炎累及冠状动脉，发生冠状动脉炎，多数可以导致缺血性心绞痛，少数导致急性或陈旧性心肌梗死，声像表现和心肌梗死类似。还有一种以全身性血管炎为主的皮肤黏膜淋巴结综合征，称为川崎病。其常伴有明显的心脏病变，主要累及冠状动脉，造成冠状动脉扩张，由于管壁瘢痕、钙化、血栓形成，可导致冠状动脉狭窄，严重者可致心肌梗死。其声像表现也和心肌梗死类似。

一、心肌梗死的临床影像表现

（一）心肌梗死的临床 MRI 影像表现

在临床磁共振图像上，心脏本身显示良好的自然对比，还可用于观察心肌梗死前的缺血及梗死周围的水肿带，冠状动脉搭桥术后的心肌灌注状态，以及鉴别是心肌缺血还是心肌梗死。磁共振对心肌梗死诊断的价值可以归纳为以下几点：①能够分辨正常的和梗死的心肌。②能够分辨心肌梗死是急性还是陈旧性，急性心肌梗死显示信号增加，而陈旧性心肌梗死由于心肌被纤维瘢痕组织所替代而显示弱信号。陈旧性梗死还可观察到局部性室壁变薄。③能够识别心肌梗死所致的心功能障碍（运动不能、运动减弱）。④可显示心肌梗死的并发症如室间隔穿孔、乳头肌腱索断裂、心室壁瘤、附壁血栓等，某些特殊部位的梗死也可显示，如室间隔梗死、乳头肌梗死。⑤有助于某些非冠状动脉粥样硬化性心肌梗死的病因、病理诊断，如大动脉炎、夹层动脉瘤、马方综合征等。图 6-10 为亚急性心肌梗死四腔心 MRI 图像。CINE 图像显示侧壁运动相对较强，而心尖部、前壁、下壁和室间隔运动消失或明显减低。

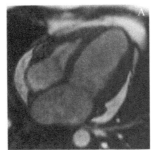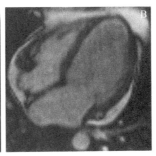

图 6-10　亚急性心肌梗死四腔心 MRI 图像

A. 收缩期；B. 舒张期

（二）心肌梗死的临床超声影像表现

心肌梗死的超声影像表现主要有 4 个方面（图 6-11 和图 6-12）。

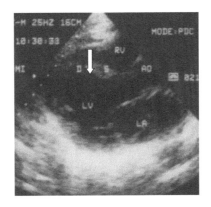

图 6-11　心肌梗死 B 型超声图

图中显示合并室间隔穿孔

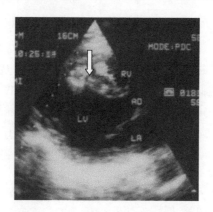

图 6-12　心肌梗死 B 型彩色超声图
图中显示合并室间隔，CDFI 可见过隔血流信号

1. 急性心肌梗死

病变局部室壁异常变薄、回声减低；心室壁运动异常，室壁运动减弱、消失或有反向运动；正常心肌部分表现为代偿性运动增强，收缩期室壁增厚，运动幅度增大；左心室形态异常；心功能减低，表现为主动脉瓣及二尖瓣开放幅度变小。

2. 陈旧性心肌梗死

梗死区室壁变薄，不规则及不均匀回声增强；局部室壁运动减弱或消失，瘢痕区与正常心肌界限清楚；心腔形态异常；心功能减低或正常。

3. 室壁瘤形成

心肌梗死后，病变心肌有区域性局限性向外膨凸，"瘤体"室壁变薄，与心室壁相延续，局部收缩功能消失，非瘤体、无梗死区室壁运动正常或代偿性增强。

4. 并发症

心室游离壁或室间隔破裂，心肌梗死累及乳头肌结构导致的急性二尖瓣反流，心室血栓、室壁瘤、心包积液、左心室重构。

二、心肌梗死动物模型的制备

心肌梗死动物模型主要有导管介入冠状动脉栓塞、线检法、电刺激以及结扎冠状动脉左前降支所致的急性心肌梗死模型。利用结扎冠状动脉左前降支法制备大鼠急性心肌梗死模型：雌性 Lewis 大鼠 190～210g，10%水合氯醛（300mg/kg）腹腔注射麻醉；大鼠胸部左侧使用剃毛刀片备皮，采用仰卧位，四肢固定于手术台，直视下自制 16 号套管针气管插管，动物呼吸机辅助呼吸，呼吸频率 70 次/min，潮气量 2.5ml；大鼠采用左侧卧位，连接心电监测，安尔碘消毒，铺巾；选择心尖搏动明显处剪开皮肤，钝性分离皮下组织及肌肉，在第 4 肋间入胸，注意不要伤及肺组织。用眼睑撑开器牵开两侧肋骨，用盐水纱布阻挡左侧肺组织，暴露心脏。沿心底部撕开心包，心脏表面喷洒及肌内注射共 0.05ml 2%利多卡因；用湿棉签轻轻拨起左心耳，充分暴露冠状静脉，在肺动脉圆锥和左心耳之间，以冠状静脉为标志，识别前降支走行范围，于左心耳下缘平齐位置使用 6/0 滑线在左心耳下方 2mm 处进针，进针深度 2～3mm，在肺动脉圆锥旁出针，结扎部分心肌。结扎成功的标志为左心室前壁颜色变白和运动减弱。结扎后可见心电示波有心肌梗死（心梗）表现，大部分情况下出现室性心律失常。当左心室前壁部分颜色转为苍白且出现心电示波为心梗时才能确认本模型制作成功。对于未出现上述表现者，可另选部位结扎；膨肺，检查肺部有无破口；使用 5/0 滑线缝合肋间隙，彻底关闭前以 5ml 注射器吸干胸腔内残余气体、液体。用 3/0 丝线连续缝合皮肤；密切观察大鼠的呼吸反应，待大鼠逐渐出现较强自主呼吸时试脱离呼吸机，用无菌棉签清理口腔分泌物，并给予氧气吸入；温箱复温 30min，单独饲养看护，待心率、呼吸平稳时拔除气管插管；待大鼠完全自由活动后归入大笼。当日送回动物饲养室继续饲养。每只大鼠术后肌内注射青霉素钾盐 400 000U，连续 3d。

三、心肌梗死动物模型的影像表现

（一）心肌梗死动物模型的 MRI 影像表现

心肌梗死动物模型常用电影（CINE）序列进行 MRI 扫描，利用 CINE 序列可看到心肌梗死大鼠模型在前室壁梗死区明显，梗死区心肌运动减弱，出现局部运动失常、室壁变薄和左心室腔扩张等变化。计算心室舒张末容积（EDV）、心室收缩末容积（ESV）、左室射血分数（EF）和短轴缩短率（FS）等一系列指标，结果发现 EDV、ESV 增大而 EF、FS 下降。

对于开胸结扎冠状动脉左前降支所致的急性心肌梗死模型，该手术难度大，动物易发生室性心律失常而导致室颤，需进行监护和除颤，必要时需于结扎冠状动脉前给予利多卡因预防严重性心律失常的发生。该手术创伤大，定位准确，模型的成功率和稳定性好。模型建立 2 周后，进行心脏磁共振检查。大鼠急性心肌梗死模型四腔心切面电影图像（图 6-13）以及整个心动周期（从舒张末到收缩末）短轴层面电影图像（图 6-14）显示，大鼠前室壁梗死区明显，梗死区心肌运动减弱或消失，出现局部室壁变薄和左心室腔扩张，计算 EDV、ESV 和 EF 发现 EDV、ESV 增大而 EF 下降（表 6-3）。

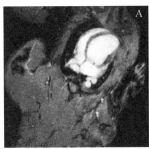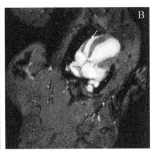

图 6-13 大鼠急性心肌梗死模型四腔心切面 CINE 图像

A. 舒张末图像；B. 收缩末图像

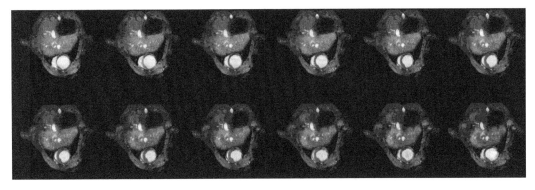

图 6-14 大鼠急性心肌梗死模型短轴层面 CINE 图像（一心动周期 12 帧）

表 6-3 大鼠急性心肌梗死前后 MRI 心功能参数的变化

	ESV（ml）	EDV（ml）	EF（%）
心梗前	1.29 ± 0.23	3.02 ± 0.32	79.84 ± 9.34
心梗后	$1.54 \pm 0.43^*$	$3.43 \pm 0.39^*$	$56.45 \pm 7.46^*$

* 代表 $P<0.05$

（二）心肌梗死动物模型的超声影像表现

超高分辨率动物超声心动图是评价小鼠心肌梗死模型无创的最有效与常用的方法，如图 6-15 和图 6-16 所示。与假手术组比较，M 型超声心动图显示心肌梗死小鼠模型的左心室前壁变薄，包括左心室舒张末期前壁厚度（LVAW；d）和左心室收缩末期前壁厚度（LVAW；s）；另外，左心室舒张末期内径（LVED；d）、左心室收缩末期内径（LVED；s）、左心室舒张末期容积（LVEV；d）以及左心室收缩末期容积（LVEV；s）均明显增加（$P<0.05$）。心功能结果显示，与假手术组比较，心梗模型组的左室射血分数（LVEF）和左心室短轴缩短率（LVFS）显著下降，显示心梗模型组小鼠的心功能显著降低。

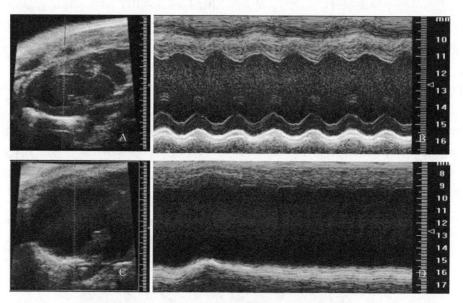

图 6-15　小鼠心肌梗死模型的左心室长轴超声截图及左心室长轴乳头肌水平运动曲线
A、B. 假手术组；C、D. 心梗模型组（手术后 21d）

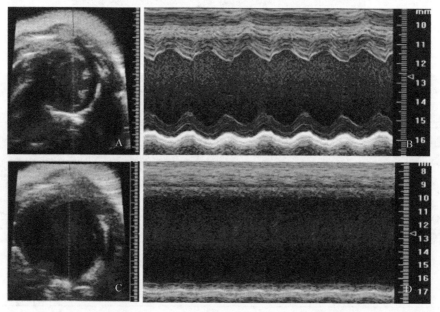

图 6-16　小鼠心肌梗死模型的左心室短轴超声截图及左心室短轴乳头肌水平运动曲线
A、B. 假手术组；C、D. 心梗模型组（手术后 21d）

四、比较影像

临床磁共振对心肌梗死的诊断可用于观察心肌梗死前的缺血及梗死周围的水肿带，冠状动脉搭桥术后的心肌灌注状态，以及鉴别是心肌缺血还是心肌梗死，可以区分正常的和梗死的心肌，识别心肌梗死所致的心功能障碍。亚急性心肌梗死 MRI 图像显示心功能明显减弱。利用动物 MRI 可发现大鼠心肌梗死模型在前室壁梗死区明显，梗死区心肌运动同样会出现减弱，局部运动失常、室壁变薄和左心室腔扩张等变化。临床 MRI 可诊断并区分多种原因导致的心肌梗死，如急性、亚急性、陈旧性心肌梗死，并给出相应病灶部位心肌结构和功能的改变。而目前现有的心肌梗死动物模型大部分采用急性心肌梗死，因此小动物 MRI 也只能观测到急性心肌梗死的影像表现。同时，心肌梗死动物模型的超声往往也局限于此。

急性心肌梗死动物模型的超声与临床超声的表现基本一致，均表现出室壁变薄、室壁运动异常、运动减弱。通过对心功能参数测量所得的数据，结果可知，心肌梗死动物模型与临床心梗患者的心功能均显著降低。然而，目前对于陈旧性心梗疾病模型和相应并发症的研究尚存在不足，与临床心梗患者超声影像对比的相关资料较为缺乏。

第三节　动脉粥样硬化的比较影像

动脉粥样硬化（atherosclerosis，AS）是一种慢性动脉疾病。有关 AS 的病因复杂，有多个学说，如脂质浸润学说、损伤反应学说、免疫炎症学说等，其从不同侧面反映了形成 AS 的病理机制，有助于研究 AS 的发病机制。AS 可发生于全身的动脉血管，一般多累及大、中动脉。病变早期表现为动脉内膜增厚，内膜下结缔组织疏松变性，脂纹形成，病变发展则有胆固醇及钙盐沉积，形成纤维斑块，炎细胞浸润，血管内膜破裂形成溃疡，随病变进一步发展，溃疡破溃、血栓形成、管腔狭窄等可阻塞远端动脉造成栓塞动脉。当病变发展到一定程度，临床可能出现病变动脉远端供血区域组织缺血坏死的表现。

一、动脉粥样硬化的临床影像表现

（一）动脉粥样硬化的临床 MRI 影像表现

动脉硬化是指动脉壁增厚、变硬而失去弹性，可累及大、中、小三类动脉。常见的动脉硬化有：动脉粥样硬化、动脉中膜钙化和小动脉硬化三种。动脉粥样硬化不稳定斑块的显像研究备受关注，临床利用 MRI 显示斑块所造成的血管狭窄程度，利用分子影像技术能有效地反映斑块的病理生理学性质和稳定性。利用 3D 血管成像可看到由动脉粥样硬化导致的动脉狭窄（图 6-17），图中可见双侧颈内动脉狭窄，右侧颈内动脉近心端呈重度偏心性狭窄。

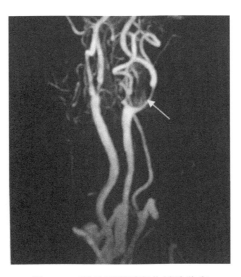

图 6-17　颈动脉粥样硬化导致狭窄

（二）动脉粥样硬化的临床超声影像表现

AS 超声影像图表现因病变程度不同而不同（图 6-18～图 6-22）。病变较轻时，其表现为病变处动脉内膜局限性增厚，内膜回声粗糙可伴有局灶性强回声；病变进一步发展表现为动脉管壁内中膜不均匀增厚，内膜回声增强，散在大小不等的不规则低回声、等回声、强回声及混合回声斑块，强回声斑块后方伴声影；严重病变内壁弥漫性分布大小不等、形态不规则、回声不均匀的斑块，较大斑块可导致管腔局限性狭窄或闭塞；受累动脉远端动脉管壁搏动减弱或消失；彩色多普勒血流显像显示管腔狭窄处细窄血流信号，记录到高速湍流血流频谱，管腔闭塞时则无血流显示。

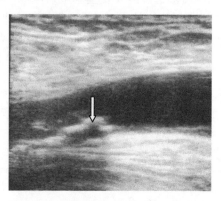

图 6-18　人动脉粥样硬化 B 型超声图

显示股动脉粥样硬化，多发斑块形成

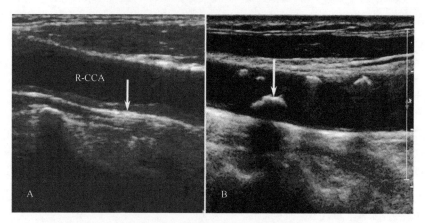

图 6-19　人动脉粥样硬化 B 型超声图

图显示颈总动脉粥样硬化，内中膜明显增厚（A），多发斑块形成（B）。R-CCA：右侧颈总动脉主干

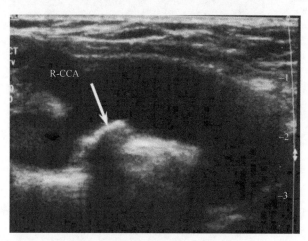

图 6-20　人动脉粥样硬化 B 型超声图

显示锁骨下动脉粥样硬化，多发斑块形成

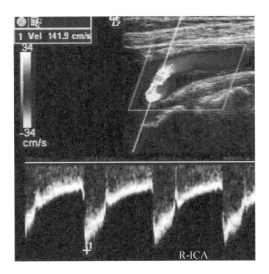

图 6-21　人动脉粥样硬化多普勒超声图

显示颈内动脉起始段粥样硬化斑块形成，管腔局限性狭窄。R-ICA：右侧颈内动脉

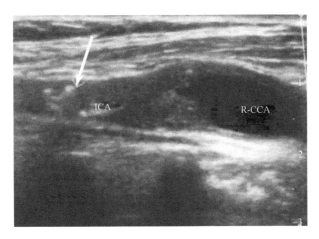

图 6-22　人动脉粥样硬化 B 型超声图

显示颈内动脉粥样硬化斑块与血栓形成。ICA：颈内动脉

二、动脉粥样硬化动物模型的制备

常用的动脉粥样硬化动物模型有载脂蛋白基因工程小鼠模型、低密度脂蛋白受体基因工程动物模型等。Apo 是位于脂蛋白表面的蛋白质，它们以多种形式和不同的比例存在于各类脂蛋白中。ApoE 是维持血脂代谢平衡的重要蛋白质，*ApoE* 基因敲除小鼠的胆固醇清除途径受到了限制，导致富含胆固醇的残粒在血浆中堆积，这种小鼠给予正常或高脂饮食均可形成严重的高脂血症及 AS 病灶。*ApoE* 基因敲除小鼠血浆低密度脂蛋白（LDL）和极低密度脂蛋白（VLDL）水平均显著高于正常对照组，高密度脂蛋白（HDL）水平则低于正常小鼠。这种小鼠血浆中无 ApoE，血浆胆固醇水平升高 5 倍，甘油三酯水平升高 68%。即使饲以普通饲料，3 月龄时小鼠主动脉即自发地产生脂质沉积，5 月龄时已不断发展成为成熟的 AS 病变，8 月龄时可见严重的冠状动脉堵塞。病理检查发现，在小鼠胸主动脉矢状面，AS 斑块聚集成大的红色团块。小鼠病变的形态、位置及发展过程都与人类 AS 相似。*ApoE* 基因敲除的严重高胆固醇血症小鼠是目前在 AS 研究领域中应用最多的基因工程动物。

低密度脂蛋白受体（low density lipoprotein receptor，LDLR）是血中胆固醇的主要载体，一旦该受体出现异常，将导致血中的胆固醇大量积聚，产生高胆固醇血症。诱发 *LDLR* 基因的表达增强可以发挥降血脂作用。*LDLR*$^{-/-}$ 小鼠的特点是体内中密度脂蛋白（intermediate density lipoprotein，IDL）和 LDL 水平提高了 7～9 倍，血浆中胆固醇的水平提高了 2 倍，但是 HDL 和甘油三酯的水平维持正常。饲以含 10%脂肪的饲料后，血 LDL 和 VLDL 水平增加，血清胆固醇水平较正常水平升高了 2 倍以上。虽然常规饮食饲养的 *LDLR*⁻ 小鼠并无 AS 生成，但它有别于单纯饮食诱导的 C57BLP6J 小鼠模型，前者 AS 病变具有延展性。与载脂蛋白 E 基因缺陷小鼠比较，*LDLR* 基因缺陷小鼠的脂蛋白谱更近似于人类。LDL 受体缺陷小鼠在饲以高胆固醇饲料后，会发生严重的高胆固醇血症，继而出现明显的动脉硬化。研究者可通过改变饲料中的胆固醇含量来控制血浆胆固醇水平，使其更接近人类病变。

三、动脉粥样硬化动物模型的影像表现

（一）动脉粥样硬化动物模型的 MRI 影像表现

动脉粥样硬化 MRI 扫描常用快速自旋回波（FSE）获得 T1WI、T2WI 图像以及磁共振血管成像（MRA），为了使不同时间点的 MRI 图像可以进行匹配，MRI 成像以小鼠主动脉弓上缘作为起点向上进行连续扫描。T2WI 显示的动脉粥样硬化斑块在 MRI 图像上显示为管壁信号不均匀增高，管壁增厚，管腔狭窄，T1WI 显示动脉管壁上出现环形较薄高信号，管腔不规则。MRA 显示左侧颈总动脉局限性狭窄明显，管腔不规则，走行僵硬，而对侧血管走行稍僵直，管腔局限性稍狭窄。

对 *ApoE*⁻ 小鼠高脂饲料喂养 2 周后手术造模，术后继续高脂饮食 7 周以行 MRI 检测，创伤前 *ApoE*⁻ 小鼠颈总动脉 T1WI 显示管腔壁薄，其内未见明显异常信号（图 6-23A）；MRA 显示两侧颈总动脉走行自然，未见明显狭窄及扩张（图 6-23B）。创伤后 4 周，小鼠患侧（左侧）颈总动脉管壁于 T1WI 上出现环形较薄高信号，管腔稍不规则（图 6-23C）；MRA 显示左侧颈总动脉较右侧稍局限性狭窄，走行欠自然，而对侧血管壁光滑，走行正常（图 6-23D）。创伤后 7 周，小鼠患侧（左侧）颈总动脉管壁高信号区不均匀性增厚，管腔狭窄明显（图 6-23E）；MRA 显示左侧颈总动脉局限性狭窄明显，管腔不规则，走行僵硬，而对侧血管走行稍僵直，管腔局限性稍狭窄（图 6-23F）。比较各时间段的血管腔面积发现，创伤后血管腔面积呈持续下降趋势（图 6-24）。

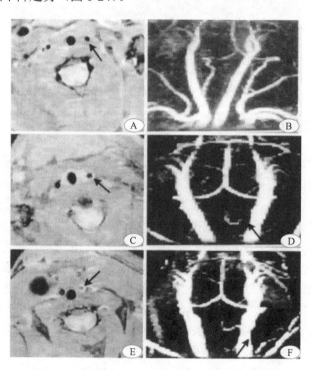

图 6-23 *ApoE*⁻ 小鼠动脉粥样硬化模型 MRI 图像

A. 创伤前 T1WI 图像；B. 创伤前 MRA 图像；C. 创伤 4 周后，患侧（左侧）颈总动脉 T1WI 图像；D. 创伤 4 周后，MRA 图像；E. 创伤 7 周后，患侧（左侧）颈总动脉 T1WI 图像；F. 创伤 7 周后，MRA 图像

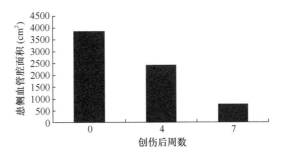

图 6-24 *ApoE* 小鼠创伤后颈总动脉血管腔面积的变化趋势

（二）动脉粥样硬化动物模型的超声影像表现

高脂饲料诱导模型制备：金黄地鼠对脂质高度敏感，高胆固醇和高脂饲料饲喂易导致高脂血症与动脉粥样硬化。选取 10 周龄雄性叙利亚金黄地鼠，高脂饲料分别饲养 20 周和 40 周，可形成不同程度的动脉粥样硬化地鼠模型。

对金黄地鼠心脏、主动脉弓部进行超声检查：对金黄地鼠采用三溴乙醇麻醉，动物台与水平面形成约 15° 夹角，探头纵向对动物心脏上方进行扫描，适当调整探头角度和位置，将声束与弓部血管壁平行以获得良好的血管内膜回声，显示清晰的血管内膜回声后截取图像，记录主动脉弓部声像图。在每组动物检查完毕后调出超声工作站上主动脉弓部的二维图像以测量内膜-中膜厚度最大值[9]。

正常金黄地鼠的主动脉弓部管壁在声像图上显示为三层结构，即中等回声的内膜、强回声的外膜和内外层之间的低回声或无回声的中膜，内膜纤细光滑，连续性良好。第 20 周时，高脂组金黄地鼠主动脉弓部双侧颈动脉内膜-中膜厚度的最大值（IMTm）与对照组相比显著增大，管腔内膜面粗糙，有小而不规则突起，三层结构依稀可辨；第 40 周时，IMTm 显著高于对照组和第 20 周时的 IMTm 值，可观察到弥散分布的较强斑块回声，整体呈多层不规则片层状向管腔面突起（图 6-25）。

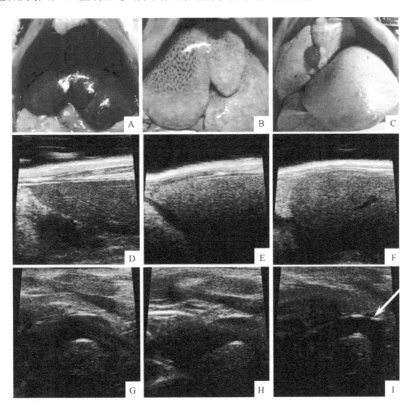

图 6-25 超声活体监测叙利亚金黄地鼠肝脏和主动脉弓部病变

A～C 为金黄地鼠的肝脏大体标本图；D～F 为金黄地鼠肝脏的超声图；G～I 为金黄地鼠主动脉弓的超声图；A、D、G 为正常对照组；B、E、H 为第 20 周高脂血症组；C、F、I 为第 40 周高脂血症组，显示主动脉中膜增厚

四、比较影像

临床利用 MRI 可以监测斑块的病理生理学性质和稳定性，观察斑块所造成的血管狭窄程度。3D 血管成像同样可以观察由动脉粥样硬化导致的动脉狭窄。动脉粥样硬化动物模型中动脉狭窄在动物磁共振中有同样的表现。同时，应用动物磁共振可以对模型进行长期观测，小鼠颈总动脉粥样硬化模型手术造模前磁共振显示管腔壁薄，管腔内没有明显的异常信号；血管成像亦未见明显狭窄及扩张。造模 7 周的小鼠就可以观察到患侧颈总动脉管壁高信号区不均匀性增厚，管腔出现明显狭窄；血管成像显示患侧颈总动脉局限性狭窄明显，管腔不规则，走行僵硬，而对侧血管走行稍僵直，管腔局限性稍狭窄。

动脉粥样硬化斑块的临床超声表现为动脉管壁内中膜不均匀增厚，内膜回声增强，散在大小不等的不规则低回声、等回声、强回声及混合回声斑块；严重病变内壁弥漫性分布大小不等、形态不规则、回声不均匀的斑块，较大斑块可导致管腔局限性狭窄或闭塞；受累动脉远端动脉管壁搏动减弱或消失。高脂诱导的金黄地鼠主动脉弓部管腔内膜面粗糙，有小而不规则的突起，三层结构依稀可辨；较严重的可观察到弥散分布的较强斑块回声，整体呈多层不规则片层状向管腔面突起，这些超声影像表现均与临床相似。

第四节　腹主动脉瘤的比较影像

主动脉瘤（aortic aneurysm）指主动脉壁局部或弥漫性的异常扩张，压迫周围器官而引起症状，瘤状破裂为其主要危险。其常发生在升主动脉-主动脉弓、胸部降主动脉、胸腹主动脉和腹主动脉。正常动脉壁中层富有弹力纤维，随每次心搏进行舒缩而传送血液。中层受损，弹力纤维断裂，代之以纤维瘢痕组织，动脉壁即失去弹性，不能耐受血流冲击，动脉在病变段逐渐膨大，形成动脉瘤。动脉内压力升高有助于形成动脉瘤。引起主动脉瘤的主要原因有：动脉粥样硬化、感染、囊性中层坏死、外伤、先天性等。其根据病变类型分为真性动脉瘤、假性动脉瘤和主动脉夹层三型。

动脉瘤由于病变部位、大小及有无并发症等存在而有不同的临床表现。少数腹主动脉瘤可无任何症状，大多数动脉瘤表现为搏动性肿块、间歇性或持续性胀痛或跳痛、局部组织缺血、邻近组织受压等症状。当动脉瘤破裂时，可呈撕裂样痛，破裂出血可危及生命。尤其是主动脉夹层，发病数分钟至数小时后可出现心、脑、肾等各种并发症或夹层破裂，如不能得到及时有效的治疗，很快可导致死亡。

一、腹主动脉瘤的临床影像表现

（一）腹主动脉瘤的临床 MRI 影像表现

腹主动脉瘤是腹主动脉壁的扩张膨出，其中以动脉粥样硬化为最常见的病因。动脉发生动脉粥样硬化后，中层弹性纤维断裂，管壁薄弱，不能耐受主动脉内血流压力而发生局部膨大，形成主动脉瘤。由于动脉瘤承受的血流压力较大，动脉瘤逐渐扩大，并可压迫邻近器官，甚至侵蚀胸骨、肋骨或向体表膨出，成为搏动性肿块。在膨大的瘤部，血流减慢，形成涡流，可产生附壁血栓。临床上，MRI 诊断腹主动脉瘤常用 3D 血管成像序列，可立体显示腹主动脉瘤的形态、大小及范围（图 6-26），图中为腹主动脉以及双侧髂动脉梭囊状动脉瘤（箭头所示）。

（二）腹主动脉瘤的临床超声影像表现

腹主动脉瘤临床超声影像（图 6-27）的主要表现为：病变主动脉局限性囊状或梭形扩张，病变部位内径大于邻近的近端及远端正常动脉的 1.5 倍，可单发或多发；瘤壁为完整的动脉壁三层结构，内膜不光滑，可见内膜动脉粥样硬化斑块形成及附壁血栓，管腔内径可以局限性狭窄，甚至远端动脉栓塞；由于管腔局限性扩张，瘤体内血流缓慢、形成涡流，管腔狭窄时血流束变细、流速快。

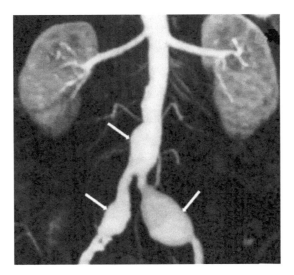

图 6-26　动脉瘤血管成像

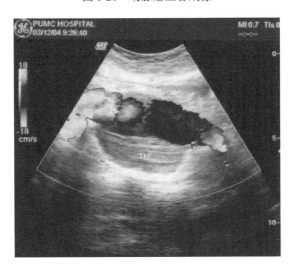

图 6-27　腹主动脉瘤临床超声影像

二、腹主动脉瘤动物模型的制备

腹主动脉瘤的形成包括中层退化、炎性细胞浸润及动脉血栓形成与破裂，这些已经通过动物模型得到证实。动物模型的建立大致可以分为 3 类：基于基因操作技术建立的遗传倾向性动物模型、化学诱导中外膜损伤性动物模型、外科手术法动物模型。基因方法主要是通过转基因与基因敲除技术造成基因突变，导致血管壁细胞外基质的缺陷，加快弹性蛋白与胶原蛋白的退化和提高血管紧张素的分泌量，从而导致腹主动脉瘤的形成和发展。常用的基因工程腹主动脉瘤动物模型主要有血管紧张素 II 诱导 *ApoE⁻* 小鼠、肥大细胞基因敲除小鼠、*ApoE⁻ ⁻* 与基质金属蛋白酶缺陷（MMP⁻ ⁻）小鼠、马方综合征小鼠动脉瘤模型等。

三、腹主动脉瘤动物模型的影像表现

（一）腹主动脉瘤动物模型的 MRI 影像表现

腹主动脉瘤动物模型的 MRI 扫描利用梯度回波序列冠状面扫描对肾脏及腹主动脉进行定位，并选择肾动脉水平以上腹主动脉为扫描区域。利用快速自旋回波（FSE）序列进行扫描，扫描使用流动饱和技术使血液信号流空，使用压脂技术以减少化学位移伪影，使用呼吸门控，未加用心电门控。每序列扫描 12 层。T2WI 显示管壁明显增厚，管腔变窄，管壁信号明显增加，并可见部分高信号向腔外突出，形成夹层动脉瘤。部分模型可见某层面管壁新月形超高信号，考虑为出血。超高场强 MR 能对活体小鼠腹主动脉病变的发展过程进行监测。

血管紧张素 II 快速诱导 10 月龄 *ApoE$^{-/-}$* 雄性小鼠的腹主动脉夹层动脉瘤模型：使用微量缓释渗透泵皮下泵入血管紧张素（angiotensin II，Ang II），剂量为 1000ng/(kg·min)，持续灌注 14d。用异氟烷气体麻醉小鼠后，用俯卧位固定，颈背部备皮、消毒，作长约 1cm 的切口，模型组背部皮下埋置 Ang II 缓释渗透泵。

所有 *ApoE$^{-/-}$* 小鼠在泵植入前的 MR 图像可见整个血管轮廓清晰，腹主动脉壁不规则增厚，呈环形稍高信号；灌注后，MRI 可见肾动脉水平上段管壁显著增厚，管壁信号不均，管腔明显变窄，T2WI 显示部分层面管壁周见新月形均匀高信号（箭头所示），形成夹层动脉瘤（图 6-28A）；管壁信号在 T2WI 上较灌注前明显增高（图 6-28B），也可见部分层面管壁不规则明显增厚。

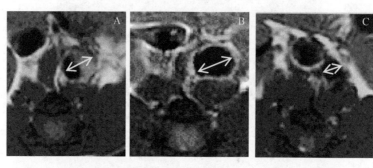

图 6-28　血管紧张素 II 诱导腹主动脉瘤动物模型 MRI 图像
A、B. 腹主动脉瘤动物模型 T2WI 图像；C. 正常腹主动脉 T2WI 图像

（二）腹主动脉瘤动物模型的超声影像表现

利用弹力蛋白酶加压灌注法制备腹主动脉瘤动物模型，该模型的细胞外基质破坏和炎症反应较好地模拟了人腹主动脉瘤，具有容易建立、可重复性好等优点。选取 SD 大鼠 30 只，随机分成 3 组：A 组（10 只），假手术组，不进行插管灌注；B 组（10 只），生理盐水灌注组，腹主动脉灌注生理盐水；C 组（10 只），弹力蛋白酶灌注组，腹主动脉灌注 I 型猪胰弹力蛋白酶。所有大鼠术后均饲养 14d，分别于术前、术后 7d、术后 14d 行动物超声检测（图 6-29）。

以腹主动脉瘤左下方的腰椎骨为标志，A、B 两组腹主动脉大小无明显变化，C 组腹主动脉随时间推移逐渐扩张形成动脉瘤。术前三组大鼠腹主动脉横截面积无差异，术后 7d，C 组大鼠腹主动脉明显扩张，横截面积增大至原大小的 2.64±0.22 倍，A、B 两组无明显变化。术后 14d，C 组腹主动脉继续扩张，横截面积增大至原大小的 5.17±0.61 倍，A、B 两组仍无明显变化。

四、比较影像

腹主动脉瘤是腹主动脉壁的扩张膨出，大多数腹主动脉瘤由动脉粥样硬化所引起，一般位于肾动脉远端，延伸至腹主动脉分叉处，常波及髂动脉，偶尔位于肾动脉以上部位，又称胸腹主动脉瘤，多侵犯肠系膜下动脉分支，在出现破裂和接近破裂前，部分患者可没有症状。

临床患者与主动脉瘤动物模型的血管形态的变化基本一致。临床 MRI 对腹主动脉瘤的诊断主要是通过 3D 血管成像序列立体显示腹主动脉瘤的形态及大小，可以清晰显示瘤体。而对动物模型的 MRI 扫描多采用 T2WI 序列监测血管的变化，通过管壁厚度、管腔直径的变化推断主动脉瘤的形成和发展。同时，血管壁信号会有明显增加，部分高信号向腔外突出。

二维超声检查对腹主动脉瘤的诊断很有价值，操作简便，探查动脉瘤的准确性高，可清晰地显示其外形及附壁血栓等，为目前最优的临床诊断方法。腹主动脉瘤表现为动脉局限性扩张，管腔内径局限性狭窄，瘤壁内膜不光滑，可见内膜动脉粥样硬化斑块。作为模拟腹主动脉瘤发病机制的动物模型，其超声影像表现与临床患者基本一致。为使动物模型表型更为明显，造模较为严重的动物模型管壁扩张程度要比患者更大，瘤体也更大，而这些表型亦可在动物超声图像中有所体现。

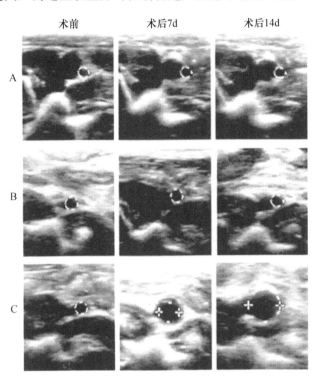

图 6-29　各组大鼠腹主动脉横截面超声图像
A. 假手术组；B. 生理盐水灌注组；C. 弹力蛋白酶灌注组。术前、术后 7d、术后 14d 分别代表测量时间点

第五节　高血压的比较影像

高血压在临床上分为原发性高血压和继发性高血压。其病理改变主要为早期全身细小动脉痉挛，病变发展逐渐导致管壁缺氧及透明变性。长期高血压导致内膜纤维组织及弹力纤维组织增生，形成动脉硬化，晚期导致心、脑、肾损害及功能障碍。临床表现在早期可无症状，或有头痛、头晕、耳鸣等，晚期常出现心、脑、肾损害及功能障碍症状。

一、高血压的临床影像表现

长期高血压存在，可引起心室壁的压力负荷增加，导致左心室壁的向心性肥厚。超声主要表现为 6 个方面（图 6-30 和图 6-31）：左心房内径增大；左心室内径早期正常或稍大，晚期扩大；左心室后壁与室间隔对称性肥厚，呈向心性肥厚；代偿期左心室壁运动幅度增强，失代偿期左心室壁运动幅度减低，主动脉运动幅度减低；代偿期心功能可正常或左心室收缩功能增强，失代偿期左心室收缩及舒张功能均减低；合并半月瓣或房室瓣关闭不全时，可见半月瓣下或房室瓣上瓣膜反流；合并心衰时，二尖瓣及主动脉瓣口血流缓慢。

二、高血压动物模型的制备

利用基因工程技术建立的工程动物模型，对高血压的相关基因的研究、阐述高血压发病机制、了解高血压可能的遗传因素、预防和治疗高血压具有重要意义。高血压基因工程动物模型主要包括针对相关人体机能调节系统，如血管、肾脏、体液平衡等的相关转基因动物模型或基因敲除动物模型。目前，基

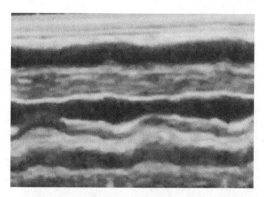

图 6-30　人高血压性心脏病 M 型超声图
显示室间隔及左心室后壁对称性肥厚

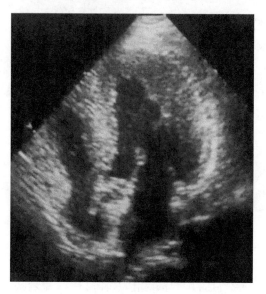

图 6-31　人高血压性心脏病 B 型超声图
显示左心室壁均匀性肥厚

因工程高血压动物模型主要有肾素-血管紧张素-醛固酮系统（RAAS）高血压动物模型、儿茶酚胺类物质作用体系基因工程动物模型、利钠利尿肽及受体敲除动物模型、内皮素基因工程模型、一氧化氮合成酶基因敲除动物模型等。

三、高血压动物模型的影像表现

分别建立转人多巴胺受体 D5 突变基因 $D5^{F173L}$ 转基因小鼠（$D5^{F173L}$）和转人多巴胺受体 D5 野生型 $D5$ 转基因小鼠（D5）模型。每组小鼠各 6 只，雌雄各半。在 4 月龄、6 月龄、16 月龄、18 月龄时对两组实验鼠进行心脏超声检测。用专门用于小鼠心脏的高频超声探头，进行 B 型、M 型超声（图 6-32）以及血流多普勒的检测并进行数据分析。

超声检测结果显示，在 4 月龄、6 月龄、16 月龄、18 月龄 4 个时间点，$D5^{F173L}$ 模型的收缩期左心室前壁较 D5 分别增厚 2.3%、9.5%、14.5%、14.3%，收缩期左心室后壁分别增厚 82%、75%、15.7%、−12%，舒张期左心室前壁分别增厚 1.1%、19.3%、1.0%、18.3%，舒张期左心室后壁分别增厚 91%、105%、1.1%、−16.28%；$D5^{F173L}$ 模型的收缩期左心室容积较 D5 分别缩小 53.7%、85.3%、30.4%、11%；$D5^{F173L}$ 模型的收缩期左心室内径较 D5 分别缩短 26.2%、53%、15.9%、3.4%；$D5^{F173L}$ 模型的左心室重量较 D5 分别增加 34%、26.8%、6.3%、5.4%。

在心脏功能方面，$D5^{F173L}$ 模型的短轴缩短率较 D5 分别增加 30.2%、38.8%、30.4%、1.6%；$D5^{F173L}$ 模型的射血分数较 D5 分别增加 8.8%、20.1%、11.3%、1.2%。在 18 月龄时 $D5^{F173L}$ 模型与其 16 月龄时

相比，射血分数降低 17.9，短轴缩短率降低 27.0%，收缩期左心室容积增大 24.6%。

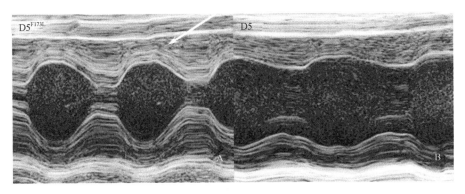

图 6-32 M 型超声测量小鼠左心室壁厚及心室内径
A. $D5^{F173L}$ 转基因小鼠；B. $D5$ 转基因小鼠

四、比较影像

高血压是以体循环动脉血压[收缩压和（或）舒张压]增高为主要特征（收缩压≥140mmHg[①]，舒张压≥90mmHg），可伴有心、脑、肾等器官的功能或器质性损害的临床综合征。血压值和危险因素评估是诊断与制定高血压治疗方案的主要依据，而临床影像一般对已造成心脏等器官器质性病变的高血压进行相应的诊断。心脏超声是高血压临床诊断的有力工具，临床高血压患者的心脏超声检测显示，高血压早期可导致左心室壁增厚，晚期心室扩张较为明显，心功能降低。高血压动物模型的超声检测表现出同样的症状，左心室前壁与后壁均出现明显增厚，左心室内径明显缩短，收缩期室容积增大，心功能下降。为使动物模型表型更为明显，造模较为严重的动物模型室壁增厚和心室扩张程度要比临床患者更为严重，而这些表型亦可在动物超声图像中有所体现。因此，心脏超声对高血压的心脏变化临床诊断和疾病动物模型的评估具有重要意义。

参 考 文 献

[1] Hoffmann R, von Bardeleben S, ten Cate F, et al. Assessment of systolic left ventricular function: amulti-centre comparison of cine ventriculography, cardiac magnetic resonance imaging, unenhanced and contrast-enhanced echo cardiography[J]. European Heart Journal, 2005, 26(6): 607-616.

[2] Boxt L M. Evaluation of left ventricular diastolic function with cardiac MR imaging. Invited commentary[J]. Radiographics, 2011, 31(1): 259-261.

[3] Hudsmith L E, Neubauer S. Detection of myocardial disorders by magnetic resonance spectroscopy[J]. Nat Clin Pract Cardiovasc Med, 2008, 5(2): S49-S56.

[4] Finn J P, Baskaran V, Carr J C, et al. Thorax: low-dose contrast-enhanced three-dimensional MR angiography with subsecond temporal resolution—initial results[J]. Radiology, 2002, 224(3): 896-904.

[5] Grothues F, Smith G C, Moon J C C, et al. Comparison of inter study reproducibility of cardiovascular magnetic resonance with two-dimensional echo cardiography in normal subjects and in patients with heart failure or left ventricular rhypertrophy[J]. Am J Cardiol, 2002, 90(1): 29-34.

[6] Schultheiss H P, Fairweather D, Caforio A L P, et al. Dilated cardiomyopathy[J]. Nature Reviews Disease Primers, 2019, 5: 32.

[7] Skouri H N, Dec G W, Friedrich M G, et al. Noninvasive imaging in myocarditis[J]. Journal of the American College of Cardiology, 2006, 48(10): 2085-2093.

[8] 冯娟, 董伟, 全雄志, 等. $cTnT^{R141W}$ 转基因小鼠扩张型心肌病模型的建立[J]. 中国比较医学杂志, 2007, 17(10): 6.

[9] 杨康敏, 杨柳, 朱海波. 超声影像分析在高脂血症金黄地鼠模型构建中的动态监测[J]. 中国比较医学杂志, 2013, 23(4): 7.

---

① 1 mmHg=133.32Pa

第七章　泌尿生殖系统疾病的比较影像

在临床泌尿生殖系统疾病的诊断中，医学影像技术 MRI、CT 和超声等得到了广泛的应用。近年来，比较影像学在对泌尿生殖系统肿瘤和炎症等方面的研究中得到了深入的发展，核医学、MRI、超声、光学成像都应用于泌尿生殖系统疾病的研究。

第一节　肾炎的比较影像

肾炎是两侧肾脏非化脓性的炎性病变，肾因肾小体受到损害出现浮肿、高血压、蛋白尿等现象，是肾脏疾病中最常见的一种。肾炎种类很多，包括急性（肾小球）肾炎、慢性（肾小球）肾炎、肾盂肾炎、隐匿性肾炎、过敏性紫癜肾炎（紫癜性肾炎）、红斑狼疮肾炎（狼疮性肾炎）。

一、肾炎的临床影像表现

临床上，主要使用超声与 MRI 对各种肾炎进行诊断。肾小球肾炎、间质性肾炎、肾盂肾炎的 MRI 图像仅见肾脏外形增大，影像的帮助不大。慢性肾盂肾炎可见肾实质丧失，肾盂、肾窦相对增大，肾盏变形，重者可延至被膜下见再生结节。黄色肉芽肿性肾盂肾炎，MRI 表现为右肾增大，肾盂、肾盏扩张积水，右肾门可见肿块，与邻近肾实质分界不清，突入肾窦和肾盂内（图 7-1A、B）；MRI 检查可见右肾体积弥漫性增大，皮髓质分界不清，肾盂肾盏扩张，肾盏内可见结石影（图 7-1C、D 箭头所示），肾周脂肪部分消失，病变累及右侧腰大肌。

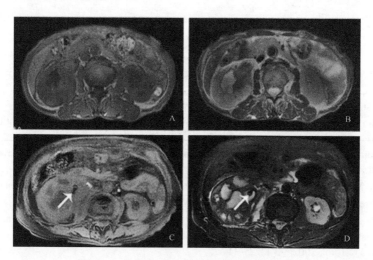

图 7-1　黄色肉芽肿性肾盂肾炎 MRI 图像

二、肾炎动物模型的制备

（一）肾小球肾炎动物模型

1. 肾源性肾小球肾炎动物模型

（1）同种免疫性抗肾小球基膜肾炎动物模型

对大鼠手术摘取肾脏，取肾皮质匀浆后静脉注射，制备大鼠同种免疫性抗肾小球基膜肾炎模型。其致病机制是基于当动物受到自体抗肾抗体或自体抗原抗体复合物刺激后,可引起机体肾小球基膜产生免疫反应,造成肾脏组织内肾小球基膜出现免疫损伤,最终形成肾炎。模型制作过程中由于大鼠是主动免疫,主动地产生抗肾抗体,因此又可将此类肾炎称为主动型海曼肾炎（active Heymann nephritis, AHN）。

（2）异种免疫性抗肾小球基膜肾炎动物模型

异种免疫性抗肾小球基膜肾炎动物模型的机制是,用甲种动物的肾皮质匀浆免疫乙种动物,使后者产生抗甲种动物的抗肾血清（抗肾抗体）,然后再将抗肾血清注射到健康的甲种动物,诱发其产生肾炎。由于这种肾炎模型的建立是通过被动地注射抗体,因此又可称为被动型海曼肾炎（passive Heymann nephritis, PHN）。PHN 模型是研究产生蛋白尿肾脏损害较理想的动物模型,用阳离子化牛血清白蛋白与肠杆菌毒素静脉注射造模,本方法复制的肾炎模型抗原并非来自肾小球,而是由细菌感染合并异种免疫蛋白联合作用所得。目前,与本模型制作方法类似的感染性肾小球肾炎模型报道较多,虽然在抗原制备和造模时间上并不相同,但造模机制基本相同。

2. 非感染性肾小球肾炎动物模型

（1）同种免疫复合物型肾炎动物模型

传统的被动型海曼肾炎（passive Heymann nephritis, PHN）模型采用对大鼠一次性注射海曼抗体的方法复制模型大鼠肾损害,但这种肾炎病程短,疾病表现容易自发缓解。经大鼠尾静脉注射兔抗肾小管抗原（Tub-Ag）抗血清制作模型,在一次性静脉注射抗 Tub-Ag 血清的基础上,采用再给模型动物多次注射小剂量抗血清的方法,从而可诱发模型大鼠出现病程延长、病情加重的肾损害病理特征,属于进行性被动型海曼肾炎。

（2）阳离子牛血清白蛋白引起的肾炎动物模型

兔耳缘静脉注射 10mg 天然牛血清白蛋白（C-BSA）的兔 C-BSA 肾炎模型为典型免疫复合物型肾炎,与临床上人类免疫复合物型肾炎的病理特征较为相似。该模型制作方法简便,成功率高,可用于对慢性肾炎药物疗效和药物筛选方面的研究。

（二）肾盂肾炎动物模型

1. 急性肾盂肾炎动物模型

在大鼠单纯膀胱内注射大肠埃希菌,不结扎单侧输尿管,用较小剂量的细菌直接在膀胱内注射并保持一定的停留时间,细菌可逆行侵犯至肾盂,肾组织内可见典型的炎症过程（粒细胞浸润-淋巴细胞浸润为主-肉芽组织形成）,但炎症急性期维持时间较短（3～4d）,病变程度相对较轻,无明显的化脓灶形成,并具有一定的自我修复趋势,类似于临床上常见的轻型急性肾盂肾炎。

2. 慢性肾盂肾炎动物模型

采用联合短暂结扎单侧输尿管和膀胱内接种大肠埃希菌（$O_{111}B_4$）双因素方法,可造成结扎侧肾脏外观有粗糙皮质瘢痕、相关肾乳头收缩及肾盏扩张,光镜下肾组织内可见慢性间质性肾炎病理改变,肾盂、肾盏炎症以及纤维化,与公认的 CPN 特征性病理改变类似。同时,评价肾小管损伤的指标之一的尿 N-乙酰-β-葡萄糖苷酶（NAG）与尿肌酐比值在 90d 时明显升高,也证实模型动物已发生肾小管损伤,与临床 CPN 的病理表现一致。

（三）狼疮性肾炎动物模型

制备方法：清洁级近交系 DBA/2J 小鼠（H-2k^d,雄性）,6～8 周龄,体重（19±2.0）g,作为供体小鼠。清洁级杂交子代 B6D2F1 小鼠（DBA/2J×C57BL/6）（H-2k$^{d/b}$,雄性）,6～8 周龄,体重（22.0±2.0）g,作为受体小鼠。采用颈椎脱位法将 DBA/2J 雄性供体小鼠处死,用 75% 乙醇浸泡消毒 5min 后,在超净工作台内无菌操作,分别取脾、胸腺及淋巴结,单独放入盛有生理盐水的平皿中剪碎研磨,然后通过200 目不锈钢网过滤。采用 Tris-NH$_4$Cl 红细胞裂解液悬浮细胞,在 37℃ 放置 5min。生理盐水洗涤细胞

2 次，用生理盐水分别制成单个细胞悬液，按 3（脾细胞）：2（胸腺细胞）：1（淋巴结细胞）的比例混合后经尾静脉注射。每只受体小鼠的输入细胞数为混合后 5×10^7 个/0.5ml；每周 2 次，共注射 4 次。

三、肾炎动物模型的影像表现

通常采用 SPIO 增强的快速自旋回波（FSE）序列以及多回波自旋回波（MSE）序列进行肾炎动物模型 MRI 扫描，分别对 12 周龄、16 周龄、20 周龄的 MRL/lpr 小鼠（狼疮性肾炎模型）和 C57BL/6 野生型小鼠进行注射 SPIO 前后的 T2 加权 MRI 检查[1]。对相同的 5 只 MRL/lpr 小鼠和 3 只 C57BL/6 野生型小鼠注射 CR2 靶向 SPIO 后行 MRI 检查，包含 16 个回波的一系列 T2 加权序列，以获得精确的 T2-mapping 成像，以便计算肾皮质、内外肾髓质以及脾、肌肉、脂肪的 T2 值。利用 T2 值，通过统计分析来分析治疗效果和动物基因类型。

MRL/lpr 小鼠在造模第 20 周，注射 CR2 靶向 SPIO 后 48h，左肾的 T2 信号强度比注射前明显降低（图 7-2 箭头），而对照小鼠的 T2 信号强度无显著变化。定量分析 T2 值的变化情况，与注射前相比，MRL/lpr 小鼠在注射 CR2 靶向 SPIO 后，肾皮质的 T2 值在第 20 周显著减小，肾内外髓质的 T2 值在第 12 周、16 周、20 周均显著减小。而野生型小鼠在注射 CR2 靶向 SPIO 后 T2 值没有改变。

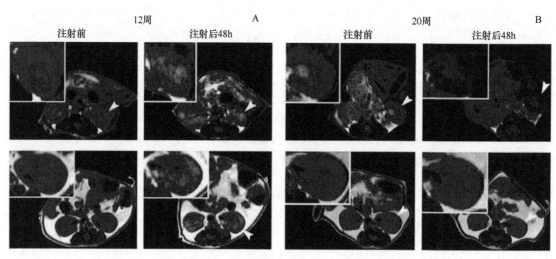

图 7-2　狼疮性肾炎小鼠模型注射 CR2 靶向 SPIO 前后的 T2WI 图像
A. 12 周；B. 24 周

四、比较影像

肾炎一般是由免疫介导的，炎症介质（如补体、细胞因子、活性氧等）参与的，最后导致肾固有组织发生炎性改变，引起不同程度肾功能减退的肾脏疾病，可由多种病因引起。其在慢性过程中也有非免疫、非炎症机制参与。在肾炎的早期，临床影像学检查中无法察觉到明显的变化。急性肾炎的早期肾可以表现为肿大，肾增大，以及皮髓质分界的紊乱，但是肾的包膜仍然是光滑的，外形仍然正常。严重期的肾炎 MRI 的影像学诊断标准主要为形态的改变，如肾实质丧失，肾盂、肾窦相对增大，肾盏变形等，且不同类型肾炎的 MRI 影像表现略有差异。肾炎动物模型的小动物 MRI 的表现与临床基本一致，但 MRI 平扫较难以对肾炎进行诊断，研究多集中在 MRI 肾功能成像序列研究与靶向造影剂增强扫描这两个方面，同时需结合肾各部位的 T2 信号强度的变化来判断肾炎的发展期。

第二节　前列腺癌的比较影像

前列腺癌就是指发生在前列腺的上皮性恶性肿瘤，是前列腺腺泡细胞异常无序生长的结果。近年来，其在我国发病率呈逐渐上升的趋势。目前，针对前列腺癌的筛查方法主要有直肠指诊和前列腺特异性抗原，而确诊则依赖于前列腺穿刺活检。

一、前列腺癌的临床影像表现

（一）前列腺癌的临床 MRI 影像表现

MRI 有良好的软组织分辨率，被认为是前列腺疾病最好的影像学检查方法，近些年来随着 MRI 技术的进步、多种成像技术的发展，MRI 在前列腺癌的定性及定位诊断、临床分期以及治疗方案选择等方面占据越来越重要的地位。临床上，T1WI 图像上前列腺癌组织信号与正常的前列腺信号相近，难以显示肿瘤，增强图像上癌组织信号得到强化。T2WI 图像上癌组织表现为周边带的高信号区内出现低信号病灶。

前列腺癌的 T2WI 图像（图 7-3A）上，显示前列腺外周带正常高信号中断（箭头所示），右侧坐骨膨胀性骨质破坏，信号不均匀升高；增强 T1WI 图像（图 7-3B）显示前列腺外周带偏右侧增厚，并轻度均匀强化，右侧坐骨支轻度不均匀强化。

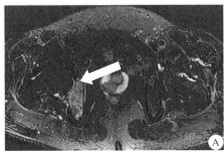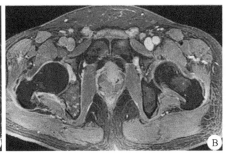

图 7-3 前列腺癌 MRI 图像
A. T2WI 图像；B. 增强的 T1WI 图像

（二）前列腺癌的临床 PET 影像表现

前列腺癌组织纤维成分多，癌细胞负荷相对较低，且前列腺癌细胞大多分化好，葡萄糖代谢较低，因此 ^{18}F-FDG PET 显像常难以区分前列腺的良恶性结节。此外，^{18}F-FDG 经泌尿系统排泄，膀胱放射性滞留也会影响邻近部位的前列腺病灶的观察。有临床研究发现，^{18}F-FDG PET 发现的前列腺结节，仅15%～20%是前列腺癌，而良性结节占 80%～85%。因此，^{18}F-FDG PET 检查并不常用于前列腺癌的诊疗，但对前列腺癌外转移及复发病灶的诊断更具优势。细胞恶变时胆碱激酶活性增加，同时由于肿瘤细胞的分裂增生极为旺盛，胆碱作为细胞膜合成必需物质同样活跃，所以磷脂酰胆碱水平升高，造成了肿瘤与正常组织间胆碱水平的差异。因此，^{11}C-胆碱在肿瘤内聚集，但在显像过程中示踪剂不通过尿液排泄，对观察盆腔影响很小，利用 ^{11}C-胆碱这些特性，通过 PET/CT 检测，可以为前列腺癌的早期诊断及鉴别诊断提供可靠依据。^{18}F-FDG PET/CT 显像提示前列腺左侧外周带局限性轻度异常浓聚，SUV_{max} 为1.8（图 7-4A），^{11}C-胆碱 PET/CT 显像显示前列腺左侧外周带局限性放射性异常摄取（箭头所示），SUV_{max}为 3.6（图 7-4B）。

二、前列腺癌动物模型的制备

（一）化学诱导模型

常用的化学致癌剂有 3,2-二甲基-4-氨基联苯（DMAB）、甲基亚硝基脲（MNU）、雄激素等，致癌剂可单独致癌，也可两两结合致癌并且致癌效果更好。目前，最具有实用价值的模型是 DMAB 或 MNU

与睾酮联合诱导产生的大鼠前列腺癌模型。

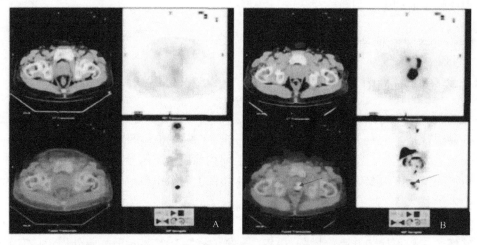

图 7-4 ^{18}F-FDG PET/CT 和 ^{11}C-胆碱 PET/CT 用于临床诊断前列腺癌

A. ^{18}F-FDG；B. ^{11}C-胆碱

（二）移植瘤模型

移植动物瘤模型是将人源性前列腺癌细胞株或肿瘤细胞与基质细胞混合注射于免疫缺陷小鼠中构建的模型。常用的前列腺癌细胞系包括 LNCaP、PC-3、DU145、VCaP 等细胞系及其各自衍生物。该模型制作相对简便，可用于研究前列腺癌转移机制、药物疗效，是目前应用最广泛的前列腺癌小鼠模型。根据移植部位的不同，可将移植瘤模型分为原位移植模型和异位移植模型。

1. 原位移植模型

将前列腺癌细胞通过侵入或影像介导的非侵入性手术移植到动物前列腺内，肿瘤细胞周围的环境更适合其生长，原位移植模型能很好地模拟人类前列腺癌的发生、发展至转移的整个过程，故常用此模型研究该过程的具体机制。

2. 异位移植模型

异位移植是指将前列腺癌细胞系或已培育好的前列腺癌组织移植到小鼠皮下、肾被膜、血管内或骨髓内等位置。其多用于研究前列腺癌发病与转移机制以及前列腺癌转移后的治疗。

（三）PDX 模型

PDX 模型是指将人前列腺肿瘤组织直接植入或注射到免疫缺陷的小鼠中。因为移植的是直接来源于人类的整块组织，所以此模型保存了前列腺癌细胞的原始微环境、继承了原发肿瘤的所有分子生物学特性，并保留了肿瘤异质性，较好地解决了移植模型的微环境。

（四）基因工程模型

运用基因工程技术将致癌基因转入动物体内过表达造模，如将小鼠 *IL-6* 基因和 PB 启动子整合并转入到 C57BL/6 鼠的受精卵中以获得 *IL-6* 过表达小鼠模型，24 周后成功获得前列腺癌小鼠模型[2]。

三、前列腺癌动物模型的影像表现

（一）前列腺癌动物模型的临床 MRI 影像表现

原位前列腺癌动物模型 MRI 显像一般使用钆增强造影剂 T1 显像，在注射增强对比剂之前，肿瘤信号与周围组织信号相近。当注射增强对比剂 1min 之后，T1WI 图像中肿瘤组织信号显著增强。膀胱的 T1 信号随着时间逐渐增强。在增强 MRI 上，前列腺癌表现为比正常组织更早、更明显的强化。这种强化可通过肉眼观察或通过计算机定量分析其数据进行比较。T2WI 图像中前列腺肿瘤信号强度较低，甚至不可见。应用增强 MRI 可明显提高诊断的特异度和阳性预测值。

对造模方式为前列腺腹叶包膜下注射 DU145 细胞的原位前列腺癌模型进行 MRI 成像，常规 T1WI 扫描后，尾静脉注射 0.03mmol Gd/kg 的新型对比剂 CLT1-dL-(Gd-DOTA)$_4$。在注射增强对比剂之前，肿瘤信号（箭头所示）与周围组织信号相近。当注射增强对比剂 1min 之后，T1WI 图像中肿瘤组织信号显著增强。注射对比剂后 15min，膀胱的 T1 信号显著增强（图 7-5）。

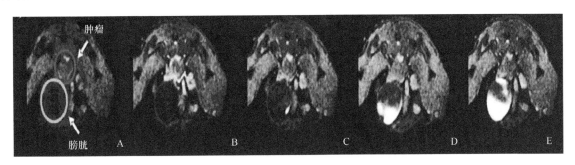

图 7-5　注射对比剂前（A）及注射后 1min（B）、5min（C）、15min（D）及 30min（E）后前列腺癌模型的 T1WI 图像

（二）前列腺癌动物模型的 PET 影像表现

将 20μl（1×10^5 个细胞）PC-3 肿瘤细胞系注射至小鼠左侧前列腺囊，建立前列腺原位移植肿瘤模型，将相同体积的生理盐水注射至对照组裸鼠相同位置。PC-3 肿瘤细胞的生长和增殖采用 ^{11}C-胆碱小动物 PET/CT，于肿瘤细胞接种后的第 2 周、4 周、6 周、8 周进行监测。通过手动勾画感兴趣区，PET/CT 结果（图 7-6）显示，PC-3 肿瘤模型组接种了肿瘤细胞的一侧前列腺对 ^{11}C-胆碱显示出明显的摄取，且摄取值明显高于未经处理的一侧；同时，只注射了生理盐水的对照组裸鼠处理的一侧与未处理的一侧对 ^{11}C-胆碱的摄取值一致[3]。

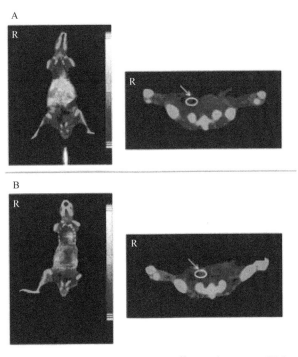

图 7-6　PC-3 原位移植肿瘤模型 ^{11}C-胆碱 PET/CT 图像

A. 模型组；B. 对照组。箭头所示为病灶。R：右

四、比较影像

MRI 对前列腺癌的临床诊断具有一定的局限性，由于前列腺癌多发生于前列腺外周带。在 MRI T2 加权像中主要表现为：第一，外周带的孤立低信号结节；第二，外周带的多发低信号结节；第三，外周带的弥漫性信号减低。但有一部分患者，肿瘤位于前列腺中央带，而不容易检出。另外，一些其他疾病如前列腺炎、前列腺上皮内化生等，也可表现为前列腺外周带的 T2 加权像低信号影，因此，MRI 对前列腺癌诊断的特异性不高，MRI 最大的优势在于确定前列腺肿瘤的体积，周围组织侵犯、转移以及肿瘤分期等。对前列腺癌动物模型的 MRI 显像中，一般采用场强为 7T 以上的动物 MRI 线圈，因腹部脂肪较多在扫描时也要加脂肪抑制。肿瘤的影像表现基本与临床是一致的，在 T2W1 和增强 T1WI 图像上都是高信号的表现。需要注意的是，因小动物体量太小，在 T2W1 图像中组织对比度略低，只有在增强 T1WI 图像上才能够更为清楚地识别肿瘤边界。在 PET 影像技术中，^{18}F-FDG PET 不适用于临床和动物模型的前列腺癌诊断，这是由于泌尿系统聚集 ^{18}F-FDG 生理性积聚过多。前列腺癌动物模型在 ^{11}C-胆碱显像的表现与临床的影像学表现是一致的，肿瘤组织对 ^{11}C-胆碱的摄取明显高于周围正常组织，可以很好地区分肿瘤组织，因此 ^{11}C-胆碱 PET 是很好的临床和动物模型的前列腺癌的诊断手段，同时在动物模型上开展研究更有效的前列腺癌诊断的 PET 探针具有重要意义。

第三节　乳腺癌的比较影像

乳腺癌是女性排名第一的常见恶性肿瘤。临床一般采用钼靶、MRI 及核素成像进行影像诊断。

一、乳腺癌的临床影像表现

乳腺癌 MRI 可采用不同序列成像以研究乳腺疾病，临床上乳腺癌在 MRI 脂肪抑制的 T2WI 图像上呈高信号（图 7-7）。MRI 压脂序列成像能抑制乳腺中的脂肪高信号，敏感发现病变及周围水肿的异常信号，有利于微小病灶的检出。其对多中心性病灶的诊断可靠；敏感性、特异性均达 90%以上；致密型乳腺、深部及高位病灶及较小病灶将影响钼靶评价，而 MRI 则不受这些因素的影响；图像可以旋转或进行任意平面的切割，可以清晰显示微小肿瘤；肿瘤微血管分布数据可以提供更多肿瘤功能参数和治疗反应；新辅助化疗后的肿瘤坏死、纤维组织增生等情况。

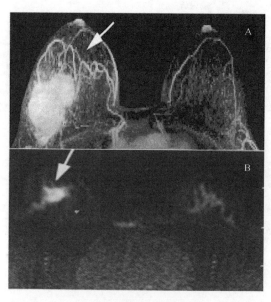

图 7-7　乳腺癌 MRI 图像

A. 脂肪抑制 T2WI 图像；B. DWI 图像。箭头所示为病灶

二、乳腺癌动物模型的制备

（一）自发性乳腺癌实验动物模型

自发性乳腺癌是指未经人工干预，在一定年龄阶段自然发生的一类癌症。目前已培育出小鼠的自发性乳腺癌品系有 C3H 系、A 系、CBA/J 系以及 TA2 系等，大鼠的自发性乳腺癌品系有 F334 系、ACI 系、Wistar 大鼠以及 SD 大鼠等。

（二）诱发性乳腺癌实验动物模型

人工诱导（物理、化学及生物因素等）实验动物发生乳腺癌最常用的方式是化学诱导。诱发性乳腺癌实验动物模型可通过给动物注射二甲基苯蒽（DMBA）或 *N*-甲基-*N*-亚硝基脲（NMU）而建立。诱发性乳腺癌实验动物模型较容易制作，诱变剂选择范围大，但诱发模型参差不齐。化学诱导模型主要用于乳腺癌预防及早期致癌因素的研究，但通常不用于抗癌药物的研究。

（三）移植性乳腺癌实验动物模型

移植性乳腺癌实验动物模型是将乳腺癌组织或细胞接种于实验动物而培养出来的模型，分为同种移植物模型和异种移植物模型。同种移植物模型是将实验动物（如啮齿类动物）乳腺癌的细胞系或组织接种至同种或同品系免疫功能正常的动物体内；异种移植物模型是将人类的乳腺癌细胞或组织移植入免疫缺陷型实验动物体内。

（四）乳腺癌转基因实验动物模型

常用的有 *MMVT-Wnt-1* 转基因小鼠乳腺肿瘤模型，*MMVT-Wnt-1* 转基因小鼠的乳腺中有 *Wnt-1* 基因的高水平表达，这种表达可以促进乳腺上皮增生恶化。*MMVT-Wnt-1* 转基因小鼠是研究乳腺癌发病机制及抗肿瘤药物的良好动物模型。

三、乳腺癌动物模型的影像表现

乳腺肿瘤形态多以类椭圆形为主，也可呈结节融合样。T1WI 图像显示肿瘤与周围肌肉呈等信号或稍低信号。T2WI 图像显示瘤块呈稍高信号，多数信号不均匀，少数信号明显呈混杂高低不等信号，可见花斑样或片状高信号区。所有肿瘤周围都伴有大小不等环形、片状高信号区。乳腺病变与正常乳腺组织间不同的组织结构引起的组织 T12、T2 弛豫时间的差异，在 MRI 图像上表现为 MR 信号强度的不同。由于病变内细胞、纤维成分及水的含量不同，病灶在 T2WI 中表现出不同的信号强度，大多数恶性病变细胞及水的含量高，在 T2WI 为高信号；良性病变在 T2WI 多呈中等或低信号。由于受乳腺内高信号脂肪的影响，良恶性病变的基础信号强度之间存在相当大的重叠。乳腺良恶性病变 T2WI 均以等信号为主，恶性病变的 T2WI 信号强度比良性病变的高，部分乳腺癌病灶中存在坏死、液化，容易导致 T2WI 信号强度增高，并且乳腺癌中丰富的胶原纤维又容易导致 T2WI 信号强度降低，所以乳腺癌的 T2WI 信号通常不均。此外，乳腺含有丰富的脂肪组织，T2WI 脂肪抑制序列可以有效降低乳腺脂肪的信号强度，有利于清晰显示病灶的形态及边缘，同时可提高对富含水分的软组织肿瘤的检出率，提高对微小病变检出的敏感性。

DWI 显示肿瘤呈明显高信号，信号不均。不同 *b* 值时图像表现相似，但低 *b* 值图像的解剖分辨率比高 *b* 值时稍好。一般情况下，组织含水量越丰富、微循环灌注水平越高、细胞外间隙越大者，弥散受限程度越轻，表观弥散系数（ADC）值越高，指数化表观弥散系数（eADC）值越低。而细胞增殖越旺盛，密度越高，生物膜结构对水分子弥散的限制越明显，导致 ADC 值降低，eADC 值升高。对乳腺肿瘤的许多研究表明，多数恶性肿瘤的 ADC 值显著低于良性肿瘤，与细胞密度呈负相关，原因可能与细胞外间隙减小及弥散障碍增加有关。

采用 7,12-二甲基苯蒽（DMBA）化学诱导的方法建立大鼠乳腺癌原位模型，10 周左右大鼠乳腺出现肿块。对其进行 MRI 扫描，MR 平扫结果显示，乳腺良性及大部分恶性病变均表现为类圆形肿块，边界较清楚。少数大鼠乳腺癌肿块形态不规则、边缘不光整，表现为毛刺样突起，与周围组织界限不清，部分肿瘤内可见分隔及坏死。乳腺良恶性病变的 T1WI 均表现为较低信号；乳腺良恶性病变 T2WI 均以等信号为主，其中半数乳腺癌大鼠表现为高低不等的混杂信号。T2WI 脂肪抑制序列成像中，乳腺脂肪高信号被抑制，良恶性病变的信号明显增高，与周围组织的对比度增强，有利于肿块的显示（图 7-8）。DWI 成像中，乳腺良性病变的 ADC 值高于恶性病变（图 7-9）。

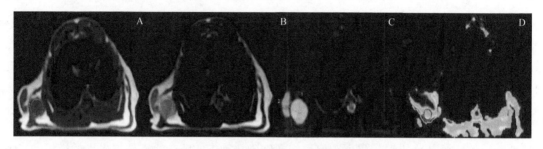

图 7-8　乳腺增生大鼠模型 MRI 图像
A. T1WI；B. T2WI；C. 脂肪抑制 T2WI；D. ADC 伪彩图

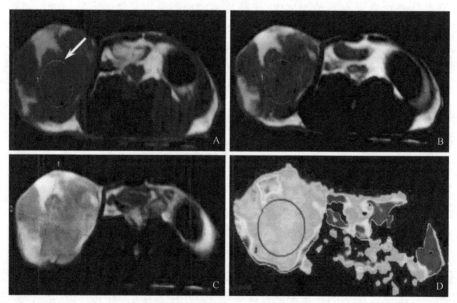

图 7-9　乳腺癌大鼠模型 MRI 图像
A. T1WI；B. T2WI；C. 脂肪抑制 T2WI；D. ADC 伪彩图。箭头所示为病灶

四、比较影像

乳腺癌是乳腺上皮细胞在多种致癌因子的作用下，发生增殖失控的现象。疾病早期常表现为乳房肿块、乳头溢液、腋窝淋巴结肿大等症状，晚期可因癌细胞发生远处转移，出现多器官病变。乳腺超声用于乳腺癌的诊断及鉴别诊断，能够对肿块的性质作出判断，是首选的影像学检查技术。而乳腺磁共振成像（MRI）可用于乳腺癌的分期评估，对发现微小病灶、多中心、多病灶及评价病变范围具有明显的优势，且检出率高达 90%以上。在 T1 加权像上，肿瘤表现为低信号区，在 T2 加权像上，肿瘤的信号强度依赖于肿瘤内部的细胞、水和成胶原纤维组成的比例的多少。一般而言，成胶原纤维所占比例越大，信号强度越低。细胞和水所占比例越大，随 TR、TE 时间延长，信号强度愈高。乳腺癌动物模型的 MRI 影像与临床影像的表现基本一致，T1WI 显示肿瘤与周围肌肉呈等信号或稍低信号。T2WI 瘤块呈稍高

信号，多数信号不均匀。DWI 显示肿瘤呈明显高信号，因动物原位接种位置脂肪较多，脂肪原位肿瘤模型 T2WI 与临床显像一样需要脂肪抑制。

第四节　卵巢癌的比较影像

卵巢恶性肿瘤（卵巢癌）是女性生殖器官常见的恶性肿瘤之一，发病率仅次于子宫颈癌和子宫体癌。卵巢恶性肿瘤种类繁多、组织类型复杂，其中以上皮癌最多见，其次是恶性生殖细胞肿瘤。其中卵巢上皮癌死亡率占各类妇科肿瘤的首位，对女性生命造成严重威胁。

一、卵巢癌的临床影像表现

临床对卵巢癌的诊断技术包括超声、CT 和 MRI，其中 CT 应用最为广泛。CT 下恶性肿瘤分叶状，边缘模糊，并向周围组织侵犯（图 7-10）。囊性者可见较多软组织成分，壁及间隔不规则增厚，间隔厚度超过 3mm，菜花状壁结节影，增强扫描时，不均匀明显强化，部分肿瘤可见粗大的供血血管，易出现远处转移。

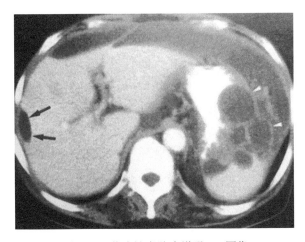

图 7-10　浆液性囊腺癌增强 CT 图像

CT 显示肝脏包膜下种植灶；沿大网膜、腹膜、胃脾韧带弥漫性多房囊性种植，胃脾韧带处钙化灶。大量腹水（箭头所示为病灶）

二、卵巢癌动物模型的制备

（一）自发型

小鼠作为目前应用最广泛的实验动物，在长期的饲养繁殖过程中形成了诸多易患肿瘤或者肿瘤抵抗的近交系品系，如 RIII 系、C3H 系、C3HeB 系、CE 系等均有自发性卵巢癌发病率较高的品系。东方田鼠和长爪沙鼠也均被报道有较高的卵巢癌发生率。

（二）诱导型

二羟甲基丁酸（DMBA）是诱发动物卵巢癌的常用药物，采用卵巢皮质埋置经 DMBA 处理的布片或者直接注射 DMBA 均能诱发卵巢癌产生。乙烯基-1-环己烯二环氧化物（VCD）是诱导卵巢早衰的常用试剂，对大鼠连续 20d 腹腔注射 160mg/kg 的 VCD，并将无菌缝线埋置在卵巢囊中，5 个月后出现卵巢肿瘤。

（三）移植型

皮下移植瘤模型可分为细胞悬液接种和组织块移植接种两种。细胞悬液接种法主要是将体外培养的卵巢癌细胞株接种于裸鼠皮下。组织块移植接种法是使用患者新鲜的肿瘤组织移植于免疫缺陷小鼠体内而建立的异种移植模型，又称为PDX模型卵巢癌原位模型。原位移植是将体外培养的卵巢癌细胞注射到实验动物卵巢表面，从而产生肿瘤。也有腹腔移植瘤模型，是直接在腹腔内注射卵巢癌细胞造模。

（四）基因工程型

*MISIIR*转基因小鼠模型，该品系小鼠有约50%的个体在6～13周便可发生卵巢肿瘤。卵泡刺激素（FSH）受体及其配体同时敲除的小鼠模型，能形成年龄相关卵巢增生、上皮性包涵囊肿、管状结构和卵巢病理类似的浆液性囊腺癌。

三、卵巢癌动物模型的影像表现

卵巢癌动物模型多使用MRI和PET进行研究（图7-11和图7-12），MRI多采用T2加权成像进行检测，可见皮下或原位肿瘤病灶较高信号（箭头所示）[4]。

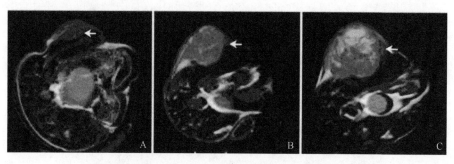

图7-11　裸鼠皮下接种人卵巢癌细胞SKOV3的MRI图像
1周（A）、2周（B）、3周（C）横断面T2加权MRI成像，显示肿瘤生长过程

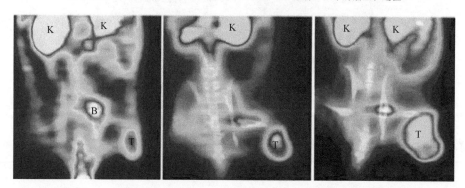

图7-12　卵巢癌移植模型于同样时间点行 ^{18}F-FDG PET/CT 成像
可见肿瘤区域摄取高于其他组织，随时间摄取增高。B表示膀胱；K表示肾脏；T表示肿瘤

在 ^{18}F-FDG PET/CT 显像中，卵巢癌皮下移植肿瘤模型通过尾静脉注射 ^{18}F-FDG 后，发现肿瘤部位对 ^{18}F-FDG 有较高的摄取，同时肾脏和膀胱中也有较高强度的探针信号。除了 ^{18}F-FDG PET/CT 显像，正电子核素标记的其他药物也可应用于卵巢癌动物模型的PET影像（图7-13）研究，^{64}Cu 标记的抗 L1 抗体 chCE7 经尾静脉注射后，肿瘤显示较高的特异性探针浓聚，该探针有望发展为临床卵巢癌诊断的特异性探针[5]。

同时，还可利用小动物活体光学成像技术（图 7-14）研究由功能性多肽引导的药物包裹脂质体（liposome）对卵巢癌的靶向作用[6]：卵巢癌细胞能高表达转铁蛋白受体（transferrin receptor，TfR），在包裹紫杉醇（PTX）的脂质体上锚定转铁蛋白受体的T7肽（HAIYPRH），再通过近红外荧光染料DiR标记脂质体，经尾静脉注射上述脂质体到卵巢癌荷瘤小鼠模型内，未锚定T7肽的相应脂质体为对照注射组，通过荧光成像功能，可以对脂质体在小鼠体内的分布和对肿瘤的靶向富集能力进行实时监测。

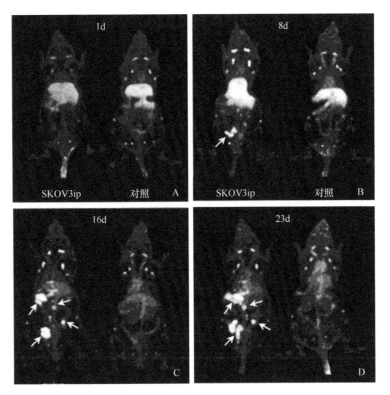

图 7-13　使用 ^{64}Cu 标记的抗 L1 抗体 chCE7 对 SKOV3ip 细胞的卵巢癌模型进展进行 PET

A. 1d；B. 8d；C. 16d；D. 23d。对腹腔注射 ^{64}Cu-CPTA-chCE7 的裸鼠行 PET。每个分图左侧为用 5×10^6 个 SKOV3ip 细胞腹膜内接种左侧小鼠；右侧为对照，可监测卵巢肿瘤的生长与转移

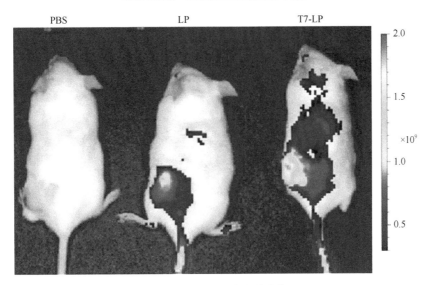

图 7-14　小鼠活体光学成像

左：注射 PBS 的小鼠；中：注射 DiR 标记脂质体（LP）的小鼠；右：注射 DiR 标记 T7 肽靶头锚定脂质体的小鼠。尾静脉注射的 DiR 标记脂质体会在卵巢癌肿瘤部位富集，T7 肽靶头能显著提高脂质体对肿瘤的靶向和富集作用

四、比较影像

目前，卵巢癌的发病机制尚不明确，可能与遗传、激素、妇科疾病、生育因素、环境和生活因素等有关，且由于卵巢癌种类繁多、组织类型复杂，临床的影像表现也较为复杂，主要为肿瘤内信号不均匀，T1WI 表现为低信号，T2WI 呈高信号为主的混杂信号，增强后的病灶不均匀强化，边缘清楚。卵巢癌动物模型的影像表现相对简单，多为占位性病变，其表现与临床影像的表现基本一致。但原位卵巢癌模型因小鼠卵巢体积较小，一般占位性病变发展到直径 3mm 以上时才可以被观测到。PET 显像在临床卵

巢癌的诊断中发挥了重要作用，尤其是在肿瘤的分期和转移灶的观察方面具有明显优势，可较好地判断肿物性质，定位以及研究其和周围器官、相邻结构的关系。PET 显像和光学成像具有较高的灵敏度，在卵巢癌动物模型中的诊断精度和效率明显优于 MRI，是研究肿瘤的发生发展机制以及药物研发和药效学评估的重要影像学检测手段。

参 考 文 献

[1] Sargsyan S A, Serkova N J, Renner B, et al. Detection of glomerular complement C3 fragments by magnetic resonance imaging in murine lupus nephritis[J]. Kidney International, 2012, 81(2): 152-159.

[2] Liu G, Zhang J, Frey L, et al. Prostate-specific IL-6 transgene autonomously induce prostate neoplasm through amplifying inflammation in the prostate and peri-prostatic adipose tissue[J]. J Hematol Oncol, 2017, 10(1): 14.

[3] Cai H, Pang F, Chen L, et al. Generation of orthotopic xenograft mouse model of prostate cancer validated by ^{11}C-choline PET/CT[J]. Journal of Nuclear Medicine, 2016, 57(supplement 2): 1382.

[4] Ravoori M K, Singh S P, Lee J, et al. *In vivo* assessment of ovarian tumor response to tyrosine kinase inhibitor pazopanib by using hyperpolarized 13C-pyruvate MR spectroscopy and ^{18}F-FDG PET/CT imaging in a mouse model[J]. Radiology, 2017, 285(3): 830-838.

[5] Arlt M J E, Novak-Hofer I, Gast D, et al. Efficient inhibition of intra-peritoneal tumor growth and dissemination of human ovarian carcinoma cells in nude mice by anti-L1-cell adhesion molecule monoclonal antibody treatment[J]. Cancer Research, 66(2): 936-943.

[6] Wu H, Yao L, Mei J Z, et al. Development of synthetic of peptide-functionalized liposome for enhanced targeted ovarian carcinoma therapy[J]. Int J Clin Exp Med, 2014, 7(12): 4809-4818.

实验动物科学丛书

I 实验动物管理系列

实验室管理手册（8，978-7-03-061110-9）

实验动物科学史

实验动物质量控制与健康监测

II 实验动物资源系列

实验动物新资源

悉生动物学

III 实验动物基础科学系列

实验动物遗传育种学

实验动物解剖学

实验动物病理学

实验动物营养学

IV 比较医学系列

实验动物比较组织学彩色图谱（2，978-7-03-048450-5）

比较传染病学——病毒性疾病（13，978-7-03-063492-4）

比较组织学（14，978-7-03-063490-0）

比较生理学（16，978-7-03-068356-4）

比较传染病学——细菌性疾病（20，978-7-03-073821-9）

比较影像学（21，978-7-03-080532-4）

比较解剖学

比较病理学

V 实验动物医学系列

实验动物疾病（5，978-7-03-058253-9）

大鼠和小鼠传染性疾病及临床症状图册（11，978-7-03-064699-6）

实验动物感染性疾病检测图谱（15，978-7-03-067872-0）

实验动物医学管理（19，978-7-03-072221-8）

VI 实验动物福利系列

实验动物福利

VII 实验动物技术系列

动物实验操作技术手册（7，978-7-03-060843-7）

动物生物安全实验室操作指南（10，978-7-03-063488-7）

VIII 实验动物科普系列

实验室生物安全事故防范和管理（1，978-7-03-047319-6）

实验动物十万个为什么

IX 实验动物工具书系列

中国实验动物学会团体标准汇编及实施指南（第一卷）（3，978-7-03-053996-0）

中国实验动物学会团体标准汇编及实施指南（第二卷）（4，978-7-03-057592-0）

中国实验动物学会团体标准汇编及实施指南（第三卷）（6，918-7-03-060456-9）

中国实验动物学会团体标准汇编及实施指南（第四卷）（12，918-7-03-064564-7）
中国实验动物学会团体标准汇编及实施指南（第五卷）（17，978-7-03-069226-9）
中国实验动物学会团体标准汇编及实施指南（第六卷）（18，978-7-03-071868-6）
毒理病理学词典（9，918-7-03-063487-0）